U0363726

龙江医派现代中医临床思路与方法丛书

总主编 姜德友 李建民

内分泌代谢疾病辨治思路与方法

主 编 马 建

科学出版社

北 京

内 容 简 介

本书是"龙江医派现代中医临床思路与方法丛书"之一,旨在帮助临床医生建立中医思维方法,掌握内分泌系统和营养代谢性疾病的辨证要点,把握疾病的本质,选择恰当治法和方药。辨证论治是中医学认识疾病和治疗疾病的基本原则,然而要做到准确的辨证论治是临床上的难点。为此,本书简述了大多数内科教材中普遍的、基础的知识,将重点放在了辨证和治疗上。本书还对疾病的中成药使用、中医特色技术治疗、预防调护、禁忌等方面进行了讲解,突出了中医药在预防养生等方面的特色和优势。

本书适用于广大中医药临床工作者参考阅读。

图书在版编目(CIP)数据

内分泌代谢疾病辨治思路与方法 / 马建主编. —北京:科学出版社,2018.8

(龙江医派现代中医临床思路与方法丛书/姜德友,李建民主编)

ISBN 978-7-03-058553-0

Ⅰ. ①内… Ⅱ. ①马… Ⅲ. ①内分泌病–辨证论治 ②代谢病–辨证论治 Ⅳ. ①R259.8

中国版本图书馆 CIP 数据核字(2018)第 191916 号

责任编辑:刘 亚 / 责任校对:张凤琴
责任印制:张欣秀 / 封面设计:北京图阅盛世文化传媒有限公司

版权所有,违者必究。未经本社许可,数字图书馆不得使用

科学出版社 出版
北京东黄城根北街 16 号
邮政编码:100717
http://www.sciencep.com

北京虎彩文化传播有限公司 印刷
科学出版社发行 各地新华书店经销

*

2018 年 8 月第 一 版 开本:787×1092 1/16
2018 年 8 月第 一 次印刷 印张:15 1/2
字数:363 000
定价:**88.00 元**
(如有印装质量问题,我社负责调换)

《龙江医派现代中医临床思路与方法丛书》
学术委员会

总 顾 问
张　琪　段富津　卢　芳　王福学

主 任 委 员
孙忠人　张晓峰

副主任委员
李　冀　郭宏伟

委　　员
（按姓氏笔画排序）

于致顺　马宝璋　王玉玺　王秀霞　王选章
王雪华　朱永志　刘建秋　孙　河　孙申田
孙伟正　李　延　李令根　李敬孝　宋立群
张金良　侯丽辉　高维滨　崔振儒　董清平
谢　宁　谢晶日

《龙江医派现代中医临床思路与方法丛书》
总编委会

总 主 编
姜德友　李建民

副总主编
周亚滨　邹　伟　刘松江　张铁林　王丽芹

编　　委
（按姓氏笔画排序）

于学平	马　建	王　军	王　珏	王　珑	王　海
王　颖	王东梅	王建伟	王玲姝	王树人	王桂媛
王宽宇	方东军	尹　艳	艾　民	冯晓玲	宁式颖
刘　莉	刘朝霞	安立文	孙　凤	孙　秋	孙丽华
严　斌	李　妍	李　晶	李竹英	李泽光	李晓南
李晓陵	杨素清	时国臣	吴效科	宋爱英	张　弘
张　伟	张　旭	张　茗	张丹琦	张传方	陈　波
陈英华	武桂娟	苑程鲲	周　凌	赵　军	赵　钢
赵　楠	姜益常	姚　靖	耿乃志	聂　宏	聂浩劫
徐京育	栾金红	梁　群	葛明富	韩凤娟	程为平
程永志	程丽敏	蔡宏波	阚丽君		

学术秘书
谢春郁　孙许涛　田　伟

《内分泌代谢疾病辨治思路与方法》
编委会

主　编
马　建

副主编
徐洪涛　李永华　王冰梅　仲维莉　刘春燕

编　委
（按姓氏笔画排序）

马　建　王　洋　王冰梅　仲维莉
任　那　刘春燕　刘影哲　杜丽坤
李永华　赵　娜　粟　明　徐洪涛

总　序

　　龙江医派群贤毕至，少长咸集，探鸿蒙之秘，汇古今之验，受三坟五典，承金匮玉函，利济苍生，疗民之夭厄，独树北疆，引吭而高歌。

　　昔亘古洪荒，有肃慎油脂涂体，至渤海金元，医官设立，汇地产药材朝贡贸易，明清立法纪医馆林立，民国已成汇通、龙沙、松滨、呼兰、宁古塔、三大山六大支系；后高仲山负笈南渡，学成而还，问道于岐黄，沉潜力研，访学于各地，汇名家于一体，广纳龙江才俊，探讨交流，披荆斩棘，开班传学，筚路蓝缕。至于现代，西学东渐，人才辈出，中西汇通，互参互用，承前辈实践经验，融现代诊疗技艺，参地域气候特点，合北疆人群体质，拼搏进取，承前启后，自成一派，独树北疆。

　　《龙江医派丛书》集前辈之经验，付梓出版，用心良苦，《龙江医派现代中医临床思路与方法丛书》承先贤之技艺，汇古通今，蔚为大观。二者相辅相成，互为经纬，一者以名家个人经验为体系，集史实资料，有前辈幼承庭训、兼济苍生之道途，有铁肩担道、开派传学之事迹，又有临证心得、个人经验之荟萃；另者以临床分科为纲领，汇中西之论，有疾病认识源流、历代论述之归纳，有辨证识病、处方用药之思路，又有地产药材、龙江经验之心悟。二者相得益彰，发皇古义，探求新知，集龙江之学，传之于世。

　　丛书收罗宏博，取舍严谨，付梓出版，实为龙江中医之幸事。其间论述，溯本求源，博采众长，述前人之所未逮；提纲挈领，珠玉琳琅，成入室之津梁，临证思考跃然纸上，嘉惠后学功德无量。

　　忆往昔命途多舛，军阀迫害，日伪压迫，国医几近消亡，吾辈仗义执言，上书言志；中华人民共和国成立，国泰民安，大力扶持，蒸蒸日上；时至今朝，民族自豪，欣欣向荣，百花齐放，虽已年近期颐，逢此盛世，亦欢欣鼓舞，然中医之发展任重道远，望中医后学，补苴前贤，推陈出新，承前启后，再接再厉！

　　爰志数语，略表心忱，以为弁言！

张琪

2017 年 9 月

总　前　言

中医药学源远流长，中华版图幅员辽阔，南北气候不同，地理环境有别，风俗习性各异，加之先贤探索发挥，观点异彩纷呈，各抒己见、百花齐放，逐渐形成了风格各异的诊疗特色和学术思想，共同开创了流派林立的学术盛况，中医学术流派的形成和发展是中医学的个体化治疗特点、师承学习的结果，是中医学理论和实践完善到一定程度的产物，同时也是中医学世代相传、得以维系的重要手段。

龙江医派作为我国北疆独树一帜的中医学术流派，受到北方寒地气候特点、多民族融合、饮食风俗习惯等多种因素的影响，加之北疆地产药材、少数民族医药观念与经验汇聚，结合中医三因制宜、辨证施治等理念，共同酝酿了学术思想鲜明、诊疗风格独特的北疆中医学术流派——龙江医派。针对外因寒燥、内伤痰热、气血不畅等病机，积累了以温润、清化、调畅气血为常法的诊疗经验和独具特色的中医预防养生方式，体现了中医学术流派的地域性、学术性、传承性、辐射性、群体性等诸多特点。

回首龙江医派的发展，由荆棘变通途，凝聚了无数人的汗水和努力，在前辈先贤筚路蓝缕、披荆斩棘，皓首穷经，沉潜力研等龙医精神的感召下，当代龙江中医人系统传承前辈学术经验，结合现代医学临床应用，立足黑土文化特色，荟萃龙江中医学术，付梓出版《龙江医派现代中医临床思路与方法丛书》，本集作为《龙江医派丛书》的姊妹篇，从现代医学疾病分科的角度，对龙江中医临床诊治的经验进行系统的总结与荟萃，覆盖内、外、妇、儿等各科常见疾病，并囊括针灸、推拿、护理等专业，共分 24 册。丛书遴选黑龙江省在相关领域具有较高学术影响力的专家担任主编，由临床一线的骨干医生进行编写，丛书广泛搜集并论述黑龙江省对于常见病、疑难病的治疗思路，吸纳国内当代中医名家的学术精华，系统整理中医在各科疾病治疗中的先进理念，承前辈经验，启后学医悟，博采众长，汇古通今。

在编撰过程中，丛书注重对学术经验的总结提炼，强调对龙江地域特色学术观点的应用，开阔思路，传递中医临床思维，重视对龙江地区常见病、多发病的诊疗思路，在对患者的辨证处方过程中，在对疾病的分型治疗等方面，着重体现北方人群体质特点与疾病的关系，在养生防病的论述中也突出北疆寒地养生防病特征，在用药经验中更是强调道地药材、独创中成药和中医特色诊疗技术的应用，着力体现龙江人群的体质特点和处方用药的独到之处。

中医药学博大精深，龙江医派前辈先贤拼搏进取的精神鼓舞着一代代龙江中医人前赴后继、砥砺前行，在丛书出版之际，向为龙江中医前辈经验传承和编撰本部丛书付出辛劳、作出贡献的各位同仁致以谢意，同时感谢科学出版社对本丛书出版的大力支持。

由于水平所限，时间仓促，虽几易其稿，然难免有疏漏之处，希望广大读者在阅读过程中多提宝贵意见，以便修订完善。

《龙江医派现代中医临床思路与方法丛书》总编委会

2017 年 9 月

前　言

　　随着中国社会和经济的发展，我国居民原有生活方式受到冲击，目前我国人口老龄化速度日渐加快，内分泌系统和营养代谢性疾病成为严重危害人民健康的多发病，已构成影响公众健康的重大问题。正如唐代孙思邈《备急千金要方·道林养性》所云："饱食即卧，乃生百病。"在社会问题与自然环境的双重作用之下，黑龙江省居民的内分泌系统疾病的发病率居高不下，给社会和国民经济带来沉重负担。近年来，中医药对内分泌系统和营养代谢性疾病的治疗取得了一定的效果，提高了患者的生活质量。

　　黑龙江中医药大学附属第一医院内分泌科作为国家中医药管理局重点学科，科研、教学、临床齐头并进。本书将为培养学生建立中医思维提供参考，将成为指导中医师迅速提高临床能力的案头书，将使龙江中医内分泌系统和营养代谢性疾病的学术经验得到继承和发扬，将进一步推进龙江中医药事业的发展，为更多龙江乃至全国内分泌系统和营养代谢性疾病的临床医生提供更好的指导。

　　殷商时代甲骨文中有"尿病"一词，可以认为是消渴病最早的记载。汉墓马王堆出土的《五十二病方》中已有消渴病症状的记载，如："病脞瘦，多弱（溺），耆（嗜）饮。"《黄帝内经》中对于消渴病的论述如："有病口甘者，病名何？……此肥类之所发也，此人必数食甘美而多肥，肥者，令人内热，甘者，令人中满，故其气上溢，转为消渴……"

　　《黄帝内经》提出了膈消、肺消、上消、肾消等10个病名，其中出现最多的是"消瘅"；对消渴病的传变也有详细论述，如《素问·通评虚实论》："凡治消瘅，仆击，偏枯痿厥，气满发逆，肥贵人，则高粱之疾也；隔塞闭绝，上下不通，则暴忧之病也；暴厥而聋，偏闭塞不通，内气暴薄也，不从内外中风之病，故瘦留著也。"在病因方面，《黄帝内经》中首先提出了先天羸弱、五脏虚弱是消渴病发病的内在根源的观点。《灵枢·五变》曰："人之善病消渴者"，并指出："五脏皆柔弱者善病消瘅"。

　　现代医学的内分泌疾病包括很多的中医内科疾病，如眩晕、痉证、肥胖、心悸、瘿病、消渴等，其中主要以瘿病、消渴最为多见，亦包括甲状腺疾病、糖尿病、下丘脑疾病、甲状旁腺疾病、肾上腺疾病等。

　　为传承龙江中医的学术思想，在龙江医派研究会的倡导下，本书系统地整理了龙江中医在内分泌系统和营养代谢性疾病治疗中的先进理念和临床经验，同时也吸纳了国内当代中医名家的学术观点，以求撰写一本高质量的中医临床参考书。本书在疾病的介绍中，除了简述大多数内科教材中普遍的、基础的知识外，还对疾病的中成药使用、中医特色技术治疗、预防调护、禁忌等方面进行讲解，更加突出中医药在治疗疾病过程中的特色和优势。

《内分泌代谢疾病辨治思路与方法》编委会

2017 年 9 月

目　录

第一章 总　论

第一节　现代医学对内分泌代谢疾病的认识

一、现代医学对内分泌疾病的认识

为了适应不断改变着的内外界环境并保持机体内环境的相对稳定性，人体必须依赖于神经、内分泌和免疫系统的相互配合和调控，使各器官系统的活动协调一致，共同担负起机体的代谢、生长、发育、生殖、运动、衰老和病态等生命现象。内分泌系统除其固有的内分泌腺（垂体、甲状腺、甲状旁腺、肾上腺、性腺和胰岛）外，尚有分布在心血管、胃肠、肾、脂肪组织、脑（尤其下丘脑）部位的内分泌组织和细胞。它们所分泌的激素，可通过血液传递（内分泌），也可以通过细胞外液局部或邻近传递（旁分泌），乃至所分泌的物质直接作用于自身细胞（自分泌）发挥调控作用，更有细胞内的化学物质直接作用在自身细胞成为胞内分泌。内分泌系统辅助神经系统将体液性信息物质传递到全身各靶细胞，发挥其对细胞的生物作用。激素要在细胞发挥作用必须具有识别微量激素的受体，并在与激素结合后，改变受体的立体构象，进而通过第二信使在细胞内进行信号放大和传导，促进蛋白质合成和酶促反应，表达其生物学活性。

对内分泌学的认识经历了三个阶段。①腺体内分泌学研究：将内分泌腺切除，观察切除前、后的生理生化改变及激素补充后的恢复情况，丰富了对各个内分泌腺的认识。②组织内分泌学研究：激素的提纯及其抗体制备，进行放射免疫测定，奠定了微量激素检测较特异而敏感的方法，由此又推动了微量检测技术的发展。免疫荧光染色技术利用抗体与细胞表面或内部分子（抗原）特异结合，对定位研究有重要意义，如胰岛 B 细胞分泌颗粒的胞吐的研究。③分子内分泌学研究：目前内分泌学的研究已从细胞水平进入分子水平，通过激素与其受体的基因克隆、表达、转录和翻译的调控，以及基因点突变、基因缺失、敲除和插入研究，探讨激素作用机制及对细胞代谢、增生、分化、凋亡的调节效应等，研究人员运用基因工程技术合成的激素及其类似物，已广泛应用于临床，造福人类。

（一）激素分类与生化

1. 激素分类

已知的激素和化学介质达 150 种，根据其化学特性可将激素分为四类：

（1）肽类激素：蛋白质和肽类激素都是由多肽组成，经基因转录，翻译出蛋白质和肽类激素前体，经裂解和（或）加工形成具有活性的物质而发挥作用。例如，前甲状旁腺素原可转变为甲状旁腺素原，再转变为甲状旁腺素；类似转变见于胰岛素，它是由一条长链多肽经蛋白酶水解而成。激素原如阿片-黑素-促皮质素原（proopiomelanocortin，POMC）在不同细胞可降解为多种激素。降钙素基因在不同组织中表达的 mRNA 不可，可翻译出不同的肽，如在神经细胞内转变为降钙素基因相关肽（calcitonin gene related peptide，CGRP），而在甲状腺透明细胞内转变为降钙素。

（2）氨基酸类激素：甲状腺素（T_4）和小部分三碘甲腺原氨酸（T_3）系在甲状腺球蛋白分子中经酪氨酸碘化和偶联而成，T_4、T_3 在甲状腺滤泡细胞内经多个步骤而合成并储存于滤泡胶质，然后再由滤泡上皮细胞所释放。

（3）胺类激素：如肾上腺素、去甲肾上腺素、多巴胺可由酪氨酸转化而来，需要多个酶的参与。5-羟色胺（血清素）则来自色氨酸，经过脱羧和羟化而成。褪黑素（melatonin）也来自色氨酸。

（4）类固醇激素：核心为环戊烷多氢菲，肾上腺和性腺可将胆固醇经过多个酶（如碳链裂解酶、羟化酶、脱氢酶、异构酶等）的参与和作用，转变成为糖皮质激素（皮质醇）、盐皮质激素（醛固酮）、雄性激素（脱氢表雄酮、雄烯二酮、睾酮）。睾丸主要产生睾酮和二氢睾酮，卵巢主要产生雌二醇和孕酮。维生素 D_3 由皮肤 7-脱氢胆固醇在紫外线和一定温度下合成，然后需经肝 25 羟化，再经肾 1α 羟化，形成活性 1，25-二羟维生素 $D_3[1，25-(OH)_2D_3]$。

2. 激素降解与转换

激素通过血液、淋巴液和细胞外液而转运到靶细胞部位发挥作用，并经肝肾和靶细胞代谢降解而灭活。血液中水溶性的肽类激素的半衰期仅 3～7 分钟，而非水溶性激素，如甲状腺激素、类固醇激素则与转运蛋白结合，半衰期可延长。激素浓度和转运蛋白结合量、亲和性均可影响其结合型和游离型激素的比值。游离型激素可进入细胞内发挥其生物作用并参与激素合成的反馈调节。

血浆激素浓度（PL）依赖于激素分泌率（SR）及其代谢率和排出率，即代谢清除率（MCR），PL=SR/MCR。肽类激素经蛋白酶水解；甲状腺激素经脱碘、脱氨基、解除偶联而降解；而类固醇激素经还原、羟化并转变为与葡萄糖醛酸结合的水溶性物质由胆汁和尿中排出。激素的分泌、在血中与蛋白质结合及其最终降解，使激素水平保持动态平衡，而其中最主要的决定因素是激素的生成和分泌率。

3. 激素的作用机制

激素要发挥作用，首先必须转变为具有活性的激素，如 T_4 转变为 T_3，以便与其特异性受体结合。根据激素受体所在部位不同，可将激素作用机制分为两类：①肽类激素、胺类激素、细胞因子、前列腺素作用于细胞膜受体；②类固醇激素、T_3、维生素 D 作用于细胞核内受体。受体有两个主要功能，一是识别微量的激素，二是与激素结合后可将信息在细胞内转变为生物活性信号。

（1）细胞膜受体：作用于细胞膜受体的激素种类很多，作用机制比较复杂，按不同作用机制可将细胞膜受体分为四类，可以通过磷酸化和非磷酸化途经介导各种生物反应。G 蛋白偶联受体（GPCR）可以通过刺激（或抑制）cAMP、PKA 途径；或通过钙调蛋白，Ca^{2+} 依赖性激酶通路；也可通过活化 K^+、Ca^{2+} 通道；或通过磷脂酶 C、二酯酰甘油（DAG）、三磷酸肌醇（IP）、蛋白激酶 C、电压门控 Ca^{2+} 通道等发挥其生物作用。激素与受体结合可使受体构象发生改变，使钙通道开放，Ca^{2+}内流，并使细胞内 Ca^{2+} 由细胞器释放，从而使细胞内 Ca^{2+} 浓度增加，激活蛋白激酶，继而使蛋白磷酸化而发挥生物作用。

含有内在酪氨酸激酶的受体则可通过胰岛素受体底物（IRS）而激活 MAPK、PI3K、核糖体 S6 激酶（RSK）途径，或通过 Raf、MAPK、RSK 途径影响细胞代谢和细胞生长、分化、增殖。中止酪氨酸激酶活性有四条途径：①配基诱导胞吞和下调细胞表面受体数；②酪氨酸磷酸酶脱磷酸而失活；③将蛋白酪氨酸上的磷酸转交给 ADP；④与 Ras 结合的 GTP 水解成为 GDP。不含内在酪氨酸激酶的受体则可通过 MAPK、JAK、信号转导和转录活化物（STAT）和 IRS-1、IRS-2、PI3K 途径发挥作用。

丝氨酸激酶受体则可通过 Smads（细胞内信号途径的关键效应分子）发挥转导和转录作用，其作用具有多效性（自分泌和旁分泌），可以抑制生长因子。

（2）核受体和细胞质受体：激素浓度、受体数量与亲和性决定细胞的生物应答性（生物反应）。类固醇激素、甲状腺激素、1，25-（OH）$_2$D$_3$ 和维 A 酸通过结构类似的受体超家族在细胞内发挥作用，以基因组作用方式促使基因转录和 mRNA 翻译而产生蛋白质和酶，改变细胞的生物作用。未结合配基的类固醇受体处于非活动状态，和热休克蛋白相结合。当类固醇受体与其配基结合后，便与辅阻抑物热休克蛋白分离，并诱导辅激活物，受体变构；受体与受体结合成为二聚体（同型或异二聚体），然后结合到细胞核的 DNA 激素应答元件（hormone response element，HRE）上，刺激或抑制特异性基因的转录。不同类固醇激素可作用于不同的类固醇应答元件，通过转录因子，调节 DNA、mRNA 表达和蛋白质合成，如组蛋白乙酰转移酶修饰染色质结构，增强 RNA 聚合酶 II 介导的转录，改变细胞的代谢、生长、分化及生物反应。核受体的非基因组作用，如离子交换、激素释放等生物作用，与基因组应答反应是相辅相成的。

（二）内分泌系统的调节

1. 神经系统与内分泌系统的相互调节

内分泌系统由下丘脑所调控，下丘脑含有重要的神经核，具有神经分泌细胞的功能，可以合成、释放激素，通过垂体门静脉系统进入腺垂体，调节腺垂体对细胞激素的合成和分泌。下丘脑视上核及脑室旁核分别分泌血管加压素（抗利尿激素）和催产素，经过神经轴突进入神经垂体，储存并由此向血液释放激素。通过腺垂体所分泌的激素对靶腺如肾上腺、甲状腺和性腺进行调控，亦可直接对靶器官、靶细胞进行调节。下丘脑是联系神经系统和内分泌系统的枢纽，也受中枢神经系统其他各部位的调控。神经细胞具有传导神经冲动的能力，它们可分泌各种神经递质，如去甲肾上腺素、乙酰胆碱、5-羟色胺、多巴胺、γ 氨基丁酸等，通过作用于突触后神经细胞表面的膜受体，影响神经分泌细胞的功能。下丘脑与垂体之间已构成一个神经内分泌轴，调节周围内分泌腺及靶组织的功能。

内分泌系统对中枢神经系统（包括下丘脑在内）也有直接的调节作用，一种激素可作用于多个部位，而多种激素也可作用在同一器官组织，包括神经组织，发挥不同的作用。

2. 内分泌系统的反馈调节

下丘脑、垂体与靶腺（甲状腺、肾上腺皮质和性腺）之间存在反馈调节，如 CRH 通过垂体门静脉而刺激垂体促肾上腺皮质激素分泌细胞分泌 ACTH，而 ACTH 水平增加又可兴奋肾上腺皮质束状带分泌皮质醇，使血液皮质醇浓度升高，而升高的皮质醇浓度反过来可作用在下丘脑，抑制 CRH 的分泌，并在垂体部位抑制 ACTH 的分泌，从而减少肾上腺分泌皮质醇，维持三者之间的动态平衡，这种通过先兴奋后抑制达到相互制约保持平衡的机制，称为负反馈。但在月经周期中除了有负反馈调节，还有正反馈调节，如促卵泡素刺激卵巢使卵泡生长，通过分泌雌二醇，它不仅使促卵泡素分泌增加，而且还可促进黄体生成素及其受体数量增加，以便达到共同兴奋，促进排卵和黄体形成，这是一种相互促进，为完成一定生理功能所必需。反馈控制是内分泌系统的主要调节机制，使相处较远的腺体之间相互联系，彼此配合，保持机体内环境的稳定性，并克服各种病理状态。反馈调节现象也见于内分泌腺和体液代谢物质之间，例如，胰岛 B 细胞的胰岛素分泌与血糖浓度之间呈正相关，血糖升高可刺激胰岛素分泌，而血糖过低可抑制胰岛素分泌。应激时，血管加压素可促使 ACTH、GH 和 PRL 分泌增加，而全身性疾病时则可抑制下丘脑-垂体-甲状腺系统，减少甲状腺激素的分泌，产生低 T_3、低 T_4 综合征。

3. 免疫系统和内分泌功能

内分泌、免疫和神经三个系统之间可通过相同的肽类激素和共有的受体相互作用，形成一个完整的调节环路。神经内分泌系统对机体免疫有调节作用，淋巴细胞膜表面有多种神经递质及激素的受体，表明神经内分泌系统通过其递质或激素与淋巴细胞膜表面受体结合介导免疫系统的调节。如糖皮质激素、性激素、前列腺素 E 等可抑制免疫应答，而生长激素、甲状腺激素和胰岛素能促进免疫应答。乙酰胆碱、肾上腺素、去甲肾上腺素、多巴胺、内啡肽及 5-羟色胺等神经递质对免疫应答的影响因免疫细胞的种类不同而作用各异。ACTH 既可由垂体产生，又可由淋巴细胞产生。ACTH 既可刺激肾上腺皮质产生和释放糖皮质激素，又可作用于免疫系统，抑制抗体的生成。内啡肽与淋巴细胞的相应受体结合，增强淋巴细胞的有丝分裂和非杀伤活性，促进单核细胞和中性粒细胞的趋化性，抑制抗体的产生。下丘脑分泌的 CRH 不仅作用于脑垂体细胞，调节 ACTH 及内啡肽的分泌，也作用于免疫细胞，影响肾上腺皮质功能和免疫功能。

免疫系统在接受神经内分泌系统调节的同时，亦有反向调节作用。近年发现，神经内分泌细胞膜上有免疫反应产物如白细胞介素（IL-1、IL-2、IL-3、IL-6 等）、胸腺肽等细胞因子的受体，免疫系统也可通过细胞因子对神经内分泌系统的功能发生影响。例如，在下丘脑神经元上有 IL-1 受体，IL-1 通过其受体作用于下丘脑的 CRH 神经元，促进 CRH 分泌。将 IL-1 注入侧脑室可增强动物慢波睡眠，抑制动物摄食活动。IL-2 可通过增强基因表达影响细胞的增殖和分化，促进 PRL、TSH、ACTH、LH、FSH 和 GH 等激素的释放。

内分泌系统不但调控正常的免疫反应，在自身免疫反应的发生、发展中也起作用。内分泌系统常见的自身免疫病有桥本甲状腺炎、Graves 病、1 型糖尿病、Addison 病等。自身免疫病好发于育龄女性，用肾上腺皮质激素治疗有效，也说明内分泌激素与自身免疫病的发病有关。

（三）内分泌系统的疾病病因

内分泌疾病相当常见，可因多种原因引起病理和病理生理改变，表现为功能亢进、功能减退或功能正常。根据其病变发生在下丘脑、垂体或周围靶腺而有原发性和继发性之分。内分泌腺或靶组织对激素的敏感性或应答反应降低可导致疾病。非内分泌组织恶性肿瘤可异常地产生过多激素。此外，接受药物或激素治疗也可导致医源性内分泌系统疾病。

1. 激素产生减少

（1）内分泌腺破坏：可因自身免疫病（1 型糖尿病、桥本甲状腺炎、Addison 病、卵巢早衰）、肿瘤、手术切除、放射损伤等造成。

（2）内分泌腺激素合成缺陷：如生长激素基因缺失或突变、激素合成过程中的酶基因缺陷均可使激素的正常合成障碍。

（3）发生在激素、激素受体、转录因子、酶及离子通路的基因突变均可导致激素缺乏。

（4）内分泌腺以外的疾病，如肾脏破坏性病变，不能对 25-羟维生素 D_3 进行 1α 羟化而转变为具有活性的 1, 25-（OH）$_2D_3$，也不能合成红细胞生成素。

2. 激素产生过多

（1）内分泌腺肿瘤，如各种垂体肿瘤（ACTH 瘤、GH 瘤、PRL 瘤、TSH 瘤、Gn 瘤等）、甲状腺腺瘤、甲状旁腺瘤、胰岛素瘤、胰高血糖素瘤、醛固酮瘤、嗜铬细胞瘤等。

（2）多内分泌腺瘤 1 型、2A 型、2B 型。

（3）基因的异常导致激素合成释放和调节的异常，以及激素分泌过量如糖皮质激素可抑制的醛固酮增多症是由于染色体互换异常所致。

（4）异位内分泌综合征：由非内分泌组织肿瘤分泌过多激素或类激素所致。

（5）激素代谢异常，如严重肝病患者血中雌激素水平增加，雄烯二酮在周围组织转变为雌二醇增多。

（6）自身免疫：TSH 受体抗体刺激甲状腺功能增强（Graves 病）。

（7）外源激素过量摄入。

3. 激素的敏感性缺陷

激素的敏感性缺陷表现为对激素的抵抗，主要有膜或核受体和（或）受体后信号转导缺陷，使激素不能发挥正常作用。临床大多表现为功能减退或正常，但血中激素水平异常增高，也有表现为功能亢进者。

（四）内分泌疾病诊断原则

完整的内分泌疾病的诊断应包括功能诊断、定位诊断和病因诊断三个方面。一些典型的患者具有特殊的面容（如甲状腺功能亢进症、甲状腺功能减退症、肢端肥大症、库欣综合征等）和病理性特征（如甲状腺肿大、眼部特征、黑棘皮病、异常毛发分布、生殖器幼稚等），对于诊断可提供一定的线索，但是轻症不典型患者因缺乏症状和（或）体征，早期识别并非易事，必须配合实验室检查，才能早期诊断、早期防治。

同其他内科系统疾病一样，内分泌疾病的诊断也包括三个方面，即病因诊断、病位诊断（定位诊断）和功能诊断。此外，为了对疾病的治疗作出选择并对预后作出正确的评估，有些内分泌疾病还要进行分型和分期。临床内分泌医生首先应对可能存在的内分泌疾病的内分泌腺的功能作出判断，然后考虑病因诊断。

（五）功能诊断

对一个内分泌腺的功能作出判断，可依下面的程序进行。

1. 临床表现

病史收集和体格检查是功能判断的第一步，不同的内分泌疾病有其特殊的症状和体征。在现代内分泌疾病诊断技术发现之前，内分泌疾病的诊断主要依靠特殊的临床表现。即使是现在，一些典型的内分泌疾病，根据临床特征亦可作出功能诊断。因此，病史采集和体格检查是内分泌疾病功能诊断的基础，临床医生不可忽视。

（1）身高过长和矮小：身高是判断体格发育的重要指标之一，身高反映人体（主要是骨骼）的纵向生长发育。身高是指从头顶到足底的长度，随着年龄的增大，身体发育成熟，由于长骨的骨骺融合，成人身高不再长高。一般正常男性在 18 岁、女性在 16 岁发育成熟。影响身高的因素：遗传、种族、激素（如生长激素、甲状腺素、性激素）、营养状态、社会环境和躯体疾病等。人体身高的生长分为青春期前和青春发育期两个阶段。青春期前的身高随年龄增大而增长，1 岁以后，呈匀速增长，每年增高约 5cm，1 岁时的平均身高约 80cm。每岁的身高可由下列公式计算：身高（cm）= 80+（年龄×5）。在此时期，影响身高增长的激素有：生长激素释放激素、生长激素、胰岛素样生长因子 1、甲状腺激素和胰岛素。这些激素分泌增多，特别是生长激素过多则使身高增长过快，相反，分泌减少则使身高生长减慢，如不及时治疗则呈矮小。青春发育期的身高增长很快，促使身高快速增长的主要激素是性激素和生长激素的联合作用。引起身高生长过慢和矮小症的内分泌疾病主要有生长激素释放激素、生长激素释放激素受体基因突变、生长激素缺乏、生长激素不敏感综合征、胰岛素样生长因子 1 缺乏、性腺功能减低（如无睾症、Turner 综合征、肥胖性生殖无能症、单一性促性腺激素缺乏症）等。

（2）肥胖与消瘦：发生肥胖的常见内分泌疾病有下丘脑疾病（下丘脑性肥胖）、Cushing 综合征、胰岛素瘤、2 型糖尿病、性腺功能减低症、甲状腺功能减低症、糖原累积病、多囊卵巢综合征、代谢综合征等。引起消瘦的常见内分泌疾病有甲状腺功能亢进症、1 型与 2 型糖尿病、肾上腺皮质功能减低症、Sheehan 病、嗜铬细胞瘤、内分泌腺肿瘤、神经性厌食、胰性霍乱（VIP 瘤）等。

（3）多饮与多尿：在内分泌疾病中，伴有多饮、多尿症状的疾病有糖尿病、醛固酮增多症、甲状旁腺功能亢进症、中枢性尿崩症、肾性尿崩症和抗利尿激素不敏感综合征等。

（4）高血压、低血钾：以这一主诉住院的患者很常见，但不一定都是内分泌疾病。能引起这一临床表现的疾病有原发性醛固酮增多症、肾素瘤、库欣综合征等。应与有此临床表现进行鉴别的非内分泌疾病有急进型原发性高血压、肾血管性疾病、失钾性肾病等。

（5）皮肤色素沉着和脱失：皮肤色素沉着可遍及全身，也可为局部。沉着的色素有黑色素、胡萝卜素和含铁血黄素，其中以黑色素沉着最为常见。与黑色素沉着有关的激素有 ACTH、雌激素、孕激素和雄激素。前者是由于其分子结构中含有 MSH，后者可能与雌孕激素有刺激 MSH 细胞的作用有关。全身性黑色素沉着增加的特点是全身皮肤色素加深，并以正常黑色素沉着明显的部位（如乳晕、脐孔、会阴肛门区及掌纹）和易摩擦的部位更明显，但色素沉着的连接处无截然分界。唇、口腔黏膜、牙龈和瘢痕处的色素也加深。引起全身性黑色素沉着增加的内分泌疾病主要有原发性肾上腺皮质功能减退症、Nelson 综合征、先天性肾上腺皮质增生、异位 ACTH 综合征、ACTH 依赖性 Cushing 病等。引起局部黑色素加深的内分泌疾病有 A 型胰岛素不敏感综合征及其变异型（伴黑棘皮病）、黄褐斑（女性）及 Albright 综合征（皮肤有散在咖啡色斑），色素斑的大小、形状不等，分布于颈、腰背、大腿及头部。

（6）多毛与毛发脱落：伴多毛的内分泌疾病有多囊卵巢综合征、先天性肾上腺皮质增生（11β 和 21 羟化酶缺陷）、Cushing 病、卵巢产雄激素肿瘤、儿童型甲状腺功能减退症（多在背部，病因不明）、特发性多毛和药物引起的多毛（如苯妥英钠、丹那唑、环孢霉素等）。局部毛发增多见于胫前局限性黏液性水肿、A 型胰岛素不敏感综合征及其变异型（黑棘皮病）。女性特发性多毛的病因不明，可能与局部毛囊对雄激素敏感或 5α 还原酶活性增强有关。特发性多毛以前臂、小腿、上唇两外侧、下腹正中线、乳晕等处的毛发增多为主，偶在下颏也有少数终毛。

引起毛发脱落的病因很多，如皮肤病的皮脂溢性皮炎、斑秃、全秃等以及各种原因引起的睾丸功能减低症和/或肾上腺皮质和卵巢功能减低症等。甲状腺功能减退症也可有头发或体毛脱落，以外侧 1/3 的眉毛脱落常见，但并非甲状腺功能减退症的特征。自身免疫性多内分泌腺综合征也可表现为毛发脱落。

（7）皮肤紫纹和痤疮：伴有紫纹的内分泌疾病主要为 Cushing 综合征，其特征为纵向、两头尖、中间宽，较少发生于腋前区和上臂内侧。

病理性痤疮见于内分泌疾病中的 Cushing 病、先天性肾上腺皮质增生症、多囊卵巢综合征、卵巢产雄激素肿瘤。女性服用睾酮制剂或促同化代谢的睾酮衍生物也可引起痤疮。

（8）突眼：引起突眼的疾病很多，如颅内肿瘤、海绵窦血栓形成、眼眶疾病、眶周炎、绿色瘤和眼眶癌转移等。内分泌性突眼也是内分泌临床常见的体征。最常见的疾病为 Graves 病，约 50%有突眼。大多数患者为良性（非浸润性）突眼，少数为恶性（浸润性）突眼。在甲状腺功能方面，有的患者有甲状腺功能亢进症，有的患者甲状腺功能正常。恶性突眼的临床表现也不尽相同，除突眼外，有的患者以结膜充血水肿、眼睑闭合不全和角膜溃疡为突出，有的以眼球外肌受累突出，表现为复视，眼球运动障碍，甚至眼球固定。除 Graves 病外，少数慢性淋巴性甲状腺炎患者也可伴有突眼。

2. 实验室检查

实验室检查是评定内分泌腺功能的重要手段，包括血尿生化指标测定、基础代谢率、激素代谢产物测定、激素测定和激素分泌动态试验等。

（1）血尿生化指标测定：一些激素与血清电解质和其他物质之间（如血清钠、钾与醛固酮；钙、磷、镁与甲状旁腺素；血糖与胰岛素和胰高糖素）有相互调节作用。测定血尿中的生化指标可间接了解相关激素分泌的多少，据此推论分泌该激素的内分泌腺的功能状态。如原发性醛固酮增多症患者血清钾水平常低，在普食和血钾水平低的情况下，每日尿钾排出仍增多；Cushing 综合征虽也可有相同情况，但血钾降低和每日尿钾排泄量不如原发性醛固酮增多症明显；相反，选择性低肾素低醛固酮血症和 Addison 病的血清钾与尿钾排出量有相反的变化。影响血清钠钾变化的内分泌疾病还有继发性醛固酮增多症、Bartter 综合征、肾素瘤、糖尿病酮症酸中毒、高渗性非酮性昏迷。不恰当抗利尿激素分泌过多综合征也可引起血清钠钾浓度降低。

血钙与甲状旁腺素、活性维生素 D 和降钙素有密切关系。血钙与血磷之间保持一定的浓度比，其中之一发生浓度变化可影响另一指标值。使血钙浓度升高的内分泌疾病主要是原发和继发性甲旁亢及维生素 D 中毒，前者常伴有血磷降低，后者血磷可正常或降低。

禁食、血糖测定、糖耐量试验（口服或静脉法）和可的松-葡萄糖耐量试验对糖尿病、糖耐量异常和胰岛素瘤的诊断有帮助。

（2）基础代谢率：是一种评估甲状腺功能状态的古老方法，因其影响因素多、误差大，现已被其他更敏感的方法所取代，但基础代谢率的概念仍有重要意义。

（3）激素代谢产物测定：有些激素在体内经过代谢产生一定量的代谢产物，与激素分泌量成比例。通过测定尿中这些代谢产物的排出量可推断激素在血中的水平。如测定 24h 尿中皮质醇代谢产物 17-羟皮质类固醇、17-酮皮质类固醇和 17-生酮皮质类固醇以判断皮质醇和肾上腺雄激素分泌量；测定 24h 尿中的香草基杏仁酸、甲氧基肾上腺素和去甲肾上腺素总量以判断体内肾上腺素和去甲肾上腺素的产量；测定尿中碘每日排出量以了解体内是否缺碘。也可通过测定同时释放的代谢产物量来判断该激素的分泌量，如胰岛素经胰岛素原裂解后释放出来，被裂解出来的产物为 C 肽。一分子的胰岛素释放伴有一分子的 C 肽生成，因此测定血中 C 肽水平可反映胰岛素水平，而且 C 肽的半衰期比胰岛素长。已用过胰岛素治疗的糖尿病患者可通过测定 C 肽来了解胰岛 B 细胞的功能。测定血中 TSH、FSH、LH-β 亚基可了解 TSH、FSH、LH 的分泌量，测定尿中 cAMP 水平可反映甲状旁腺功能状态。应当注意的是，有的激素代谢产物受食物和药物的影响，可使结果为假阳性或假阴性，因此在测定前应排除这些因素的影响。

（4）激素测定：自 1960 年 Yalow 和 Berson 建立放射免疫方法测定激素以来，使得过去不能测定、在血浆中的水平极低的激素都能测定出来。这一方法的建立，不仅提高了对内分泌腺功能的判断，也大大促进了内分泌学的发展。

免疫分析的方法有许多优点，但测定时应注意：①质量控制。②采用双管测定。③遇所测结果与临床诊断不符时，应重复试验。④对呈脉冲性分泌的激素，最好应采取多个标本进行测定，取其均值。⑤一些激素在血循环中转运时大部分与其结合球蛋白结合，仅不到 1% 呈游离状态。当结合激素的球蛋白增高时，所测的激素总量会增加，但游离部分水平不变。如妇女怀孕时，由于雌激素水平升高而刺激甲状腺素结合球蛋白合成增多，因此，判断怀孕女性有无甲状腺功能亢进症，应测定 uTSH、FT_3、FT_4 和甲状腺结合球蛋白的浓度。⑥用核素标记测定激素的药盒应一次性用完，并注意核素的半衰期。超过核素半衰期的药盒（使测定结果偏低）不能应用。⑦注意标本收集时间和所用试管的要求。如有些激素测定应空腹，有些则不必空腹；收集标本时，有的要加入抑酶或抗凝剂（如测定血醛固酮的试管内要放肝素钠抗凝）。⑧应避免食物成分和药物对激素测定结果的影响。

测定尿中激素的排出量与测定血中激素水平有相同意义，如尿 GH、醛固酮、游离皮质醇、肾上腺素和去甲肾上腺素等。但要收集 24h 尿液，且其结果受收集尿液完全与否的影响，故临床上应用较少。

用单克隆抗体作免疫组化染色可鉴定病变细胞胞质颗粒内的激素成分，有助于病变细胞的鉴定。

（5）激素分泌动态试验：兴奋试验、抑制试验、拮抗试验、负荷试验和耐受试验等可反映内分泌腺的功能状态及病变的性质。另外还有 TRH 兴奋试验，GnRH 兴奋试验，胰高血糖素刺激试验等。

3. 核素检查

根据某些内分泌腺有摄取某种核素的功能，或能摄取核素标志物的特点来判定内分泌腺功能。

（1）甲状腺摄 [131]I 率：甲状腺有摄取和浓聚碘的功能，这一功能与甲状腺功能状态密切相关，故检测甲状腺摄 [131]I 率可用来判断甲状腺功能。摄 [131]I 增多和（或）高峰提前提示甲状腺功能亢进症；摄 [131]I 率低提示甲状腺功能减退症。这一检查还可用作甲状腺功能亢进症和缺碘性甲状腺肿的鉴别，后者摄 [131]I 率也增多，但高峰不提前。[131]I 甲状腺扫描可用来判断甲状腺结节的功能。

（2）激素的分泌量测定：用激素分泌量测量来判断内分泌腺功能有一定意义，但分泌量增多不一定就是分泌该激素的内分泌腺功能亢进，因为如果同时有该激素代谢清除率增加，则无功能亢进。而且测定技术复杂，患者要接受核素，故不用作常规检查。

（3）激素抵抗的测定：用患者的细胞（常用周围血红细胞、白细胞和成纤维细胞）与核素标记和未用核素标记的相同激素一同温育，可测定该激素受体与激素的亲和力和激素受体数目，与正常人相同细胞进行比较，可检出该激素有无因受体缺陷而引起的抵抗。这一方法是诊断激素抵抗的常用方法。

4. 定位（或病理）诊断

定位诊断是确定病变的部位。正常人每个内分泌腺体均位于一定部位，少数人位置可以异常。另外，内分泌肿瘤在术前必须作出定位。以便确定手术路径，临床上用于定位诊断的方法如下。

（1）激素测定：同时测垂体某些促激素和其靶腺激素对某些内分泌疾病的定位诊断有帮助。如同时测定血浆 ACTH 和皮质醇，如两者均升高则提示病变在垂体；如 ACTH 降低，皮质醇升高则病变在肾上腺皮质。如 TSH 和 T_3、T_4 同时升高，则可能为垂体 TSH 瘤或全身性甲状腺素不敏感综合征；如 TSH 明显降低，而 T_3、T_4 升高则为甲状腺病变引起的甲状腺功能亢进症。如 FSH 和 LH 升高，则提示病变在性腺；减低则提示病变在垂体或下丘脑等。

（2）激素分泌的动态试验：如前所述，TRH 和 LHRH 兴奋试验可判定甲状腺和性腺功能减退症的病变部位。基础 TSH 升高，注射 TRH 后有升高反应，提示病变在甲状腺；基础 TSH 低，注射 TRH 后无升高反应，提示病变在垂体；如果在注射 TRH 后 TSH 有升高反应，但高峰延迟，则病变在下丘脑。LHRH 兴奋试验有与 TRH 相同的定位意义。TRH、GnRH 和 CRH 同时静脉注射，可同时了解甲状腺、性腺和肾上腺皮质疾病的病变部位。

（3）X 线检查：X 线对某些内分泌腺病变（如垂体肿瘤）有定位价值。当垂体肿瘤较大，侵犯了包裹垂体的蝶鞍骨质，使蝶鞍增大、蝶鞍骨质被吸收而变薄、前床突或后床突抬高或被破坏则提示垂体有占位性病变。以前对空鞍综合征需用气脑造影来诊断，现可用 CT 和 MRI 确诊，这种有创性检查已被淘汰。同样，过去用作肾上腺病变定位的腹膜后充气造影已早不为临床所用。

（4）核素检查：单光子发射断层扫描（SPECT）可用以确定甲状腺结节的定位及结节的功能。SPECT 检查是用放射性核素 ^{99m}Tc 或 ^{131}I 作放射源。^{131}I 标记的胆固醇作肾上腺皮质扫描可对有功能的皮质腺瘤作出定位。肾上腺有摄取胆固醇的功能，有功能的肾上腺瘤（皮质醇瘤）摄取 ^{131}I 标记的胆固醇增多，故有放射性浓聚，对侧的肾上腺由于多量的皮质醇反馈抑制了垂体 ACTH 的分泌而萎缩，因而摄取 ^{131}I 标记的胆固醇减少。用核素锝（^{99m}Tc 氯酸锝）和 ^{99m}Tc sestamibi（甲氨异丁基异腈 MIBI）或核素铊 ^{201}TI 作甲状旁腺和甲状腺双重显影，可对甲状旁腺病变作出定位。先用碘剂封闭甲状腺，再用 ^{131}I 作卵巢扫描，有助于卵巢甲状腺肿伴甲状腺功能亢进症的定位。

（5）超声检查：可用于甲状腺结节和肿瘤的定位，以及肾上腺、胰腺、性腺和甲状旁腺肿瘤的定位，但肿瘤或结节太小则不能检出。

（6）CT、MRI 和 PET 检查：CT 和 MRI 是目前用作内分泌腺病变和病变性质检查的最新方法。一般病变直径大于 0.1cm 者均可检出（高分辨 CT）。一般认为，CT 与 MRI 的差异是，MRI 观察病变与邻近组织的关系比 CT 为优。增强扫描比平扫使病变显示更清楚。CT 和 MRI 虽可对病变作出精确定位，但不能分辨病变的性质。如肾上腺肿瘤，CT 和 MRI 不能分辨是肾上腺皮质还是髓质的肿瘤。正电子断层扫描（positron emission tomography，PET）可协助动态观察肾上腺、甲状腺、胰腺等内分泌功能变化，甚至代谢过程，除可了解腺体的形态变化外，还具有功能定量的优点，是诊断许多内分泌疾病的重要方法之一。

（7）静脉插管分段采血测定激素水平：此方法是有创性检查，不作为临床内分泌腺疾病的常规定位方法。当临床症状提示有某种激素分泌增多，而以上定位检查又不能精确定位时才采用。此方法对异位激素分泌综合征（如异位嗜铬细胞瘤）的诊断特别有效。插管至所怀疑的内分泌腺或异位激素分泌的引流静脉或邻近的静脉中，采血后，边退出边采血至周围静脉，测定各节段血中的激素水平，一般激素最高水平的部位就是病变的部位。垂体病变可插管到岩下窦采血测垂体激素（如 ACTH）。

（8）选择性动脉造影：对于直径较小不能用 CT 和 MRI 等方法作出定位时，可采用此方法。将导管经动脉插管到内分泌腺或肿瘤的动脉分支中（超声引导），然后注入造影剂作多时相 X 线照片。肿瘤一般血管较丰富，因此血管丛集的部位即为病变部位。此方法检查获得成功的前提是插管位置要精确。

（六）内分泌疾病的治疗方法

1. 功能减低的内分泌疾病的治疗

（1）激素替代治疗：对于病因不能根除的内分泌疾病可采取激素替代治疗（hormone replacement therapy，HRT），使内分泌腺功能减低的临床表现得到缓解或消除。HRT 是根据所缺乏的激素而补充生理剂量的相同激素。应当注意的是，有些激素的所需量随体内外环境变化而变化，其中最明显的例子是肾上腺糖皮质激素。在应激中，所需的糖皮质激素的量成倍增加。因此肾上腺皮质功能减低者在遇到体内外应激时，应在 HRT 生理剂量的基础上，根据应激的大小增加 HRT 的量，否则可引发肾上腺皮质危象。

在 HRT 中，还有一种抑制性 HRT。这种治疗主要用于先天性肾上腺皮质增生症。用非生理剂量的糖皮质激素以抑制垂体 ACTH 的分泌，减少肾上腺皮质雄激素的分泌，使男性的假性性早熟和女性患者的男性化得到遏制。所需糖皮质激素的剂量应个体化，一般以尿 17 酮皮质类固醇或去氢异雄酮降低到正常水平为指标。

肾上腺皮质腺瘤引起的 Cushing 综合征作腺瘤侧肾上腺全切后，这些患者患侧肾上腺皮质因腺瘤分泌大量的糖皮质激素，抑制了垂体 ACTH 的分泌，使健侧因较长期得不到 ACTH 刺激而萎缩。切除腺瘤侧肾上腺腺瘤后，健侧肾上腺皮质不能立即恢复正常的糖皮质激素分泌功能，故在手术后应短期补充适量的糖皮质激素。健侧肾上腺皮质功能恢复后，将补充的糖皮质激素逐渐减量，直到完全撤除。

甲状腺癌患者术后，需较长时间服用小剂量的甲状腺激素以抑制垂体 TSH 的分泌，可防止术后甲状腺癌复发，也属抑制性 HRT，但 HRT 的原因不是甲状腺功能减低。

总之，HRT 可治疗内分泌腺功能减退症，但也可用于其他目的。抑制性 HRT 可抑制某种激素的分泌，故也归于 HRT 中。

（2）药物治疗：利用药物刺激某种激素分泌或增强其作用，以达到控制内分泌症状的目的。可以认为，这类药物为对症治疗，不能根治疾病。如氯磺丙脲、卡马西平、氢氯噻嗪（双氢克尿噻）、吲达帕胺用于治疗中枢性尿崩症；磺脲类、双胍类、α 糖苷酶抑制剂和胰岛素增敏剂治疗糖尿病；用补充钙剂及维生素 D 治疗甲状旁腺功能减退症等。免疫抑制剂或调节剂也可用于治疗某些内分泌疾病，如某些内分泌腺癌等。

（3）器官、组织或细胞移植：一些内分泌腺体功能减退症可通过移植同种器官、组织或细胞达到治疗目的。这是一条很有前途的治疗内分泌腺功能减退的途径。如用全胰腺或部分胰腺（胎胰）、胰岛或胰岛细胞移植治疗 1 型糖尿病，将甲状旁腺碎片移植到前臂肌肉组织中以治疗甲状旁腺功能减退症和多发性内分泌肿瘤综合征等，除后者是移植自身甲状旁腺组织不遭排异而使移植组织得以保存外，其他异体组织移植均会遭受排异反应。

（4）基因治疗：许多内分泌和代谢性疾病都与基因异常有关，包括基因突变或缺失等。分子生物学技术的进展使克隆基因和转染基因成为可能，因此，人们试图用基因治疗来根治一些与遗传有关的疾病。1990 年，已开始用基因修正的 T 淋巴细胞治疗腺苷脱氨酶缺乏症并获得成功，开创了基因治疗人类遗传性疾病的先河。目前许多基因治疗尚处于动物实验阶段，但实验结果是令人鼓舞的。例如，1 型糖原累积病是由于 6-磷酸葡萄糖酶（G6Pase）缺乏所致。在缺乏 G6Pase 小鼠动物模型实验中，静脉滴注含有正常鼠 G6Pase 基因的腺病毒载体后，可使缺乏 G6Pase 小鼠得到 100%的存活，90%存活了 3 个月，输注后 G6Pase 恢复了 19%，其活性至少持续了 70 日；同时血糖、胆固醇和尿酸均恢复正常，原来肿大的肝脏和肾脏也明显缩小，受累组织和器官中的糖原沉积也接近正常。用缺乏酸性 α 糖苷酶（用敲除酸性 α 糖苷酶基因的小鼠模型）的小鼠作实验，将含有这种酶的腺病毒载体一次性静脉注射，骨骼肌和心肌中均有这种酶，在肌肉组织中糖原堆积也被纠正。

此外，用基因工程合成正常的酶以治疗有此酶缺失的患者。基因重组酶国外已能大规模生产，一些酶基因突变所引起的疾病将可获治愈。

2. 功能亢进的内分泌疾病的治疗

内分泌腺功能亢进的治疗目的是使激素分泌减少，缓解或治愈激素分泌过多症群。

（1）手术治疗：多用于有功能的内分泌腺肿瘤，某些非肿瘤性内分泌腺功能亢进症如 Graves 病、Cushing 病等也可用手术治疗。内分泌腺肿瘤手术前必须对肿瘤作出精确的定位，手术治疗可使某些内分泌腺功能亢进症得到治愈，但也可发生并发症。故应慎重选择。国外近年来对肾上腺手术采用腹腔镜切除肾上腺肿瘤和肾上腺方法，腹腔镜径路可经腹腔，也可经腹膜后。这种手术方法创口小，术后患者康复快。

（2）药物治疗：用以治疗内分泌腺功能亢进的药物很多，其作用机制也各不相同。药物可抑制激素的合成或减少激素的分泌，如硫脲类和咪唑类治疗甲状腺功能亢进症、碘剂治疗甲状腺功能亢进症危象，酮康唑、氨鲁米特（氨基导眠能）和美替拉酮（甲吡酮）治疗 Cushing 综合征等；破坏内分泌腺体组织如酚妥拉明和洛帕米（苯苄明）治疗嗜铬细胞瘤的高血压，螺内酯（安体舒通）治疗醛固酮增多症等；竞争性抑制激素与其受体结合，如环丙孕酮（醋酸环丙氯地妊酮）治疗中枢性性早熟，与雌激素用于治疗女性多毛症；抑制内分泌腺癌的生长，如抗癌药物治疗内分泌癌等。

某些内分泌腺激素分泌受神经系统调节，且以神经递质为介导，因此采用抑制激素分泌的神经递质或其增强剂也可达到激素分泌减少的目的。如 ACTH 分泌可由中枢血清素能神经递质抑制，故血清素拮抗剂赛庚啶可用以治疗 Cushing 病。泌乳素分泌受泌乳素释放抑制激素的抑制。溴隐亭为多巴胺受体激动剂，故可用来治疗高泌乳素血症。丙戊酸钠（valproate）可增强神经递质 γ 氨基丁酸的作用，可用于治疗 Cushing 病及 Nelson 综合征。

（3）核素治疗：某些内分泌腺有浓聚某种化学元素的功能，故可用核素治疗。核素是通过释放出射线以破坏组织，从而达到治疗的目的，常用以治疗内分泌恶性肿瘤、良性肿瘤和非肿瘤性内分泌腺功能亢进性疾病。如用 ^{131}I 治疗 Graves 病；用 ^{131}I 标记的胆固醇可治疗肾上腺皮质肿瘤。

（4）放射治疗：此类方法主要用于内分泌腺恶性肿瘤而又不能耐受手术或有远处转移者；或在恶性肿瘤手术后作为辅助治疗。有些良性肿瘤如 GH 瘤，在手术切除后也可用放射治疗以根除可能残存的肿瘤组织。

（5）介入治疗：不愿意作手术者，可用动脉栓塞治疗内分泌腺肿瘤。如采用颈部动脉插管堵塞两侧甲状腺上（或下）动脉以治疗 Graves 病；或者将无水乙醇直接注入甲状腺内，使甲状腺组织坏死，以达到药物切除甲状腺的目的。此方法用于治疗伴功能亢进的甲状腺腺瘤更为适宜。用于治疗 Graves 病，注射无水乙醇剂量及疗效则尚待进一步研究观察。

二、现代医学对营养、代谢性疾病的认识

新陈代谢指在生命机体中所进行的众多化学变化的总和，是人体生命活动的基础。通过新陈代谢，使机体与环境之间不断进行物质交换和转化，同时体内物质又不断进行分解、利用与更新，为个体的生存、劳动、生长、发育、生殖和维持内环境恒定提供物质和能量。新陈代谢包括合成代谢和分解代谢两个过程。合成代谢是营养物质进入人体内，参与众多化学反应，合成为较大的分子并转化为自身物质，是需要能量的反应过程，其中三大营养物质以糖原、蛋白质和脂肪的形式在体内合成和储存；分解代谢是体内的糖原、蛋白质和脂肪等大分子物质分解为小分子物质的降解反应，是产生能量的变化过程。中间代谢指营养物质进入机体后在体内合成和分解代谢过程中的一系列化学反应。营养物质不足、过多或比例不当，都能引起营养疾病。中间代谢的某一环节出现障碍，则会引起代谢性疾病。营养性疾病和代谢性疾病关系密切，且往往并存，彼此影响。例如，维生素 D 缺乏症属营养性疾病，但常表现为钙、磷代谢失常；糖尿病为代谢性疾病，常伴蛋白质和能量缺乏。

（一）营养性疾病和代谢性疾病的病因和发病机制

1. 营养性疾病

机体对各种营养物质均有一定的需要量、允许量和耐受量，因此营养病可因一种或多种营养物质不足、过多或比例不当而引起，其病因和发病机制可分为以下两类：

（1）原发性营养失调：因摄取营养物质不足、过多或比例不当引起。例如，摄取蛋白质不足引起蛋白质缺乏症，能量摄取超过消耗引起肥胖症。

（2）继发性营养失调：因器质性或功能性疾病所致。①进食障碍：如口、咽、食管疾病所致摄食困难，精神因素所致摄食过少、过多或偏食。②消化、吸收障碍：消化道疾病或某些药物如新霉素、考来烯胺等所致。③物质合成障碍：如肝硬化失代偿期白蛋白合成障碍引起的低白蛋白血症。④机体对营养需求的改变：如发热、甲状腺功能亢进症、肿瘤、慢性消耗性疾病、大手术后，以及生长发育、妊娠等生理性因素，使机体需要营养物质增加，如供应不足可致营养缺乏。中年以后，体力活动减少，如摄食量不相应降低，能量过多可致肥胖。⑤排泄失常：如多尿可致失水，腹泻可致失钾，长期大量蛋白尿可致低白蛋白血症。

2. 代谢性疾病

代谢性疾病指中间代谢某个环节障碍所引起的疾病。

（1）遗传性代谢病(先天性代谢缺陷)：基因突变引起蛋白质结构和功能紊乱，特异酶催化反应消失、降低或(偶然地)升高，导致细胞和器官功能异常。

（2）获得性代谢病：可由环境因素引起，或遗传因素和环境因素相互作用所致。不合适的食物、药物、理化因素、创伤、感染、器官疾病、精神疾病等是造成代谢障碍的常见原因，如水、电解质和酸碱平衡紊乱，大手术后的氮代谢负平衡，慢性肾衰竭时的钙、磷代谢障碍

等。血脂异常常见于甲状腺功能减退症、肾病综合征、胆道梗阻等。显然肥胖和糖尿病是遗传因素和环境因素共同作用的结果。

此外，有些遗传性代谢病以环境因素为其发病诱因，如苯丙酮尿症是由于苯丙氨酸羟化酶缺乏引起，如能在出生后 3 周内确诊，限制摄入含苯丙氨酸的食物，则可以不出现智能障碍。

（二）营养性疾病和代谢性疾病的分类

1. 营养性疾病

营养性疾病一般按某一营养物质的不足或过多分类。

（1）蛋白质营养障碍：蛋白质和氨基酸不足，如蛋白质-能量营养不良症、蛋白质缺乏症，赖氨酸缺乏症；氨基酸过多，如肝硬化肝功能失代偿期酪氨酸、甲硫氨酸过多可诱发肝性脑病。

（2）糖类营养障碍：糖类摄取过多易引起肥胖症，摄取不足伴有能量不足时常致消瘦。

（3）脂类营养障碍：脂类摄取过多易引起肥胖症或血脂异常，摄取过少易引起脂溶性维生素缺乏。

（4）维生素营养障碍：各种维生素缺乏症或过多症。

（5）水、盐营养障碍：水、盐不足或过多。

（6）无机元素营养障碍：微量元素不足或过多。

（7）复合营养障碍：多种营养物质障碍的不同组合。

2. 代谢性疾病

代谢性疾病一般按中间代谢的主要途径分类。

（1）蛋白质代谢障碍：①继发于器官疾病：如严重肝病时的低白蛋白血症，淀粉样变性的免疫球蛋白代谢障碍。②先天性代谢缺陷：如白化病、血红蛋白病、先天性氨基酸代谢异常等。

（2）糖代谢障碍：①各种原因所致糖尿病及糖耐量减低，以及低血糖症等。②先天性代谢缺陷：如果糖不耐受症、半乳糖血症、糖原贮积症等。

（3）脂类代谢障碍：主要表现为血脂或脂蛋白异常，可为原发性代谢紊乱或继发于糖尿病甲状腺功能减退症等。

（4）水、电解质代谢障碍：多为获得性，亦可见于先天性肾上腺皮质增生症等。

（5）无机元素代谢障碍：如铜代谢异常所致肝豆状核变性，铁代谢异常所致含铁血黄素沉着症等。

（6）其他代谢障碍：如嘌呤代谢障碍所致痛风，卟啉代谢障碍所致血卟啉病等。

（三）营养性疾病和代谢性疾病的临床特点

（1）营养疾病多与营养物质的供应情况、饮食习惯、生活条件与环境因素、消化功能、生理病理附加因素等有关。先天性代谢病常有家族史、环境诱发因素及发病年龄和性别特点等如痛风主要见于男性，苯丙酮尿症在新生儿期即可检出。

（2）营养性疾病和代谢性疾病早期常先有生化、生理改变，逐渐出现病理变化。早期治疗可能使病理变化逆转。

（3）营养性疾病和代谢性疾病可引起多个器官、系统病理变化，但以某些器官或系统受累的临床表现较为突出。

（4）长期营养和代谢障碍可影响个体的生长、发育、衰老过程，甚至影响下一代。

（四）营养性疾病和代谢性疾病的诊断原则

要求尽可能了解疾病的病因和诱因、发病机制的主要环节、发展阶段和具体病情。营养性疾病和代谢性疾病常具有特殊的症状和体征，是提供诊断的首要线索，须进行详细的病史询问和体格检查。实验室检查是确诊依据，对临床前期患者更有价值，如有些无症状的糖尿病患者可通过筛查血糖而确诊。除常规检查外，可根据病史线索进行有关特殊检查。对一些不明原因的症状和体征应进行随访观察。

1. 病史

询问症状的发生、发展和相互关系，并从现病史和个人史中了解发病因素、病理特点、每日进食情况等。必要时作详细的家系调查。

2. 体格检查

需注意发育和营养状态、体型和骨骼、神经精神状态、智能、毛发、皮肤、视力和听力、舌、齿、肝、脾及四肢等。

3. 实验室检查

（1）血、尿、便和各项生化检查及激素、物质代谢的正常或异常产物等。

（2）溶血及凝血检查：如血红蛋白电泳、凝血因子检查等，主要用于遗传性血液病的鉴别诊断。

（3）代谢试验：如糖耐量试验，氮平衡试验，水、钠、钾、钙、磷平衡试验等。

（4）影像学检查：骨密度测定、CT 和 MRI 等。

（5）组织病理和细胞学检查及细胞染色体、酶系检查等。

（6）血氨基酸分析：诊断氨基酸异常所引起的先天性代谢病。

（7）基因诊断：诊断遗传性代谢病。

在诊断营养性疾病时，如同一群体在同一时期内发现相同的病例，则提示可能有相当数量的临床前期患者。代谢性疾病(如糖尿病、痛风等)常与种族、遗传、体质等因素有关，诊断一个病例常可追查发现另一些病例。对某些特殊类型的糖尿病，如青少年发病的成人型糖尿病（MODY)和线粒体基因突变糖尿病，可在其家族成员出现生化紊乱和临床症状前发现基因异常。一些遗传性代谢病，在症状出现前已有生化改变。应对这些疾病进行临床前期诊断，包括有计划的调查、检出杂合子携带者等。

（五）营养性疾病和代谢性疾病的防治原则

1. 病因和诱因的防治

对营养性疾病和以环境因素为主引起的代谢性疾病，多数能进行病因防治。中国营养学会《中国居民膳食指南》指导推广平衡饮食、合理摄取营养和促进健康。以先天性代谢缺陷为主的代谢性疾病，一般只能针对诱因和发病机制进行治疗，但目前基因治疗已显示出一定前景。此外，有报道用肝、脾、骨髓等移植以治疗肝豆状核变性、免疫球蛋白缺乏症和其他免疫缺陷等。

2. 临床前期和早期防治

早期诊断和采取防治措施可避免不可逆的形态和功能改变，使病情不致恶化，甚至终身不出现症状，如苯丙酮尿症、半乳糖血症。糖尿病如在早期使病情得到良好控制，可避免出现严重并发症。葡萄糖耐量减低患者经饮食、运动干预后可减少糖尿病的发生。

3. 针对发病机制的治疗

（1）避开和限制环境因素：例如，葡萄糖-6-磷酸脱氢酶缺乏症患者应避免进食蚕豆和对乙酰氨基酚、阿司匹林、磺胺、伯氨喹等药物；苯丙酮尿症患者限制进食含苯丙氨酸的食物等。

（2）替代治疗：例如，对蛋白缺乏症患者补充蛋白质，对血友病患者给予抗血友病球蛋白等。有些代谢病是由于作为酶反应辅助因子的维生素合成不足，或由于酶缺陷以至于维生素辅酶因子的亲和力降低所致，补充相应维生素可纠正代谢异常。例如，胱硫醚 β-合成酶缺乏所致的高胱氨酸尿症，须给予低甲硫氨酸饮食，并试用大剂量维生素 B_6 及叶酸。

（3）调整治疗：例如，用皮质醇治疗先天性肾上腺皮质增生症；用别嘌醇抑制尿酸生成以治疗痛风；用青霉胺促进肝豆状核变性患者铜排出等。

4. 遗传咨询和生育指导

对已生育过遗传性代谢病患儿、具有 X 连锁隐性遗传病家族史或某些遗传性代谢病高发区的孕妇进行产前羊水检查，对防治遗传性代谢病有重要价值。

第二节　　内分泌代谢疾病的中医诊疗思维与方法

内分泌代谢疾病包括内分泌功能紊乱、激素分泌过多或过少及代谢紊乱等因素导致的诸多疾病，如糖尿病、甲亢（简称"甲状腺功能亢进症"）、甲减（简称"甲状腺功能减退症"）、肥胖症、甲状腺炎、慢性肾上腺功能减退症、腺垂体功能减退症、尿崩症、皮质激素增多症、高脂血症等。中医学尽管不一定均有相应的病名和专门论述，但对相同或相似于此系统疾病的各类病证却有较丰富的记载，已形成独特的理论体系。不论疾病的病因、病机、证候，还是预防、治疗和预后转归等，都有精辟的论述，不仅是对当时条件下的医疗实践的总结，而且在科学技术飞速发展的今天，也具有重要的指导意义。成书于东汉末年，被称之为"方书之祖"的《伤寒杂病论》（即今《伤寒论》《金匮要略》）中就记载了消渴、虚劳、水肿、血痹、痰饮、惊悸、脏躁、百合病、黑疸等病证，蕴涵着医圣张仲景对内分泌代谢疾病诊治的杰出成就。

一、内分泌代谢病与五脏关系

（一）肝的生理功能

肝为将军之官，在内分泌代谢疾病的发生及病程中起着重要的作用。它的主要生理功能包括以下内容。

1. 肝主疏泄

疏，即疏通；泄，即发泄，升发。肝的疏泄功能反映了肝为刚脏，主升、主动的生理特点，是调畅全身气机，推动血和津液运行的一个重要环节。肝的疏泄作用主要表现在三个方面，即调畅气机、促进脾胃的运化功能、调畅情志。肝的疏泄功能在维护人体内环境稳定，精微物质的化生、封藏、转输，发挥和调节正常生理功能方面都起着重要的作用。肝之疏泄不利，可导致脏腑功能、气血津液等多方面的病变，出现胸胁胀满、消渴、便秘或泄泻、水肿、不寐等诸多病证。目前，由于情志因素导致的内分泌代谢疾病逐渐增多，肝之疏泄功能对内分泌腺的分泌调节有直接影响，在内分泌代谢疾病防治中意义非凡。

2. 肝主藏血

肝主藏血指肝有贮藏血液和调节血量的生理功能，有维护肝的疏泄功能和调节血量、防止出血等作用。肝体阴而用阳，肝的藏血功能是疏泄功能发挥作用的重要基础，对诸多内分泌代谢物质的生成和功能状态有着积极的影响。

3. 肝藏魂

魂乃神之变。《灵枢·本神》谓"随神往来者，谓之魂"，"肝藏血，血舍魂"。肝的藏血功能正常，则魂有所舍。若肝血不足，心血亏损，则魂不守舍，可见惊骇多梦、卧寐不安、梦游、梦呓，以及出现幻觉等症，这在内分泌代谢性疾病中时常可见。

肝在志为怒，在液为泪，在体合筋，其华在爪，在窍为目。在内分泌代谢性疾病诊疗中有重要意义。

（二）肾的生理功能

1. 肾藏精，主生长、发育及生殖

《素问·六节藏象论》云："肾者主蛰，封藏之本，精之处也。"肾所藏之精分为先天之精与后天之精，先天之精受之于父母，后天之精化源于水谷，两者相互依存，相互为用。精气是构成人体的基本物质，也是人体生长、发育及各种功能活动的物质基础，许多内分泌代谢疾病与遗传和生长发育有关，与肾的关系极为密切。肾为先天之本，为一身阴阳之根本，司二便，主骨生髓。《难经·八难》称肾为："五脏六腑之本，十二经脉之根，呼吸之门，三焦之原。"人之有肾，犹木之有根。"五脏六腑之阴，非此不能滋；五脏六腑之阳，非此不能发"。中医学中所指的肾，实际上包含了下丘脑-垂体-肾上腺轴和下丘脑-垂体-性腺轴的功能和调节。肾虚则表现为脑垂体、甲状腺、肾上腺、卵巢和睾丸等内分泌腺体呈退行性病变。肾虚时，不仅有内分泌腺体形态学改变，还涉及血液流变学、环核苷酸代谢、能量代谢、微量元素含量和免疫功能改变等一系列生理病理改变。

2. 肾主水

《素问·逆调论》云："肾者水脏，主津液。"肾中精气的气化功能，对于体内津液的输布和排泄、维持体内水液代谢的平衡，起着极为重要的调节作用。《素问·经脉别论》论述了体内水液代谢的过程："饮入于胃，游溢精气，上输于脾，脾气散精，上归于肺，通调水道，下输膀胱。水精四布，五经并行。"在水液代谢过程中，肾的作用尤为重要，其他脏腑的功能活动皆赖于肾中精气的蒸腾气化作用。在内分泌代谢性疾病中，水液代谢失常的病证比比皆是，从肾论治者甚多。

3. 肾主纳气

纳，即固摄、受纳。肾为气之根。若肾的纳气功能减退，摄纳无权，临床常见呼吸表浅、动辄气喘、呼多吸少等症状。在内分泌代谢病中亦可见到。

肾在志为恐，在液为唾，在体为骨，主骨生髓，其华在发，在窍为耳及二阴。这些特性均与内分泌代谢病有关。

（三）脾的生理功能

1. 脾主运化

运，即转运输送；化，即消化吸收。脾的运化功能，可分为运化水谷和运化水液两个方面。脾乃后天之本，水谷精微化生之源，其中也包括许多内分泌代谢物质的化生和转输。

2. 脾主升清

脾的运化功能以升清为主，与胃的降浊功能相辅相成，共同完成饮食物的消化吸收。脾的升清功能正常，水谷精微等营养物质才能吸收和正常输布，脾气升发，元气充沛，人体始有生生之机，精微物质才不至于泄漏于下。这在内分泌代谢性疾病中是十分重要的。

3. 脾主统血

统，有统摄、控制之意，即指脾气有统摄血液而不使其逸出脉外的功能，亦与脾的运化和升清功能相关。《难经·四十二难》云："脾裹血，温五脏。"脾不统血，则出现便血、尿血、崩漏等证。

脾在志为思，在液为涎，在体合肌肉、主四肢，在窍为口，其华在唇。当出现以上功能障碍时当从脾论治。

（四）内分泌腺与肝、肾、脾的关系

内分泌腺与肝、肾、脾密切相关，如脑垂体、睾丸、卵巢、肾上腺似与中医藏象中的肝、肾有关，因脑为髓海，肾藏精主髓，肾主生殖，睾丸属肾又属肝，女子以肝为先天；甲状腺与甲状旁腺似与肝脾有关，因肝主疏泄，胃主纳谷，脾主运化。从经脉循行部位来看，可以发现肝、脾、肾三经的经脉走行与许多内分泌腺体相近或相邻。如足厥阴肝经环绕阴器过小腹（男子睾丸、女子卵巢），再过颈循喉咙（腮腺、甲状腺），上行至额，与督脉会合于巅顶（脑垂体）。足太阴脾经的经脉上膈夹咽（甲状腺），连舌本，散舌下（唾液腺，舌下腺），其支脉由腹哀穴分出，再从胃部中脘穴的外方（胰腺）穿过横膈膜到心中，会任脉膻中穴（胸腺）。足少阴肾经，本经还出，经会阴（前列腺），到下腹部（卵巢），经脉当脐旁之处，左右直属于本经的肾（肾上腺）；直行的经脉，沿着喉咙（甲状腺），并行在足阳明人迎穴的前面到舌根（舌下腺），它的支脉从胸部分出，会于任脉经的膻中穴（胸腺）。故内分泌代谢疾病与肾、肝、脾三脏密不可分。

与糖尿病发病密切相关的胰腺，在中医学著作中没有同名记载，但《难经》中的"散膏"即是指胰腺，而其功能可归属于中医的脾。

综上可知，肝、肾、脾在内分泌代谢性疾病中占有重要的地位，在参与机体内分泌代谢过程的精微物质的化生、封藏、调节、输布等方面均起到不可忽视的作用。尤其是肝的疏泄功能、脾的运化功能、肾的封藏功能尤应重视。由于脏腑之间、经脉之间有着千丝万缕的联系，故肝、脾、肾的功能又直接影响到其他脏腑经脉，引起一系列的生理病理变化。

二、内分泌代谢病的病因病机

（一）常见病因

张仲景在《金匮要略·脏腑经络先后病脉证并治》中将病因总结为三条："一者，经络受邪，入脏腑，为内所因也；二者，四肢九窍，血脉相传，壅塞不通，为外皮肤所中也；三者，房室，金刃、虫兽所伤。以此详之，病由都尽。"内分泌代谢性疾病病因十分复杂，不同的疾病或同一疾病的不同阶段，常呈现出不同的病因特征，概括起来，内分泌代谢疾病的常见病因有如下几个方面。

1. 禀赋有亏

禀赋系指与生俱来所具有的体质，又称素体，禀质等，是个体在遗传的基础上，在生长发育过程中逐渐形成的结构、功能和代谢上相对稳定的特殊状态，先天禀赋和后天环境影响、年龄、性别，以及环境、生活方式、饮食结构等形成了每个人特有的体质。《灵枢·寿夭刚柔》指出："人之生也，有刚有柔，有弱有强，有短有长，有阴有阳。"《灵枢·阴阳二十五人》《灵枢·通天》《灵枢·顺逆肥瘦》《灵枢·卫气失常》《灵枢·寿夭刚柔》等均有对体质的论述。不同的体质在病理状态下表现为对某些致病因素的易感性及发病之后的病理倾向性。仲景继承了《内经》中的体质学说内容，十分重视体质因素在疾病发生、传变、治疗方法及用药剂量等方面的影响及各种宿邪留聚的体质特征。由于体质的差异有"平人""强人""瘦人""盛人""旧微溏""骨弱肌肤盛""素盛今瘦""其人本虚""酒家""失精家""中寒家""淋家""亡血家""疮家"等。同样是感受病邪，但由于体质有别而表现各异，如仲景言："病有发热恶寒者，发于阳也；病有无热恶寒者，发于阴也。"体质因素与内分泌代谢疾病的发生关系密切，如矮小症、侏儒症、肾上腺功能减退症等，皆可由先天禀赋不足而引起，糖尿病等许多内分泌代谢疾病亦认为与遗传和生活方式等有关。

2. 外邪侵袭

人与自然息息相关，外邪侵袭对于内分泌代谢病的发生、发展、演变均有一定的关系。《伤寒论》对外感病论述颇详，对内分泌代谢病与外感有关者同样适用。风、寒、暑、湿、燥、火皆可单独为害或相杂侵袭人体。许多内分泌代谢疾病发病时常有外感病史或表现，病变过程中亦可因外邪侵袭而加重或诱发相关并发症。如亚急性甲状腺炎初期，可见发热、恶寒、头痛、全身酸痛等风寒袭表、营卫不和之证。糖尿病患者常在外感发热后出现相关症状并因此被确诊，而许多至今仍被认为是终生性疾患的内分泌代谢疾病病程中常不可避免地感受外邪。

3. 情志失调

中医学历来对情志致病高度重视，认为百病生于气，人的精神因素对于机体生理病理变化至关重要。突然强烈或长期持久的情志刺激，可使脏腑气血功能紊乱，导致疾病发生。生活和工作节奏的加快造成的心理紧张和精神压力是内分泌代谢病急剧增加的重要因素之一。研究表明，神经-免疫-内分泌是一个网络，该网络的任何一环出现问题，都会引起整个网络的功能障碍，精神因素对于内分泌代谢疾病的影响已经得到医学界的共识。在精神创伤的作用下，诱发机体免疫功能紊乱，机体免疫耐受、识别和调节功能减退，从而导致诸如毒性弥漫性甲状腺肿这种甲状腺功能亢进症的发生。焦虑、恐慌、抑郁等精神因素与许多内分泌代谢疾病关系均十分密切，如糖尿病及其多种并发症、甲状腺疾病、神经性厌食、精神性闭经等。

4. 饮食失调

人以食为天，饮食不节作为常见的致病因素，在内分泌代谢病中亦不例外。如《素问·通评虚实论》曰："消瘅、仆击、偏枯……肥贵，入膏粱之疾也。"《素问·奇病论》曰："肥者令人内热，甘者令人中满。"《素问·生气通天论》曰："味过于甘，心气喘满。"仲景不仅认为饮食不节可以导致疾病，还在对药物发挥作用的影响和病后饮食调护等方面均作了精辟论述，包括食伤、服药食宜、食复等。由于违背了《黄帝内经》（简称《内经》）"五谷为养，五果为助，五畜为益，五菜为充"的古训，饮食结构不合理、不科学，加之嗜欲无度、饥饱失常、烟酒偏嗜、饮食不洁、盲目进补等因素，导致许多内分泌代谢疾病防不胜防，如糖尿病、肥胖症、闭经、月经紊乱、地方性甲状腺肿、高碘甲状腺肿等病，而在发病后又常因饮食不节导致病情加重或控制困难。国外研究证实，减少热量摄入尚可延缓灵长类动物免疫系统的老化，故饮食有节对控制内分泌代谢病的发生发展和养生保健有着特殊的意义。

5. 五脏柔弱

五脏柔弱是诸多内分泌代谢病发生的决定性因素。正气存内，邪不可干；邪之所凑，其气必虚。仲景认为，发病与否，关键还取决于正气的强弱，若五脏元真通畅，人即安和，病则无由入于腠理。而经络受邪，深入脏腑的疾病，必有正气亏虚。脾运失司、肾元亏虚、肝失疏泄、肺失宣降、心失所主，皆可导致内环境的紊乱，并常出现脏腑互损、气血紊乱、阴阳失衡、内生五邪、多脏同病、虚实夹杂的复杂情况。

6. 劳逸失度

适当的劳作是保持脏腑功能活动正常的基本保证，劳逸失度却是疾病发生的原因之一。经济水平的提高、生活方式的变化和紧张的生活节奏，导致活动量减少，出现诸如仲景笔下骨弱肌肤盛的"尊荣人"，是目前许多内分泌代谢疾病发生的重要因素。如越来越多的肥胖症、糖尿病、高脂血症等，多与体力活动减少有关。另外，过度劳累也常使内环境紊乱，带来诸多疾病。

7. 痰瘀药毒

痰浊瘀血是脏腑气血功能失调的病理产物，形成之后又成为新的致病因素。痰、瘀可单独为害，又可两者结合致病。外感六淫、七情内伤、饮食失宜、劳逸失度、脏腑虚损等皆可导致和加剧痰瘀内阻，痰浊瘀血又可造成脏腑气血功能紊乱而引发多种疾病，尤其成为许多内分泌代谢病经久不愈的重要原因之一。痰为百病之源，瘀为多病之因。仲景在其著述中亦十分重视痰瘀对机体的影响，给我们许多有益的启迪。

药毒是指药物、环境中的有毒物质，对人体危害极大，其对内分泌代谢系统的影响不容忽视。药毒古即有之，如古籍中有滥用丹药和某些矿物质而引起疾病的记载。在现代科技飞速发展的今天，在人们追求舒适、便利、富足生活的同时，保健品的滥用，手机、电脑、电视、冰箱、微波炉、空调等的不当使用，家居装修和某些有毒气体，水果、蔬菜、各种副食品、粮食、衣物、劣质化妆品、土壤、水源、空气中的不洁物质和有毒物质的渗入，持久而强烈的噪声刺激，都会影响人类健康。即便是在疾病的正常诊疗过程中，现代药物的毒副作用也时有发生，由于药物本身的毒副作用、过度用药、过度治疗、不适当用药及人体对药物的反应不同，导致药毒蓄积，引起内分泌代谢功能紊乱，是目前应当高度重视的问题。药害甚于病害，不死于病而死于药，受其毒却不能自知，重化学药物而轻视自然疗法等对我们的生活和生命安全形成了极大的威胁，破坏了人体内环境的相对稳定，继而出现了许多新病变。

（二）发病机制

内分泌代谢疾病多为多因素、多环节、多脏腑病变，发病机制十分复杂。现结合仲景论述，对发病机制简要阐述如下。

1. 阴阳失调

《素问·阴阳应象大论》云："阴阳者，天地之道也，万物之纲纪，变化之父母，生杀之本始，神明之府也，治病必求于本。"阴阳自和则身健体壮，阴阳失调则百病丛生。阴胜则阳病，阳盛则阴病。阴胜则寒，阳胜则热。阴虚则热，阳虚则寒。阴阳在生理上互根互用，病理上互相影响。故查色按脉，首辨阴阳。阴阳之盛衰、互损、格拒、亡失导致了许多内分泌代谢疾病或疾病某个阶段的病情变化。

2. 脏腑失和

内分泌代谢性疾病多属于内伤杂病，多从脏腑功能失调的角度认识。五脏精气不藏，六腑传化失司，奇恒之腑功能紊乱，脏腑之间又互为影响，甚则出现多脏腑同病，导致病情缠绵复杂。辨识脏腑病变的病机，把握脏腑病机的演变，是仲景辨证论治体系的重要内容，也是认识内科杂病的主要方法。

3. 气血及津液代谢失常

人之所有者，血与气耳。气血的功能失调，津液代谢失常，可以导致许多疾病的发生。气血津液的运行离不开脏腑经络，因而通过气血津液的异常可以进一步判断脏腑经络的功能状态，气血津液的病变又可以突出的表现于外，成为辨证的依据。如气滞、瘀血、出血、积聚、络病、水肿、消渴等，都是以气血津液变化为主的病证。

4. 正邪交争

疾病的发生，关系到正邪两方面。正气不足是疾病发生的内在原因和根据，而邪气是导致疾病发生的重要条件。正盛邪衰则病退，邪盛正衰则病进（发）。疾病的过程也是正邪交争的结果。仲景十分重视体质和正气的作用，常通过正邪分析来判断预后和转归。在内分泌代谢疾病中，多因正气亏虚、禀赋不足、体质虚弱等因素引发或加重病情，而各种病邪的强弱也起着重要的作用。

三、内分泌代谢病的治疗

（一）治疗原则

（1）治未病：包括未病先防、已病防变两个方面。未病先防，即是通过多种方法，内养正气、外慎邪气，防患于未然；已病防变，则是在疾病发生之后，采取亡羊补牢之法，争取早期诊断和治疗，以减缓疾病的发展与传变。早在《内经》中就有许多精辟论述。如《素问·四气调神大论》曰："圣人不治已病治未病，不治已乱治未乱……夫病已成而后药之，乱已成而后治之，譬犹渴而穿井，斗而铸锥，不亦晚乎。"《素问·阴阳应象大论》曰："善治者治皮毛，其次治肌肤，其次救筋脉，其次治六腑，其次治五脏，治五脏者，半死半生也。"《素问·八正神明论》曰："上工救其萌芽……下工救其已成，救其已败。"《灵枢·本神》提出"必顺四时而适寒暑，和喜怒而安居处，节阴阳而调刚柔，如是则邪僻不至，长生久视"。仲景在治未病方面颇有发挥，不仅十分重视对疾病的预防和早期治疗，如在《金匮要略·脏腑经络先后病脉证》中指出："适中经络，未流传脏腑，即医治之；四肢才觉重滞，即导引、吐纳、针灸、膏摩、勿令九窍闭塞……"其提出了"若能养慎""若五脏元真通畅"等预防疾病的观点，而且对未病之脏腑的早期治疗有独特见解，提出了"见肝之病，知肝传脾，当先实脾"的治法。内分泌代谢病多与体质、遗传、环境等因素密切相关，了解这些易感因素并采取积极有效的措施加以防范，对于控制疾病的发生和发展极为重要，与目前现代医学对于某些疾病的"三级预防"措施是相吻合的。如糖尿病的预防可以通过适当运动、合理饮食、关注体重、劳逸适度、情志调养等来预防，即病之后应通过综合治疗，减缓并发症的发生和发展，保持良好的生活质量。

（2）调阴阳：阴阳失调是疾病发生的根本原因，故调阴阳是中医治疗疾病的根本大法。《素问·阴阳应象大论》提出："谨察阴阳所在而调之，以平为期。"调阴阳要在辨证精当的基础上，根据阴阳的偏盛偏衰来制订具体的治疗方法补偏救弊，以达阴平阳秘的理想状态。阴阳失调在内分泌代谢病中的表现十分复杂，需要细加分辨，损其有余，补其不足，常需结合脏腑辨证和体质特点而定。调整阴阳还应了解阴阳互生互用、相互转化的微妙关系，有时需要阴中求阳、阳中求阴、阴阳双补。在组方用药方面，也应注意复方药物的内在关系，以体现平调阴阳的治疗大法。

（3）和脏腑：脏腑功能失调是导致内分泌代谢疾病发生的主要原因，故调和脏腑功能是最常用的治疗大法之一。人体是一个有机整体，脏与脏、脏与腑、腑与腑之间在生理功能上是互相协调和相互为用的，在病理上则相互影响。内分泌代谢病涉及五脏六腑功能的失调，多为多脏腑病变同时存在，因此在调理脏腑功能时，不能单独考虑某一脏腑的某一种生理功能失常，而应注意调理病变所涉及的相关脏腑生理功能及其相互关系，虚补实泻，热清寒温。还应注意分析病势病态，保护未病脏腑，先安未受邪之地，顾护脾胃，充养肾元。在这方面，从仲景著作中可以得到许多启示，如在虚劳治疗中以调补脾肾为主，在治肝之时兼顾实脾。

（4）畅血气：血气流行不居，以畅达为顺。血气冲和，百病不生。在许多内分泌代谢病及其不同的病理阶段，畅达血气是治疗常法。应根据血气不畅的具体原因制订相应的治疗方案，因虚而滞者以补畅之，因郁而滞者以利达之，瘀血为主者逐瘀活血，络脉不畅者主以通络，痰浊阻滞者化痰去浊，积聚者消癥散结，总以气血畅达，恢复其正常生理功能为务。仲景调畅气血重调肝胆、脾胃功能，特色鲜明。

（5）扶正祛邪：正，即正气，系指人体脏腑组织的功能活动、抗病康复能力及机体生命活动的物质基础；邪，即邪气，泛指各种致病因素，如六淫、疫疠、痰饮、宿食、燥屎、瘀血、浊毒等致病因素。扶正是指运用补益药物或其他手段扶助正气以祛除邪气，祛邪则是通过多种治疗手段祛除病邪使邪祛正安，务必损益适度。在具体应用扶正祛邪原则时，要正确判断正邪双方消长与盛衰状况，根据正、邪在矛盾斗争的主次地位，决定扶正与祛邪的主次与先后，使祛邪不伤正，扶正不留邪。如仲景在热盛阴伤病势较急时投大承气汤急下存阴，而在虚劳兼"风气百疾"时则以薯蓣丸扶正为主。在内分泌代谢病中，由于病情复杂，患者多正虚邪滞，常扶正祛邪同用。仲景六经病的治疗虽统一于保胃气、存津液、扶阳气的原则之下，但六经病治法各异，如病在三阳，体质实盛，则祛邪为主；而病在三阴，体质虚弱，则扶正为主。

（6）治病求本：治病必求于本，这是治疗疾病的大法。临证应分析标本之所在，病势之缓急，病证之本质，"善于应用正治与反治"，"治标与治本"之法，因人、因地、因时制宜，以指导具体的施治过程。仲景提出虚实必须异治，表里当分缓急，新久宜有先后，攻邪当随其所得（审因论治），都体现了治病求本的原则。内分泌代谢病病证多复杂多变，常有标本主次的不同，因而在治疗上应有先后缓急的区别。"标"与"本"是一个相对的概念。如以邪正而言，则正气是本，邪气是标；以病因病机和症状而言，则病因病机为本，症状为标；以疾病先后而言，则原发病为本，继发病为标；以新病旧病而言，则旧病为本，新病为标。仲景在《金匮要略·脏腑经络先后病脉证》云："夫病痼疾，加以卒病，当先治其卒病，后乃治其癥疾也",又云:"病有急当救里救表者,何谓也?师曰:病,医下之,续得下利清谷不止,身体疼痛者,急当救里;后身体疼痛,清便自调者,急当救表也"。仲景善用治标与治本的原则还体现在对许多具体病证的治疗中,有许多急则治标、缓则治本、标本兼治的范例。

（7）因势利导:根据病邪所在的部位,因其势而就近引导,使之排出体外,以使正气少受或免受损伤。《素问·阴阳应象大论》云:"其高者,因而越之,其下者,引而竭之;中满者,泻之于内;其有邪者,渍形以为汗;其在皮者,汗而发之;其剽悍者,按而收之;其实者,散而泻之。"仲景在运用因势利导原则方面特色鲜明,如邪在表,治以发汗解表法,投以麻黄汤、桂枝汤、葛根汤等;又如宿食的治法有吐、下之别,在《金匮要略·腹满寒疝宿食病脉证并治》中指出:"脉数而滑者,实也,此有宿食,下之愈,宜大承气汤","宿食在上脘,当吐之,宜瓜蒂散"。再如在治疗水肿病时指出,"诸有水者,腰以下肿,当利小便;腰以上肿,当发汗乃愈"等,对内分泌代谢病的治疗有重要的指导意义。

（二）常用治法

在仲景著述中所体现的治疗方法,内容十分丰富,灵活多样且变化莫测,对内分泌代谢病的治疗有重要的指导意义,试择其要简述如下。

（1）补肾益气法:肾为一身阴阳之根本,为先天之本,是男女生长发育和生殖系统的基本物质基础和功能基础。许多内分泌代谢疾病与禀赋和肾气虚损关系密切,故补肾益气在内分泌代谢病治疗中尤为重要。补肾益气,即是通过补益肾气而治疗肾气亏虚诸证。肾气包括肾阴和肾阳两个方面,故治疗根据具体临床证候,又分为滋补肾阴、温补肾阳、阴阳双补等方面。适用于糖尿病及其多种并发症、腺垂体功能减退症、甲状腺功能减退症及内分泌代谢病导致的性功能障碍,月经不调等病证中属于肾虚者。代表方如阴阳双补之肾气丸、温肾利水之真武汤。

（2）健脾和胃法:脾为后天之本,气血化生之源。内分泌代谢疾病病程长,变化多,其发病及预后常与脾胃功能关系密切。健脾和胃法是仲景治疗慢性虚损性疾患的主要方法,包括益气健脾、和胃降逆、温中健脾、清胃养阴法等,适用于诸多内分泌代谢疾病中表现为脾虚胃弱、中焦失和等证者,如糖尿病胃轻瘫、糖尿病酮症酸中毒、糖尿病抑郁症、甲状腺功能减退症、慢性肾上腺皮质功能减退症、高脂血症等。代表方如小建中汤、理中汤、薯蓣丸、黄芪建中汤、小半夏汤、旋覆代赭汤、白虎加人参汤、竹叶石膏汤等。另外,仲景尚有"见肝之病,知肝传脾,当先实脾",先安未受邪之地的治法。在药物配伍和服药注意事项中,仲景亦常以脾胃为虑,在顾护脾胃和更好地发挥脾运功能以增强药效方面的许多具体做法为后人留下了宝贵的财富,值得借鉴。

（3）调气解郁法:气机畅达是脏腑功能维持正常的基本条件和功能表现;气机失调是许多内分泌代谢病发生及发展变化的重要因素,并可由此导致多种病证。故理气解郁法在治疗内分泌代谢病方面尤为重要。气机失调是指气的升降出入失常而引起的气滞、气陷、气逆、气闭和气脱等病理变化。调气解郁法是以调理气机、解郁行滞为主要目的的治法,适用于糖尿病及其诸多并发症、肥胖症、甲状腺功能亢进症、代谢综合征等辨证属于气机失调者。代表方如四逆散、小柴胡汤、半夏厚朴汤等。治疗中应始终注意恢复肝之疏泄条达之性,同时,心理疏导及许多有益于气机调和的非药物疗法也不应忽略。

（4）清解郁热法:许多内分泌代谢病之郁热证候比较明显,故清解郁热法亦常使用。如代谢综合征、肥胖症、高脂血症、糖尿病、甲状腺功能亢进症等,凡有郁热征象者可用此法。

代表方如栀子豉汤、大柴胡汤、调胃承气汤等。应注意分析形成郁热的原因及病变部位，必要时结合其他治法。

（5）利水化湿法：水液代谢失常出现的水肿、身重、喘满、泄泻等病证，在内分泌代谢病中亦属常见证候。如糖尿病及其多种并发症、甲状腺功能减退症、特发性水肿等。水液的代谢与肺、脾、肾关系最为密切，故在使用利水化湿法的同时应注意辨析病因及病变脏腑，尤以恢复脾的运化功能最为重要。代表方如五苓散、苓桂术甘汤、防己茯苓汤、泽泻汤等。

（6）攻逐水饮法：水气不化，饮邪泛滥，凌心射肺，或停于腹中肠间，多成危重之势。内分泌代谢病在其病变过程中亦常见此，尤其是合并肾病、低蛋白血症、胸腔积液、腹水、心力衰竭、少尿、无尿等情况下屡有发生。攻逐水饮法乃仲景所喜用，治疗内分泌代谢病中有适宜病证者卓有疗效，颇有特色。代表方如十枣汤、葶苈大枣泻肺汤、己椒苈黄丸、甘遂半夏汤。然攻伐之剂，只可暂用，不宜久服，并应注意减毒增效和顾护脾胃。

（7）通腑泻热法：邪热与燥屎互结于内，腑气不通，津液受伤，或虽无燥屎，但热蕴胃肠，或欲从肠道泄解浊毒，均可使用此法，使邪去正安，乃"急则治标"之具体应用。内分泌代谢病诸如糖尿病、代谢综合征、肥胖症、高脂血症等有以上情形者可用此法。代表方如大承气汤、调胃承气汤、小承气汤、麻子仁丸等。使用此法应注意中病即止，不可过用，以免伤正，并应注意善后调理。

（8）清热养阴法：热盛津伤，或阴虚热炽，当用此法。清热养阴与养阴清热乃侧重点不同，但皆以清热、养阴之品配伍。临证应分清虚实证候、主次缓急，有的放矢。清热养阴法在内分泌代谢病中应用甚广，如糖尿病、甲状腺功能亢进症、代谢综合征等，代表方如白虎加人参汤、竹叶石膏汤、百合地黄汤等。使用时常需配合益气之品。

（9）固肠止泻法：脾肾虚损，运化无权，封藏失司，水湿内停，洞泻不止，或久泻不愈，皆可使用此法。内分泌代谢病病程中亦常可见到胃肠功能紊乱而致泄泻不止者，如糖尿病合并自主神经病变等，方如桃花汤、赤石脂禹余粮汤。应用该法，应辨证明确，涩收之法不宜久用，标本兼顾，方为上策。

（10）消癥散结法：气血运行不畅，痰瘀内阻，皆可形成癥瘕积聚，治宜消癥散结。内分泌代谢病如甲状腺功能亢进症、糖尿病肾病、糖尿病血管病变等常有此证。代表方如桂枝茯苓丸。使用该法应注意审因、审证论治，必要时酌加夏枯草、贝母、玄参、穿山甲、皂刺、威灵仙、昆布、海藻等，亦可配合其他治法。

（11）宣痹通阳法：阳微阴弦，痰浊郁痹，胸阳不振，仲景善用宣痹通阳法。在内分泌代谢病中，因病情复杂，缠绵难愈，变证风起，常有胸闷、胸痛等证，此法亦属常用。如糖尿病性心脏病、代谢综合征、高脂血症及多种疾病引发的心肺功能障碍，皆在可使用之列。代表方如瓜蒌薤白白酒汤、枳实薤白桂枝汤、瓜蒌薤白半夏汤。

（12）疏邪解表法：内分泌代谢疾病常由外感诱发，或因外感加重，由于免疫功能紊乱，机体抗病力减弱，许多患者常反复出现上呼吸道感染或类似"感冒"症状，故疏邪解表法亦为常用之法。代表方如麻黄汤、桂枝汤、小柴胡汤、小青龙汤、桂枝麻黄各半汤、柴胡桂枝汤等。应用时当充分考虑患者的体质因素和节气时令变化，分析正邪力量对比，必要时合用益气、养阴、养血等法。

（13）活血通络法：多种因素可导致气血失和，血脉不通，络脉瘀阻，血流不畅，故活血通络法在临床应用甚广。内分泌代谢疾病伴有血瘀证候者比比皆是，可出现在不同的病理阶段。活血通络法不仅可以有效地改善患者病理状态，使相关症状、体征趋向好转，而且能减缓病情进展，使其他治法发挥更好的作用。代表方如黄芪桂枝五物汤、当归芍药散、抵当汤、下瘀血汤、大黄䗪虫丸、当归四逆汤等。使用本法，常与理气、益气、养阴、化痰、散寒、清热等法相伍，有协同作用。

（14）清热解毒法：外感风热毒邪，或寒郁化热，或病阻热结，或湿热蕴毒，皆可出现热毒证候，故清热解毒法为临床所常用。在内分泌代谢病中，热毒内蕴亦常可见到，如在合并上呼吸道感染及多种感染时皆可考虑应用。如糖尿病合并肺部感染、糖尿病足感染、高脂血症、代谢综合征等证属热毒炽盛者。代表方如大黄黄连泻心汤、大黄牡丹汤、白虎汤等。应用时常配合理气、活血、解表化湿等法。具体应用亦可酌情配合或合用后世有关方剂。

（15）祛痰化浊法：痰为百病之源，与气血津液和脏腑代谢的失常密切相关。痰浊为患，表现各异，故有怪病多责之于痰之说。许多内分泌代谢病中皆可见痰浊证候，如高脂血症、代谢综合征、甲状腺功能亢进症、糖尿病及其多种并发症等，凡有痰浊内蕴者皆可使用，代表方如硝石矾石散、小陷胸汤、瓜蒌薤白半夏汤等。

（16）辛开苦降法：是张仲景所创立的治疗寒热错杂痞证的有效治疗方法，仲景认为，心下痞的特点是"但满而不痛"。一般认为，心下痞的病机为脾胃升降失常，寒热错杂于中。治宜寒温并用，辛开苦降，攻补兼施，阴阳并调。代表方如半夏泻心汤等。内分泌代谢病中有胃肠功能紊乱者常用此法，屡用屡验。在糖尿病酮症酸中毒、糖尿病胃轻瘫及诸多疾病中皆可使用此法。辛开苦降法是仲景提出的一种治疗思路，其创立的许多方剂中均含有此意，须用心揣摩，以使这一治法更好地应用于临床。

（17）调和阴阳法：阴阳失调是疾病发生的根本原因，故调和阴阳应视为中医治疗疾病的根本大法，并由此衍生出许多具体治法。将调和阴阳作为一种具体治疗方法，是指临床所见的证候复杂，寒热错杂，虚实互见，或寒热往来，发作有时，用以上诸法无法取效，可用此法。内分泌代谢病如糖尿病、更年期综合征等常见此证。代表方如乌梅丸、小柴胡汤等。

（18）养心安神法：心为五脏六腑之大主，主血脉，主神志，与其他脏腑病变互为影响。心神不宁、虚烦不寐为临床常见之证。内分泌代谢病中如糖尿病、甲状腺功能亢进症、代谢综合征等亦常有此证，治宜养心安神。代表方如酸枣仁汤、甘麦大枣汤等。

（19）交通心肾法：此法为心火炎上、肾水不足证而设。心肾不交，症见心中烦，不得卧，口干舌燥，舌红少苔，脉沉细数等阴虚火旺之象。内分泌代谢病如糖尿病、甲状腺功能亢进症、代谢综合征等常可见到此证候。治当泻心火，滋肾阴，交通心肾。代表方如黄连阿胶汤等。

（20）回阳救逆法：仲景此法为治疗少阴寒化证阴盛阳衰而设，症见四肢厥冷、但欲寐、脉沉甚或脉微欲绝之危重证候。多种内分泌代谢病但见上述证候可使用此法，如糖尿病多种并发症、甲状腺功能亢进症、甲状腺功能减退症、慢性肾上腺皮质功能减退症等。代表方如四逆汤、通脉四逆汤、白通汤等。病情危重，病势较急，当处之果断，一般采用中西药并用，配合现代医学抢救措施。

（王冰梅）

第二章　甲状腺疾病

第一节　甲状腺功能亢进症

甲状腺功能亢进症（hyperthyroidism，简称甲亢）系指由多种病因导致体内 TH 分泌过多，引起以神经、循环、消化等系统兴奋性增高和代谢亢进为主要表现的一组疾病的总称，故通常所指的甲状腺功能亢进症是一种临床综合征，而非具体的疾病。甲状腺功能亢进症病因较复杂，是内分泌系统的常见疾病，发病率约为 0.5%。随着人们生活和工作节奏的不断加快，甲状腺功能亢进症的发病率也在增高。

在临床上以弥漫性毒性甲状腺肿伴甲状腺功能亢进（Graves 病，GD）最常见，约占所有甲状腺功能亢进症患者的 85%，其次为结节性甲状腺肿伴甲状腺功能亢进和亚急性甲状腺炎伴甲状腺功能亢进。其他少见的病因有碘甲亢、垂体性甲亢（TSH 瘤），个别滤泡状甲状腺癌具有产生和分泌 TH 的功能，亦可引起甲状腺功能亢进症。本节主要讨论 Graves 病。

甲状腺功能亢进症属于中医学"瘿病"范畴，根据症状又可归于"心悸"范畴等。

一、临床诊断要点与鉴别诊断

（一）诊断标准

诊断的程序是：①甲状腺毒症的诊断：测定血清 TSH、TT_4、TT_3、FT_3、FT_4 的水平；②确定甲状腺毒症是否来源于甲状腺的功能亢进；③确定甲状腺功能亢进症的原因，如 GD、结节性毒性甲状腺肿、甲状腺自主高功能腺瘤等。

甲状腺功能亢进症的诊断：①高代谢症状和体征（如畏热、多汗、多食易饥、体重减轻、乏力、心悸、便次增加。并发甲状腺功能亢进性心脏病时出现心房纤颤等心律失常，甚至心脏扩大和心力衰竭等）。②甲状腺肿大。③血清 TT_4、FT_4 增高，TSH 降低。具备以上 3 项诊断即可成立。应注意的是，淡漠型甲状腺功能亢进症的高代谢症状不明显，仅表现为消瘦或心房纤颤，尤其在老年患者；少数患者无甲状腺肿大；T_3 型甲状腺功能亢进症仅有血清 TT_3 增高。

GD 的诊断：①甲状腺功能亢进症诊断确立；②甲状腺弥漫性肿大（触诊或超声证实），少数病例可以无甲状腺肿大；③眼球突出和其他浸润性眼征；④胫前黏液性水肿；⑤TRAb、

TSAb、TPOAb 阳性。以上诊断标准中，①、②、⑤项为诊断必备条件，③、④项为诊断辅助条件。

（二）鉴别诊断

本病须与下列疾病做出鉴别：

1. 单纯性甲状腺肿

单纯性甲状腺肿除甲状腺肿大外，并无上述症状和体征。虽然有时 ^{131}I 摄取率增高，T_3 抑制试验大多显示可抑制性。血清 T_3，rT_3 均正常。

2. 神经症

神经症多由情志因素诱发，症状较多但无甲状腺功能亢进症特有体征，且辅助检查无异常。

3. 自主性高功能性甲状腺结节

扫描时放射性集中于结节处，而结节外放射性降低。经 TSH 刺激后重复扫描，可见结节外放射性较前增高。

4. 其他

结核病和风湿病常有低热、多汗、心动过速等。以腹泻为主要表现者常被误诊为慢性结肠炎。老年甲状腺功能亢进症的表现多不典型，常有淡漠、厌食、明显消瘦，容易被误诊为癌症。单侧浸润性突眼需与眶内和颅底肿瘤鉴别。甲状腺功能亢进症伴有肌病者，需与家族性周期麻痹和重症肌无力鉴别。

二、中医辨病诊断

（一）诊断依据

中医诊断：参照《实用中医内科学》（方药中等主编，上海科学技术出版社，1984）。
（1）颈前结块肿大。
（2）瘿块较大时，可压迫气管出现胸闷、发憋、咳嗽。或伴有明显的阴虚火旺症状，如出现低热、汗多、心悸、多食易饥，眼突，手颤，面赤，脉数。
（3）本病多见于女性。

（二）类证鉴别

1. 瘰疬

鉴别的要点一是患病的具体部位，二是肿块的性质。瘿病的肿块在颈部正前方，肿块一般较大。如《外台秘要·瘿病》说："瘿病喜当颈下，当中央不偏两旁也。"而瘰疬的患病部位是在颈项的两侧，肿块一般较小，每个约胡豆大，个数多少不等。《外科正宗·瘰疬论》描述说："瘰疬者，累累如贯珠，连结三五枚。"

2. 消渴病

消渴病为瘿病中阴虚火旺的证型，常表现为多食易饥的症状，应注意和消渴病相鉴别。消渴病以多饮、多食、多尿为主要临床表现，三消的症状常同时出现，尿中常有甜味，但颈部无肿块。瘿病的多食易饥虽类似中消，但不合并多饮、多尿，以颈部有瘿肿为主要特征，且伴有比较明显的烦热、心悸、急躁易怒、眼突、脉数等症状。

三、审析病因病机

1. 情志内伤

由于长期忿郁恼怒或忧思郁虑，使气机郁滞、肝气失于条达。津液的正常循行及输布均有赖气的统帅。气机郁滞，则津液易于凝聚成痰。气滞痰凝，壅结颈前，则形成瘿病。其消长常与情志有关。痰气凝滞日久，使气血的运行也受到障碍而产生血行瘀滞，则可致瘿肿较硬或有结节。

2. 饮食及水土失宜

饮食失调，或居住在高山地区，水土失宜，一则影响脾胃的功能，使脾失健运，不能运化水湿，聚而生痰；二则影响气血的正常运行，痰气瘀结颈前则发为瘿病。在古代瘿病的分类名称中即有泥瘿、土瘿之名。

3. 体质因素

妇女的经、孕、产、乳等生理特点与肝经气血有密切关系，遇有情志、饮食等致病因素，常引起气郁痰结、气滞血瘀及肝郁化火等病理变化，故女性易患瘿病。另外，素体阴虚之人，痰气郁结之后易于化火，更加伤阴，易使病情缠绵。

由上可知，长期忿郁恼怒或忧思郁结，使气机郁滞、肝气失于条达，导致气滞痰凝壅结颈前，是瘿病的基本病理，日久引起血脉瘀阻，以致气、痰、瘀三者合而为患。部分病例，由于痰气郁结化火，火热耗伤阴津，而导致阴虚火旺的病理变化，其中尤以肝、心两脏阴虚火旺的病变更为突出。

瘿病初起多实，病久则由实致虚，尤以阴虚、气虚为主，以致成为虚实夹杂之证。

四、明确辨证要点

1. 辨证候之虚实

瘿病以气、痰、瘀壅结颈前为主要病机，所以一般属于实证，其中应着重辨明有无血瘀。病程久后，由实致虚，常出现阴虚、气虚的病变及相应的症状，其中以心、肝阴虚尤为多见，从而成为虚实夹杂的证候。

2. 辨火热之有无

瘿病日久每易郁而化火，应综合症状和舌脉辨别其有无火热，若有，则应辨别火热的程度。

五、确立治疗方略

1. 瘿病之治，首重疏肝化痰

本病以"肝郁痰阻"为病机之要，从肝论治收效颇著。《诸病源候论》说："瘿者，由忧恚气结所生。"肝为风木之脏，内寄相火，以血为本，以气为用。甲状腺功能亢进症发生之原由，多因长期忧郁、思虑或猝暴悲怒而致肝郁气滞，肝气犯脾，脾运失司，津液不归正化而凝聚成痰、痰气交阻壅于颈前则为瘿肿。瘿气不消与瘀血相搏则瘿肿而硬或有结节，肝气郁久化火，肝阳上亢。治疗之时，首当疏肝化痰，本法以《内经》"木郁达之，结者散之"而立。

2. 虚实兼顾，佐以益气养阴

肝气不舒，肝郁化火，易耗损精气，致正气亏虚，肾水不足，虚火内生，气阴两亏，变生诸症。心阴亏损，心神不宁则心烦不寐，心悸易惊；肝肾阴虚，水不涵木，化火动风则头晕目眩，目突手抖；肝火旺盛，灼伤胃阴，阴虚则热，热则消谷善饥；脾气亏虚，气血生化乏源，则见消瘦乏力；热灼津液，凝聚成痰，痰与瘀壅结于颈前则为瘿肿。

3. 情志疏导，贯彻治疗始终

甲状腺功能亢进症多由七情内伤所致，现代人大多数被压力包围着，包括学习、就业、工作、生活各方面的压力无处不在。《济生方》说："瘿病者，多由喜怒不节，忧思过度，而成斯焉。"因此，治疗本病时应该注重情志调节，对患者进行心理疏导。只有消除患者的心理负担，保持其心情舒畅，才能取得显著的临床疗效。

六、辨证论治

1. 肝火炽盛证

（1）抓主症：性情急躁易怒，口苦，烦热，容易出汗。

（2）察次症：颈前轻度或中度肿大，一般柔软、光滑，眼球突出，手指颤抖，面部烘热。

（3）审舌脉：舌质红，苔薄黄，脉弦数。

（4）择治法：清肝泻火。

（5）选方用药思路：本证为肝火炽盛，故方药选用龙胆泻肝汤加减。方中龙胆草大苦大寒，既能清利肝胆实火，又能清利肝经湿热，故为君药。黄芩、栀子苦寒泻火，燥湿清热为臣药。泽泻、木通、车前子渗湿泄热，导热下行；实火所伤，损伤阴血，当归、生地养血滋阴，邪去而不伤阴血，共为佐药。柴胡舒畅肝经之气，引诸药归肝经；甘草调和诸药，共为佐使药。

（6）据兼症化裁：风阳内盛，手指颤抖者，加石决明、钩藤、白蒺藜、牡蛎平肝熄风；兼见胃热内盛而见多食易饥者，加生石膏清泻胃热。

2. 心肝阴虚证

（1）抓主症：心悸不宁，心烦少寐，眼干，目眩。

（2）察次症：颈前略肿，质软，病起缓慢，易出汗，手指颤动，倦怠乏力，

（3）审舌脉：舌质红，少苔，脉弦细数。

（4）择治法：滋养阴精，宁心柔肝。

（5）选方用药思路：本证为心肝阴虚，故方药选用天王补心丹加减。方中重用甘寒之生地黄，入心能养血，入肾能滋阴，故能滋阴养血，壮水以制虚火，为君药。天冬、麦冬滋阴清热，酸枣仁、柏子仁养心安神，当归补血润燥，共助生地滋阴补血，并养心安神，俱为臣药。玄参滋阴降火；茯苓、远志养心安神；人参补气以生血，并能安神益智；五味子之酸以敛心气，安心神；丹参清心活血，合补血药使补而不滞，则心血易生；朱砂镇心安神，以治其标，以上共为佐药。桔梗为舟楫，载药上行以使药力缓留于上部心经，为使药。

（6）据兼症化裁：肝阴亏虚、肝经不和而见胁痛隐隐者，可一贯煎加枸杞子、川楝子养肝疏肝；虚风内动，手指及舌体颤动者，加钩藤、白蒺藜、白芍药平肝熄风；脾胃运化失调致大便稀溏，便次增加者，加白术、薏苡仁、淮山药、麦芽健运脾胃；肾阴亏虚而见耳鸣、腰酸膝软者，酌加龟板、桑寄生、牛膝、菟丝子滋补肾阴；病久正气伤耗、精血不足而见消瘦乏力，妇女月经少或经闭，男子阳痿者，可酌加黄芪、山茱萸、熟地黄、枸杞子、制首乌

等补益正气、滋养精血。

3. 心肾阴虚证

（1）抓主症：心悸体倦、腰膝酸软。

（2）察次症：颈前正中肿大，双眼凸出明显，双手频抖，失眠多梦，消瘦。

（3）审舌脉：舌红，少苔，脉细数。

（4）择治法：滋补心肾。

（5）选方用药思路：本证为心肾阴虚，故方药选用知柏地黄汤合朱砂安神丸加减。方中知母、黄柏滋阴降火；熟地黄滋补阴精；朱砂甘寒质重，专入心经，寒能清热，重可镇怯，既能重镇安神，又可清心火，治标之中兼能治本；黄连苦寒，入心经，清心泻火，以除烦热，生地黄之甘苦寒；以滋阴清热；当归之辛甘温润，以补血，合生地黄滋补阴血以养心；甘草调药和中，以防黄连之苦寒、朱砂之质重碍胃。

（6）据兼症化裁：眼球突出、视物不清者加青葙子、草决明、车前子；腰膝酸软者加牛膝；少经闭经加何首乌、益母草。

4. 肝肾阴虚证

（1）抓主症：面赤烦躁易怒，手颤，腰膝酸软。

（2）察次症：颈前肿大，双眼突出，头晕眼花，健忘，消瘦，消谷善饥。

（3）审舌脉：舌红少苔，脉细数。

（4）择治法：滋补肝肾、育阴潜阳。

（5）选方用药思路：本证为肝肾阴虚，故方药选用三甲复脉汤加减。方中以生地黄、白芍滋水涵木、柔肝濡筋，鳖甲、龟板、牡蛎滋阴潜阳、重镇熄风，炙甘草调和诸药，使真阴得复、浮阳得潜，则虚风自息。

（6）据兼症化裁：结块较硬及有结节者，可酌加三棱、莪术、露蜂房、丹参等，以增强活血软坚，消瘿散结的作用；胸闷不舒加郁金、香附理气开郁；郁久化火而见烦热，舌红苔黄，脉数者，加夏枯草、牡丹皮、玄参以清热泻火。

七、中成药选用

（1）夏枯草片：适用于肝火炽盛证；组成：夏枯草；用法：口服，每次4片，每日2次。

（2）龙胆泻肝丸：适用于肝火炽盛证；组成：龙胆草、黄芩、栀子、泽泻、木通、车前子、当归、生地、柴胡、甘草等。用法：口服，每次1丸，每日2次。

（3）川黄口服液：适用于肝肾阴虚证；组成：丹参、当归、制何首乌、枸杞子、党参、黄芪、蕲蛇、川芎、杜仲、蛤蚧、海龙。用法：口服，每次10ml，每日3次。

八、单方验方

（1）黄药子、生大黄、全蝎、僵蚕、土鳖虫、蚤休、明矾、蜈蚣，共为细末，用醋、酒各半调敷，保持湿润，每剂药可用3日，7日为1个疗程。

（2）炒酸枣仁、百合、莲子心，加水煮沸5～8分钟后饮用。功效：适用于甲状腺功能亢进症患者阴虚火旺、心烦不寐者。

（3）治甲状腺功能亢进症性突眼方：熟地黄、当归、枸杞子、羌活、泽泻。每日1剂，连服2～6个月。

（4）佛手粥：佛手、海藻、粳米，红糖适量。将佛手、海藻用适量水煎汁去渣后，再加入粳米、红糖煮成粥即成。每日1剂，连服10～15日，能够疏肝清热，调整情绪。

（5）昆布海藻饮：昆布、海藻、牡蛎用水煎汁。每日1次，连服数日，能疏肝清热，理气解郁。

（6）青柿子、蜂蜜适量。青柿子去柄洗净，捣烂并绞成汁，放锅中煎煮浓缩至黏稠，再加入蜂蜜1倍，继续煎至黏稠时，离火冷却、装配备用。每日2次，每次1汤匙，以沸水冲服，连服10～15日。以清热泻火为主，用于烦躁不安、性急易怒、面部烘热者。

九、中医特色技术

1. 体针
取穴以少阳、阳明经穴为主，毫针刺，用平补平泻法。
常用穴位：合谷、足三里、天突、天容、间使、三阴交、气瘿、颈3～5夹脊穴。
备用穴位：阴郄、复溜、太冲、神门、风池、攒竹、四白、内关。

2. 耳针
取穴神门、皮质下、内分泌、甲状腺、平喘、心、脾、脑点。
每日治疗1次，留针30min，每隔5～10min捻针1次，不仅能使血中T_3、T_4下降，而且血中cAMP的含量亦下降，不仅有较好的近期疗效，而且远期疗效也甚为满意。

十、预防调护

1. 未病先预防
情志因素在甲状腺功能亢进症的发病中具有重要的作用。预防甲状腺功能亢进症，我们在日常生活中首先应保持精神愉快，心情舒畅。此外合理饮食，避免刺激性食物，同样是重要的预防措施。同时作息时间规律，劳逸结合，增强体质，提高自身的免疫力和抗病能力等都非常重要。

2. 早期防病变
防病于未然，是最理想的预防。但若甲状腺功能亢进症已发生，则应早期确诊治疗，以防止本病的转变，即防止病情发展加重和并发症的发生，要根据甲状腺功能亢进症并发症发生的规律，采取预防性措施，防止并发症的发生，控制疾病的转变。

3. 愈后防复发
初愈阶段，药物、饮食、精神等要综合调理，并要定期检查，认真监控，是病后防止复发的重要措施。良好的生活习惯，有规律的学习工作，保持平衡的心态，避免强烈精神创伤，防止感染等应激状态，可有效防治甲状腺功能亢进症的复发。

十一、各家发挥

（一）从脏腑论治

1. 从肝论治
段富津教授认为过怒致瘿，《素问·阴阳应象大论》指出："肝在志为怒，怒伤肝。"肝主疏泄，以气为用。长期恼怒则肝气郁结，疏泄不利，水液输布失司，凝聚成痰。气能行血，若气机阻滞，血行不畅，则瘀血内停，痰气与瘀血相搏而发瘿病。患者常见颈前喉结两旁肿大，急躁易怒，胁肋处隐痛的初期，由于患者长期恼怒，郁闷不欢以致肝气郁结，而肝气郁久易于化火，肝火上炎常伴随烦躁易怒、口干口苦、目赤等症，故临证时应疏肝理气，清肝泻火。段老临证时常用柴胡疏肝散加减。常加黄芩、夏枯草、牡丹皮、连翘等以疏肝理气，清肝泻火。若肝火上扰，扰乱心神，出现心悸、心烦、失眠等症，常加龙骨、牡蛎等以重镇安神，加酸枣仁、柏子仁等以养心安神。段老强调，气郁化火伤阴者，应配伍滋阴之品，如沙参、麦冬、石斛等。

2. 从脾论治

段富津教授认为过思致瘿，《素问·阴阳应象大论》指出："脾在志为思，思伤脾。"《素问·举痛论》云："思则心有所存，神有所归，正气留而不行，故气结矣。"脾主运化，为生痰之源。思虑过久，耗伤气血，劳伤心脾，导致脾气虚弱，不能运化水湿，湿聚成痰，痰浊结聚于颈部而发瘿病。患者常见颈前部肿大有结块，按之较硬或有结节，咽中时有痰涎，胸闷不舒，舌质淡红，苔白或腻，脉弦滑。患者常伴随情绪忧伤悲痛、咳嗽、吞咽不利等证，常用理气化痰、散结消瘿之法，以半夏厚朴汤合消瘰丸加减。若咳嗽、胸闷明显者，常加蜜紫菀、百部、瓜蒌以止咳化痰、理气宽胸。若气滞明显者，常加柴胡、酒芍、郁金、香附等以疏肝理气。思虑过度致脾失健运，脾土虚弱，易受肝木乘之，段老常以逍遥散加减以疏肝理气健脾。段老强调，临证时应辨别肝郁与脾虚之轻重缓急。若纳差、乏力、便溏等脾虚明显者，应加大健脾药用量，重用白术、茯苓。若烦躁易怒，肝郁之象明显者，应重用柴胡、酒芍以合肝性。

（二）从情志论治

马建教授认为甲状腺功能亢进症的发病与情志因素密切相关，还与遗传、环境因素相关，并对其发病机制有着深入的研究，认为这是一种自身免疫性疾病，早期甲状腺功能亢进症患者多属于心肝火旺型，治以清泻肝火、软坚散结，随着患者病情发展，逐渐转变为痰凝血瘀型，治以祛瘀化痰，后期多发展为气阴两虚型，治以益气养阴。治疗过程中灵活运用含碘量较少的夏枯草、玄参、贝母和香附等药，辨证分析后给予最佳的治疗方案。

（三）从"实"论治

1. 从"痰"论治

卢芳教授将甲亢初起辨病为痰气郁结型，患者多见喉中不适，如物阻塞，精神抑郁，情绪不宁，善太息，胸胁胀痛，痛无定处，脘闷嗳气，腹胀，大便痛泄，女子月事不行，舌苔薄腻，脉弦。分析：肝郁乘脾，脾运不健，生湿聚痰，痰气郁结颈部则肿块渐起。情志所伤，肝失条达，故精神抑郁，情绪不宁。厥阴肝经循少腹，挟胃，布于胸胁，因肝气郁滞，气机不畅，气滞血瘀，肝络失和，故见胸闷、胁痛、腹胀，以及女子月事不行等症。肝气犯胃，胃失和降，故脘闷嗳气，呕吐。肝气乘脾，则腹胀，大便痛泻。舌苔薄腻，脉弦为肝胃不和之象。治法：理气化痰消瘿。选方：柴胡疏肝散加减。本病初起，多属情志所伤，气分郁结。其表现抑郁不畅，精神不振，胸闷胁痛，善太息，治以疏肝理气为主。正如《医方论·越鞠丸》中说："凡郁病必先气病，气得疏通，郁于何有？"因此，早期疏通气机，对防止病情发展具有重要意义。若迁延失治，影响脾脏则致脾虚痰阻，以理气化痰软坚方法治之。

2. 从"火"论治

路志正强调将甲状腺功能亢进症的治疗分为早、中、后三期：早期多为肝经火旺，治以清肝泻火、理气解郁，方用龙胆泻肝汤或者逍遥散加减；中期发展为气阴两虚，治以益气养阴配合软坚散结，方用生脉散加减；后期的病机复杂，虚实相兼，治疗上宜分清标本轻重缓急而兼顾正邪两面，治以健脾补肾、化痰祛瘀散结，方选参苓白术散加减。

（四）从"虚"论治

段富津教授认为甲亢日久，患者渐出现阴虚症状，主要为气阴两虚证，患者常见颈前部肿大、倦怠乏力、心烦不舒、心悸气短、眠差多梦、常自汗或盗汗出，舌红少苔，脉细数。段老认为，此证多见于瘿病的后期，常用生脉散加减以益气养阴。若肝阴亏虚者，常加枸杞、沙参、郁金等以养阴疏肝；肾阴虚者，常加熟地黄、山药、山茱萸等以滋阴补肾；虚风内扰出现肢体颤动者，常加钩藤、白芍等以平肝熄风。此外，段老强调瘿病之患常有抑郁，故在临证时需嘱患者放松心情，多沟通交流，参加积极有益的活动，以调达情志，移情易性，缓解病情。

（王冰梅）

第二节　甲状腺功能减退症

甲状腺功能减退症（hypothyroidism，简称甲减）是甲状腺激素合成或分泌不足引起的，以畏寒、少汗、精神萎靡、肌肉无力、嗜睡、性功能减退等为主要临床表现的疾病。其最严重的表现为黏液性水肿。其症状表现视起病年龄、病程长短及病情严重程度而有不同。如功能减退起于胎儿期或出生不久的新生儿，称为呆小症；如功能减退始于发育前儿童期，称为幼年甲状腺功能减退症；如功能减退始于成人期，称为成人甲状腺功能减退。病情严重者，由于皮肤被黏蛋白和黏多糖浸润，产生特征性的非凹陷性水肿，称为黏液性水肿。"甲状腺功能减退症"可发生于各年龄阶段，老年人中亦不少见。本病多见于女性，一般以 20～50 岁为多。男、女发病比例为 1∶4.5。

甲状腺功能减退症在中医学中无专门病名，基于甲状腺功能减退症临床主要表现为元气亏乏，气血不足，脏腑受损的症状，故大多学者主张应归属于中医学"虚劳"的范畴，但也有学者认为甲状腺功能减退症由甲状腺功能亢进症行甲状腺次全切除或进行碘治疗后所导致，当属于"虚损"之列。究中医经典之病名，有的学者则认为甲状腺功能减退症与《素问·奇病论》之"肾风"，以及《灵枢·水胀》之"肤胀"相似，盖肾风者"有病庞然如有水状"。"肤胀者，寒气客皮肤之间，瞀然不坚，腹大，身尽肿，皮厚"，皆颇似黏液性水肿之状。近来有不少学者认为本病应归属于中医"瘿劳"范畴。

一、临床诊断要点与鉴别诊断

（一）诊断标准

1. 病史

原发性甲状腺功能减退症多数系自身免疫性甲状腺炎、甲状腺放射性碘治疗或甲状腺手术导致。

2. 症状

（1）一般症状：汗出减少，怕冷，精神萎靡，疲乏，嗜睡，智力减退，食欲不振，体重增加，大便秘结等。

（2）特征性症状

1）黏液性水肿面容：表情淡漠、呆板，面色苍白，面颊及眼睑虚肿，鼻及唇增厚，头发稀疏、脆弱易折而无光泽，睫毛及眉毛脱落，舌大而发音不清，言语缓慢，音调低。

2）皮肤：皮肤苍白或蜡黄、粗糙、冰凉、干而厚，多脱屑，尤以手、臂、腿为明显，有非凹陷性水肿，至疾病后期出现凹陷性水肿。指甲生长缓慢，厚脆，表面常有皱纹。腋毛及阴毛脱落。

3）昏迷：为黏液性水肿最严重的表现，多见于老年长期未接受治疗者，大多在冬季寒冷时发病，受寒及感染是最常见诱因，其他如创伤、手术、麻醉、使用镇静剂均可促发本症。

4）肌肉与骨骼：肌肉松弛无力，主要累及肩、背部肌肉。腹背肌肉及腓肠肌，可因痉挛而疼痛。关节也常疼痛，骨质密度增高。

（3）各系统的功能改变

1）消化系统：厌食、便秘、腹胀、腹痛，甚至发生巨结肠症及麻痹性肠梗阻，半数患者有胃酸缺乏。

2）心血管系统：心率过缓，心音低弱或心律不齐，血压较低或正常，也可增高。久病者易并发动脉粥样硬化而发生心绞痛，尤在应用甲状腺激素治疗后易诱发。

3）神经系统：精神迟钝，嗜睡，理解力及记忆力减退，有时可发生妄想、幻觉、抑郁或躁狂。严重者呈木僵、痴呆、昏睡。视觉、听觉、嗅觉及触觉减退，耳鸣，眩晕，晕厥，头疼，癫痫，手足有发麻、刺痛、灼热感。

4）内分泌系统：久病者肾上腺功能减退，17-羟皮质类固醇、17-酮类固醇及儿茶酚胺排出量降低，对胰岛素颇敏感。

5）生殖系统：患者性欲减退，男性阳痿，女性月经失调，月经过多甚至血崩，久病可闭经，受孕者易流产。

3. 体格检查

典型患者可有表情呆滞，反应迟钝，声音嘶哑，听力障碍，面色苍白，颜面和（或）眼睑水肿，唇厚舌大，常有齿痕，皮肤干燥、粗糙、脱皮屑，皮肤温度低，水肿，手脚掌皮肤可呈姜黄色，毛发稀疏干燥，跟腱反射时间延长，脉率缓慢，少数病例可出现胫前黏液性水肿。本病累及心脏可以出现心包积液和心力衰竭。重症患者可以发生黏液性水肿昏迷。

4. 实验室检查

甲状腺功能减退症的诊断除临床症状和体征外，主要依靠实验室诊断。一般表现为 T_3、T_4 降低，TSH 增高。血清 T_3 变异较大，有些患者可在正常范围内。亚临床型甲状腺功能减退症患者的临床表现不明显，实验室检查仅见 TSH 增高。

（1）直接依据

1）血清总 T_4 测定在临床型甲状腺功能减退症或黏液性水肿中常低于 39nmol/L（3μg/dl）。血清 T_3 测定，轻症患者可在正常范围，重症患者可以降低，部分临床无症状或症状不明显的亚临床甲状腺功能减退症患者血清 T_3、T_4 均正常。因此 T_4 降低而 T_3 正常可视为早期诊断甲状腺功能减退症的指标之一。

2）血浆蛋白结合碘（简称 PBI）：甲状腺功能减退症患者 PBI 测定低于正常水平。

3）甲状腺吸碘率明显低于正常，常为扁平曲线，而尿中碘排泄量增大。

4）血清促甲状腺激素（TSH）测定：其正常值为 0～4mIu/L（0～4μIu/ml），以 10mIu/L（10μIu/ml）为高限。本病因甲状腺本身被破坏引起者，TSH 显著增高，常大于 20mIu/L（20μIu/ml）。

5）促甲状腺激素（TSH）兴奋试验：了解甲状腺对 TSH 刺激的反应。如用 TSH 后，摄碘率不升高，提示病变在甲状腺。

（2）间接依据

1）红细胞及血红蛋白减少：常呈轻、中度贫血，低血红蛋白、小红细胞型、大红细胞型三者均可发生。

2）跟腱反射时间延长：常大于 360ms。严重者可达 500～600ms。

3）基础代谢率低：在 35%～45%，甚至达 70%。

4）血胆固醇增高：大于 9.1mmol/L（350mg/dl）。

5）血胡萝卜素增高。

6）磷酸肌酸激酶（CPK）、乳酸脱氧酶（LDH）增高，17-酮类固醇、17-羟皮质类固醇降低。

7）心电图示低电压，窦性心动过缓，T 波倒置或低平，偶有 P-R 间期延长及 QRS 波时间增加。

8）X 线检查：X 线片上骨骼的特征提示成骨中心出现成长迟缓，骨骺与骨干的愈合延迟，成骨中心骨化不均匀，呈斑点状。

（二）鉴别诊断

黏液性水肿典型病例诊断不难，但早期轻症及不典型者常易与贫血、肥胖、水肿、肾病综合征、低代谢率综合征、月经紊乱、垂体前叶功能减退症混淆，需做有关的甲状腺功能测定，以资鉴别。

1. 慢性肾炎（水肿型）及肾病综合征

黏液性水肿及肾炎均有脑力及体力活动缓慢，皮肤苍白水肿，食欲减退，心脏扩大，高血压，贫血，血胆固醇高，血清蛋白结合碘减少及基础代谢率减低等表现。但肾炎患者往往有急性发作史，水肿呈凹陷性，可有视网膜渗出及出血，尿镜检变化较明显，除蛋白质外，尚有红细胞及管型，肾功能减低较明显，血蛋白质含量减低，酸中毒等。

2. 贫血

贫血患者皮肤苍黄，胃酸缺乏，黏液性水肿患者亦可伴有贫血，但后者对冷的感知更为明显，脑力及体力活动迟钝，并有发音改变，脱发，高胆固醇症，低蛋白结合碘，甲状腺吸 ^{131}I 率降低等可以帮助鉴别。

3. 蝶鞍增大

本病应与垂体瘤相鉴别。原发性甲状腺功能减退症时促甲状腺激素释放激素分泌增加可以导致高泌乳素血症、蝶鞍增大，酷似垂体催乳素瘤，可行垂体磁共振鉴别。

4. 心包积液

心包积液需与其他原因的心包积液鉴别。

5. 低 T_3 综合征

低 T_3 综合征也称为甲状腺功能正常的病态综合征（ESS），指非甲状腺疾病原因引起的血中 T_3 降低的综合征。严重的全身性疾病、创伤和心理疾病等都可导致血甲状腺激素水平的改变，它反映了机体内分泌系统对疾病的适应性反应。主要表现在血清 TT_3、FT_3 水平降低，血清 rT_3 增高，血清 T_4、TSH 水平正常。疾病的严重程度一般与 T_3 降低的程度相关，疾病危重时也可出现 T_4 水平降低。ESS 的发生，一方面是由于 5′脱碘酶的活性被抑制，在外周组织中 T_4 向 T_3 转换减少，所以 T_3 水平降低；另一方面是 T_4 的内环脱碘酶被激活，T_4 转换为 rT_3 增加，故血清 rT_3 增高。

二、中医辨病诊断

（一）诊断依据

1. 病史

根据瘿劳的病因不同，可以追溯到相应的病史特点。

2. 临床特点

本病多见于女性，以离海较远的山区发病较多。瘿劳以颈前结块肿大为最基本的临床特征，这也是诊断瘿劳的主要依据。望诊和切诊在本病的诊断中有重要作用，瘿病颈前之肿块，开始可如樱桃或指头大小，一般增长缓慢，大小程度不一，大者可如囊如袋，触之多柔软、光滑，病程日久则质地较硬或可扪及结节。除颈前肿块外，一般可无明显的全身症状。瘿块发展较大时，可因压迫气道而引起胸闷发憋、咳嗽。

瘿劳患者多表现为面色苍白、畏寒、无力、表情淡漠、反应迟钝、声音嘶哑、浮肿、体重增加、鼻翼增大、唇厚和舌大等。皮肤蜡黄或苍白、少汗、皮肤粗糙、落屑、缺乏弹性，可有毛发稀疏、脱落；可见智力减退，记忆力、注意力、理解力和计算力均减弱，严重者智力障碍，老年患者可能出现痴呆；患者感觉灵敏度亦降低，有些患者感觉异常，出现刺痛或灼痛；嗜睡十分常见，严重者出现昏迷。患者大多安静温和，精神抑郁，有时多虑；可以伴随幻想、木僵等；性功能减低也较为常见，男性出现阳痿，女性常有月经过多、经期延长等。

（二）类证鉴别

1. 瘿劳与瘿病相鉴别

瘿劳与瘿病两者均以颈前正中结块肿大为最基本的临床特征，好发于女性。以离海较远的山区发病较多。望诊和切诊对于本病的诊断有重要作用。两者主要表现为颈前发生肿块，可随吞咽动作而上下移动。初作可如樱桃或指头大小，一般生长缓慢，大小程度不一，大者可如囊如袋。触之多柔软、光滑，病程日久则质地较硬，或可扪及结节。一般多无明显的全身症状，但瘿病因火郁阴伤而见阴虚火旺可出现低热、多汗、心悸、多食易饥、面赤、脉数等症状，而瘿劳是以畏寒、汗少、动作缓慢、精神萎靡、肌肉无力、嗜睡、性功能减退等为主要表现的疾病。

2. 瘿劳与瘰疬

瘿劳与瘰疬两者都在颈部有肿块出现，需要加以鉴别。鉴别的要点：一是患病的具体部位；二是肿块的性状。瘿劳的肿块在颈部正前方，肿块一般较大；而瘰疬的患病部位是在颈项的两侧，或在耳前后，连及颐颔，且其肿块一般较小，每个约胡豆大，个数多少不等，甚则累累如贯珠。

三、审析病因病机

（一）饮食失宜

如《诸病源候论·养生方》曰："诸山黑土中出泉水者，不可久居，常饮食，令人瘿病。"《名医类案》记载："汝州人多病颈瘿，其地饶风池，沙入水中，饮其水生瘿"；"华亭有老僧，昔行脚河南管下，寺僧童仆，无一不患瘿"。以上论述说明瘿病发生与水土地域有关，现代医学已证明是因缺碘或碘过多导致甲状腺功能减退症。食用植物（如洋白菜、大豆制品、木薯等）及微量元素（如氟、锂等），可抑制甲状腺激素的合成而造成甲状腺功能减退症。

（二）禀赋体质

先天禀赋不足，胎中失养，体质不强，肾阳亏虚。母有瘿疾，子女亦常可患瘿病，《柳州医话》云"禀乎母气者为多"，说明古代已认识到瘿病可由"禀乎母气"所致，这与现代医学认为甲状腺病与遗传有关一致。甲状腺发育异常包括甲状腺发育不良和甲状腺原基不下降，甲状腺原基不下降和下降不良形成的异位甲状腺，均存在甲状腺发育不良。其发病机制尚未明确，可能与出生前母体供给甲状腺激素有关；亦有人认为与母体存在甲状腺自身抗体和甲状腺组织细胞毒因子有关。患者甲状腺发育正常，但由于甲状腺激素合成的某一步骤发生障碍，造成甲状腺激素合成、分泌缺乏或不足，从而形成甲状腺功能减退症。

（三）七情郁结

强烈的精神刺激、持久的精神压力常为桥本病甲状腺功能减退症的诱因。长期七情不遂，情志不畅，肝郁气滞，木旺乘土，脾失健运，脾胃之气损伤，不能化气生血，气血亏虚，病邪内侵。肾有赖后天脾胃的濡养，脾有赖肾的温煦，脾虚与肾虚互为影响。肾阳虚衰，脾阳亦亏，发为本病。

（四）放射或手术损伤

接受放射核素治疗过量又加之瘿病体质差异，损伤气血，阳气耗伤，导致气血亏虚或脾肾阳气损伤。

总之，甲减为一种慢性疾病，临床多表现为元气匮乏、气血不足、脏腑虚损的阳虚证候。阳虚生寒，患者临床症状与典型的肾阳虚证表现一致，故一般认为肾阳虚为甲减的主要病机，肾阳不足是其关键，病变又常涉及心脾两脏，可兼痰浊、瘀血的病理改变。

四、明确辨证要点

1. 辨虚实
本病多以虚证为主，临床大多表现为畏寒、汗少、动作缓慢、精神萎靡、肌肉无力、嗜睡、性功能减退、头晕昏重、表情呆痴、反应迟钝、水肿、皮肤苍白多屑、毛发枯稀脱落等。

2. 辨脏腑
甲状腺功能减退症的主要病机是肾阳虚，主要病位在肾，多累及心、肝、脾等脏腑的一系列病变。

五、确立治疗方略

肾阳虚为导致甲状腺功能减退症病的直接因素，随着病情的发展，还会出现脾肾阳虚与心肾阳虚及痰浊内停。肾阴阳两虚往往出现于甲状腺功能减退症病的后期，正气大衰，阴阳两伤是病理变化的最后转归，在其病机演化过程中，最终导致肾气败绝，阴阳离绝之死候。治疗宜遵循"阴中求阳，阳中求阴"的治则，急挽重危之阴精与阳气。

六、辨证论治

1. 肾阳虚证

（1）抓主症：畏寒、面色白、腰膝酸冷。

（2）察次症：小便清长或遗尿，浮肿以腰以下为甚，阳痿滑精，女子带下清冷、宫寒不孕。

（3）审舌脉：舌淡苔白，尺脉沉细或沉迟。

（4）择治法：温肾助阳。

（5）选方用药思路：本证为肾阳虚证，应选用右归丸温肾助阳，方用附子、肉桂补火助阳；鹿角胶补肾阳、益精血；熟地黄填补肾精；山药、枸杞子、菟丝子、茯苓健脾补肾；牛膝、补骨脂、巴戟天、狗脊以补肝肾、强筋骨。

（6）据兼症化裁：若大便溏稀，加吴茱萸、五味子温阳固涩止泻；若四肢清冷，加附子、当归温经通脉。

2. 心肾阳虚证

（1）抓主症：形寒肢冷、心悸、胸闷。

（2）察次症：畏寒、汗少、身倦欲寐、浮肿、表情淡漠，女性月经不调、男性阳痿。

（3）审舌脉：舌质淡暗或青紫，苔白，脉迟缓微沉。

（4）择治法：温补心肾，利水消肿。

（5）选方用药思路：本证为心肾阳虚证，应选用真武汤和保元汤加减以温补心肾，利水消肿。方用肉桂补火助阳、引火归元；黄芪、人参大补元气；干姜、附子补火助阳，回阳救逆；薤白宽胸散结、通阳泄浊；桂枝温通经脉；淫羊藿、茯苓健脾利水渗湿；甘草调和诸药。

（6）据兼症化裁：若痛甚者，可加杜仲、怀牛膝、续断等；身肿甚者，加茯苓、薏苡仁、车前子等。

3. 脾肾阳虚证

（1）抓主症：形寒肢冷，面色㿠白，消瘦神疲，少腹冷痛，腰酸膝冷。

（2）察次症：小便频数，余沥不尽，夜尿频繁，或小便不利，面浮肢肿，甚或阳痿，或妇女宫寒不孕，带下清稀。

（3）审舌脉：舌质淡胖，边有齿痕，脉沉迟而弱。

（4）择治法：温肾健脾，补益气血。

（5）选方用药思路：本证为脾肾阳虚证，应用理中汤和肾气丸加减以温肾健脾，补益气血。方用附子、干姜、肉桂补火助阳；人参大补元气；白术、山药健脾益气；砂仁、苍术温中化湿；益智仁、菟丝子、山茱萸、杜仲补肾助阳；当归补血活血；甘草调和诸药。

（6）据兼症化裁：若腰痛甚者，可加杜仲、怀牛膝、续断等；面部及四肢肿胀明显者，加车前子、泽兰、益母草等。

4. 阳虚湿盛证

（1）抓主症：形寒肢冷，面色㿠白，消瘦神疲，少腹冷痛，腰酸膝冷，小便频数，余沥不尽，夜尿频繁。

（2）察次症：除具有脾肾阳虚之证候外，又见周身浮肿，以双下肢为甚，小便量少；胸腹满闷、周身沉重、酸软乏力。

（3）审舌脉：舌体胖大而淡嫩、苔白腻、脉沉迟无力。

（4）择治法：温阳益气，化气行水。

（5）选方用药思路：本证为阳虚湿盛证，应用真武汤合五苓散以温阳益气，化气行水。方用附子、干姜补火助阳；黄芪、白术、淫羊藿健脾益气；茯苓、猪苓、泽泻利水渗湿；炙甘草调和诸药。

（6）据兼症化裁：若身肿甚者，加薏苡仁、车前子等。胸腹胀满者，加砂仁、陈皮、大腹皮等。

5. 气血两虚证

（1）抓主症：肢倦神疲，面色少华。

（2）察次症：皮肤干燥、饮食无味、多梦易醒、健忘心悸、头晕目眩，女性月经量少或闭经。

（3）审舌脉：舌质淡、苔薄、脉细弱。

（4）择治法：补养心脾，益气生血。

（5）选方用药思路：本证为气血两虚证，应用归脾汤加味以补养心脾，益气生血。方用炙黄芪、党参、炒白术健脾益气；当归、白芍补血养血；熟地黄、枸杞补益精血；酸枣仁、柏子仁、茯神养血安神。

（6）据兼症化裁：若便溏肢冷明显者，加补骨脂、淫羊藿等；脘腹胀满者，加砂仁、陈皮、厚朴等。

6. 痰血瘀阻证

成人甲状腺功能减退症一般病程久，常缠绵不愈。"久病入血"又兼素体脾胃虚弱，运化失常，聚湿为痰，痰积日久，脉络瘀阻，从而形成痰瘀互结之证。此证多见于年迈体弱长期未确诊误治而成的甲状腺功能减退患者。对于一般方药治疗乏效者，应考虑此证型的存在。

（1）抓主症：面色蜡黄，皮肤甲错，非凹陷性水肿。

（2）察次症：感觉迟钝、表情痴呆、形体肥胖、纳呆泛恶、呕吐清涎。

（3）审舌脉：舌质暗红、苔白腻、脉涩或滑。

（4）择治法：活血通络，温化痰浊。

（5）选方用药思路：本证为痰血瘀阻证，应用桃红四物汤合二陈汤加减以活血通络，温化痰浊。方用人参大补元气；桂枝温通经脉，助阳化气；淫羊藿、仙茅、黄芪补肾助阳益气；茯苓、白术健脾渗湿；泽泻、车前子利水渗湿；赤芍活血化瘀；炙甘草调和诸药。

（6）据兼症化裁：若便溏肢冷明显者，加补骨脂、淫羊藿等；脘腹胀满者，加砂仁、陈皮、厚朴等；肢体麻木者，加鸡血藤、地龙等。

7. 水邪凌心证

（1）抓主症：形寒肢冷，腰酸膝冷，小便频数，余沥不尽，夜尿频繁。

（2）察次症：除阳虚证候外，伴胸闷憋气、心悸怔忡、咳嗽气喘、动则加重；双下肢肿甚、小便短少。

（3）审舌脉：舌淡，苔白，脉沉、迟、细弱。

（4）择治法：健脾温肾，补益心阳，化气行水。

（5）选方用药思路：本证为水邪凌心证，应用真武汤合生脉散加减以健脾温肾，补益心阳，化气行水。方用附子、干姜补火助阳；黄芪、人参补益心脾；桂枝温通经脉，助阳化气；茯苓、白术健脾渗湿；茯苓皮通利水湿；红花活血化瘀；炙甘草调和诸药。

（6）据兼症化裁：若便溏肢冷明显者，加补骨脂、淫羊藿等；喘促甚者，可加苏子、椒目等；脘腹胀满者，加砂仁、陈皮、厚朴等；下肢肿甚者，加车前子、猪苓、泽泻等。

8. 阴阳两虚证

（1）抓主症：畏寒蜷卧，腰膝酸冷，小便清长或遗尿。

（2）察次症：口干咽燥，但喜热饮，眩晕耳鸣，男子阳痿，遗精滑精，女子不孕，带下量多。

（3）审舌脉：舌质淡红，舌体胖大，苔心及根部色白，尺脉细弱。

（4）择治法：温肾滋阴，调补阴阳。

（5）选方用药思路：本证为阴阳两虚证，应用左归丸合右归丸以温肾滋阴，调补阴阳。方用熟地黄、山茱萸、山药滋补肾阴，填精益髓；附子、肉桂补火助阳；枸杞子、女贞子滋补肝肾，滋阴益精；龟板、鳖甲填补真阴，益精养血。

（6）据兼症化裁：若腰膝疼痛明显，加杜仲、牛膝、狗脊以补肝肾，强筋骨，健腰膝。

七、中成药选用

1. 济生肾气丸

主证：肾阳不足证。

组成：车前子、茯苓、附子、牡丹皮、牛膝、肉桂、山药、山茱萸、熟地黄、泽泻。

用法：口服，大蜜丸每次1丸，每日2～3次。

2. 右归丸

主证：肾阳不足证。

组成：熟地黄、附子、肉桂、山药、山茱萸（酒炙）、菟丝子、鹿角胶、枸杞子、当归、杜仲。

用法：每服2～3丸，以滚白汤送下。

3. 斑龙丸

主证：肾阳不足证。

组成：鹿角霜、鹿角胶、菟丝子、补骨脂、熟地黄、茯苓、柏子仁。

用法：口服，每次1丸，每日2～3次，温开水送服。

八、单方验方

（1）桂枝10g，川椒2g，冬葵子12g，共研细末，分8次开水送服。

（2）鹿茸30g，浸泡黄酒500ml内，3个月后服用。

九、中医特色技术

1. 体针

体针主穴：内关、合谷、关元、足三里、气海、三阴交，双侧取穴，以上穴位可分为内关、关元、三阴交与合谷、气海、足三里两组，交替使用，每日或隔日 1 次，配穴：肾俞、命门、脾俞、胃俞、阳陵泉、风池，留针时间 15～20min，其间行针 2～3 次。

2. 耳针

神门、交感、肾上腺、皮质下、内分泌、肾，均取双侧，以上穴位可分为两组，交替使用。

3. 穴位埋线

取双侧肾俞、膀胱俞常规消毒局麻后，用 12 号腰椎穿刺针穿入羊肠线 1～1.5cm，刺入穴位得气后埋入羊肠线，以无菌干棉球按压片刻，外敷创可贴：2 周 1 次，共治疗 6 次。

4. 灸法

主穴取气海、脾俞、肾俞、心俞、足三里。畏寒，肢冷，乏力，加灸大椎、命门、身柱；水肿，尿少，加灸关元、阴陵泉、丰隆、关元、神阙；腹胀，便秘，加灸天枢、上巨虚、大肠俞；反应迟钝，智力低下，加灸百会、四神聪、太溪；心律不齐，心动过缓加灸内关、神门；肌肉关节疼痛，加灸合谷、阳陵泉、太冲、曲池；月经不调，加灸三阴交、血海；性功能障碍，加灸大敦、秩边、环跳；食欲减退，加灸公孙、内关、中脘；病久阴阳两虚者，加灸行间、太溪。以上取穴均为双侧。

十、预防调护

1. 饮食方面

（1）补充适量碘，忌用致甲状腺肿的食物，如卷心菜、白菜、油菜、木薯、核桃等，以免发生甲状腺肿大。

（2）供给足量蛋白质。

（3）限制脂肪和富含胆固醇的食物，如火腿、五花肉、动物内脏。

（4）补充维生素。

2. 运动方面

适当锻炼身体，增强体质。

3. 其他方面

积极纠正贫血。

十一、各家发挥

（一）从脾胃论治

由中医理论所述"内伤脾胃，百病由生"，各位医家在治疗甲状腺功能减退症过程中，很多也多从脾胃角度出发。高天舒认为脾阳虚弱、气血不足为原发性甲减中期主要症候，并指出此期因情志内伤、劳倦过度伤及脾气，日久则成脾阳虚。治以补脾益气、升举清阳，并适当合用活血、化积、利水药增强疗效。滕士超认为轻微甲减属于中医学虚劳范畴，以心脾两虚证多见，忧思太过伤及脾，导致食少纳呆，化源不足，失于运化水湿，营血亏虚则心神失养，选用归脾丸，补养心脾，纠正癌症之根源。

（二）从肝论治

《内经》述肝足厥阴之脉"布胁肋，循喉咙之后，上入颃颡"，可见肝经的循行经过现代医学中甲状腺位置。陈放中从辩证法角度出发，以为甲亢多从肝郁气滞，阴虚阳亢论治，甲减则根据其阳虚的临床表现和情志的诱发因素认为病位在肝，责之于肝阳不足，并认为温肝调补法可以取得治疗甲减的临床疗效。甲减患者可有表情呆滞，反应迟纯等情志改变，正如陈青红等认为我们今天研究的郁证包括五气之郁、六郁和情志之郁等内容，因肝气疏泄不及而致气机郁滞，都应着重从肝郁证的角度进行阐述。

（三）从肾论治

现代研究发现肾阳虚证具有内分泌紊乱的表现，郑小伟等认为通过现代研究发现，中医证型的肾阳虚证具备类似下丘脑-垂体-肾上腺皮质，以及性腺、甲状腺调节系统功能紊乱的临床表现，并运用温补肾阳的二仙汤以治疗肾阳虚型大鼠，进行对照观察实验，得出温补肾阳法可以使患病大鼠ＡＣＴＨ升高的结论。甲减因人体阳气损伤，致使全身气血、脏腑机能不足而发病，肾属先天之本，真阳以居，人之五脏阳气皆赖于肾中元阳升发，肾阳不足是本病的关键。并根据胡师复阳必先益气，气生则阳复的阳虚治疗理论采用益气温阳，散寒化湿的治法取得临床疗效。

（王　洋）

第三节　甲状腺结节、甲状腺肿和甲状腺肿瘤

甲状腺结节（thyroid nodule）是一种常见的甲状腺病症，临床上有很多种甲状腺疾病都可以表现为结节，可由甲状腺退行性变、炎症、自身免疫等多种病变所致。甲状腺结节可以单发，也可以多发，多发的结节比单发的发病率高，而单发结节甲状腺癌的发生率较高。甲状腺结节在各个年龄段的男女人群中均可见到，但在中年女性中较多见。早期认识甲状腺结节的性质，尤其对于区分其良性或是恶性病变是非常重要的。

甲状腺肿（goiter）指单纯性或无毒性甲状腺肿，甲状腺呈弥漫性或结节性增大，甲状腺功能正常，不伴有甲状腺功能亢进或低减，也不是由感染或肿瘤引起的。本节所描述的为散发类型甲状腺肿，由先天性激素合成障碍或致甲状腺肿物质所致，不包括在碘缺乏地区所见到的地方性甲状腺肿。

甲状腺肿瘤（thyroid tumors）指发生于甲状腺的原发和转移性肿瘤，其中大多数为良性病变，主要为甲状腺腺瘤，恶性肿瘤主要为乳头状腺癌、滤泡状癌、髓样癌、未分化癌4种。

甲状腺结节、甲状腺肿和甲状腺肿瘤都属于中医学"瘿病"的范畴。

一、临床诊断要点与鉴别诊断

（一）诊断标准

诊断的准确性取决于详细的病史采集、体格检查，特别是对甲状腺局部的检查和实验室检查。一般在甲状腺单个结节中，癌的发生率比多发结节要高。当存在某些临床现象，如家

族性多发性内分泌腺瘤、肿瘤长大迅速、结节质地较硬、与邻近组织粘连、声带麻痹、局部淋巴结肿大、肺及骨的远处转移时，须警惕原发癌的转移。

（1）甲状腺功能：敏感性 TSH 最重要，FT_3 和 FT_4 也很重要。正常的 TSH 水平会减少甲状腺结节属恶性的可能性（但并不能完全排除）。甲状腺过氧化酶（TPO）抗体和甲状腺球蛋白（Tg）抗体水平升高，有助于桥本病诊断，若伴 TSH 水平同时升高，则诊断更可靠。

（2）超声检查：敏感性较高，在高分辨扫描中易发现结节。

注：任何颈前肿块均需排除肿瘤可能，常规检查为甲功三项及抗体、甲状腺彩超、甲状腺核素扫描，必要时做细针穿刺细胞学检查（FNAC）来鉴别。

（二）鉴别诊断

1. 超声检查

超声检查以鉴别甲状腺结节与甲状腺肿瘤（表 2-1）。

表 2-1　甲状腺结节与甲状腺肿瘤的鉴别诊断

	甲状腺结节	甲状腺肿瘤（腺瘤）
数目、大小	双侧多发、较小	单侧单发、较大
边界	不清晰、不整齐、包膜不完整	清晰、整齐、有完整包膜
内部回声	不均匀、有大小不等低回声区	均匀、有较细密光点
周围甲状腺组织	不正常，结节间有强光点	正常
甲状腺轮廓	轮廓不平，两叶不对称	整齐、光滑

2. 区分甲状腺结节良恶性的方法

（1）超声检查评分

1）参考 TI-RADS 分类标准对甲状腺结节进行分类。①TI-RADS 1 类：正常甲状腺或弥漫性增生甲状腺，量化评分为 1 分。② TI-RADS 2 类：良性结节，主要包括胶质 I 型、II 型、III 型结节，量化评分为 2 分。③TI-RADS 3 类：良性结节可能性大，多见于桥本甲状腺炎，量化评分为 3 分。④TI-RADS 4 类 A：不确定，实性等回声结节或混合回声结节，有包膜；边界不清的低回声结节，无钙化；血供丰富的包膜结节，伴有钙化，量化评分为 4 分。⑤TI-RADS 4 类 B：可疑恶性，可见恶性特征，低回声，无包膜，形态及边缘不规则，可见穿支血管，伴有或者不伴有钙化，量化评分为 5 分。⑥TI-RADS 5 类：恶性可能性大，等回声或低回声结节，无包膜，血供丰富，多发微钙化，量化评分为 6 分。

2）超声弹性成像诊断标准。①1 分：结节整体显示为均匀绿色（质软）。②2 分：结节大部分显示为绿色，伴有少许蓝色区域。③3 分：结节大部分显示为蓝色，伴有少许绿色区域。④4 分：结节整体显示为均匀蓝色（质硬）。

1～2 分评判为良性，3～4 分评判为可疑恶性。

以上两种方法联合，将弹性成像评分纳入 TI-RADS 分类体系中，诊断评分标准以 TI-RADS 评分和弹性成像评分相加，评分小于或等于 6 分考虑良性，大于或等于 7 分考虑恶性。

（2）甲状腺肿，同时伴有邻近颈部淋巴结肿大者，应警惕癌变。

（3）经足量甲状腺抑制剂治疗，结节无缩小，反而增大者，应警惕癌变。

（4）甲状腺结节引起显著压迫症状和声音嘶哑者，应警惕癌变，并应手术治疗。

（5）甲状腺扫描"热"或"温"结节大多为良性；"冷"结节，特别是单个"冷"结节，癌的发生率较高，需警惕。

（6）甲状腺活组织病理检查，有助于甲状腺结节良、恶的鉴别。所有结节均经手术或超声引导下穿刺活检取得组织标本，手术患者术中送快速冷冻切片病理检查，初步判定结节良恶性，最终结果以次日常规石蜡切片病理检查结果为准；穿刺活检所取得组织条用甲醛溶液固定，行常规石蜡切片病理检查，如遇可疑恶性或不典型组织标本，必要时可行免疫组化检查以确定结节性质。病理结果分为良性及恶性，良性结节主要包括结节性甲状腺肿、胶质结节、腺瘤及桥本甲状腺炎等；恶性结节主要为乳头状癌，滤泡状癌及髓样癌少见，偶可见甲状腺淋巴瘤。以病理学结果为"金标准"，评估其对甲状腺良恶性结节的鉴别诊断价值。

3. 甲状腺恶性肿瘤的分类

（1）甲状腺髓样癌：肿块多局限于一侧腺叶，生长缓慢，病程长。髓样癌起源于甲状腺滤泡旁细胞，该细胞无合成分泌甲状腺素的功能，主要分泌降钙素、前列腺素、5-羟色胺等生物活性物质，因此髓样癌的临床表现与其他类型的甲状腺癌截然不同。约30%的髓样癌患者有顽固性腹泻，为水样稀便，每日约10次，伴面色潮红。并同时伴发多种内分泌疾病，如嗜铬细胞瘤、类癌综合征、库欣综合征等，现已证实为正染色体遗传。髓样癌以淋巴转移为主，初诊时约有60%的患者已发生颈部淋巴结转移。

（2）甲状腺乳头状癌：青年女性多见，属低度恶性，生长缓慢，多无不适，就诊较晚，平均病程约5年，个别可达30年，故多误诊为良性肿瘤。肿瘤多为单发，质地坚硬，呈不规则状，边界不清，活动性差。瘤体较大者常伴囊性改变，穿刺可抽出浅棕黄色液体，每易误诊为囊肿；较小者不易触到，常以发现转移的肿大淋巴结而就诊。晚期肿瘤可侵犯压迫邻近组织器官，引起声音嘶哑、呼吸困难、吞咽不畅等症状。

（3）甲状腺滤泡状癌：常见于中年人，多见于缺碘性甲状腺肿流行区，部分患者有多年结节性甲状腺肿病史。一般病程较长，生长缓慢，少数患者可出现近期生长增快。肿块多为单发、实性硬韧、活动、光滑、边界不清，常缺乏局部恶性的表现。血行转移常见，较少发生淋巴转移，部分患者可以骨转移为初发症状就诊。

转移灶癌组织可分化良好，颇似正常甲状腺滤泡结构，有较强的摄碘功能，故有"良性转移性甲状腺瘤"之称。

（4）甲状腺未分化癌：老年男性多见，是一类高度恶性的肿瘤，包括大细胞癌、小细胞癌、梭形细胞癌、鳞状细胞癌、黏液腺癌等。未分化癌患者一般常有多年甲状腺肿或甲状腺结节的病史，肿块近期突然增大，发展迅速，短期内侵犯邻近组织，出现声嘶、呛咳、疼痛、呼吸困难、吞咽障碍，检查时可见弥漫性双侧甲状腺巨大肿块、质硬、固定、不光滑。颈部淋巴结转移率较高，常易发生血行转移。

二、中医辨病诊断

（一）诊断依据

以临床表现为前提，结合现代医学对有关甲状腺疾病的病因、病机认识，可将瘿病分为以下类型：

（1）"气瘿"，相当于现代医学的甲状腺功能亢进之症。中医的理论认为与患者的体质及情志失调、饮食偏嗜等有关，是气郁、血瘀及痰结于颈前而形成的瘿病，以烦躁易怒、心慌、汗出、突眼，或大便次数增多等为典型表现的病证。《实用中医内科学》指出"瘿气，是以颈前轻度或中度肿大，触之柔软光滑，无结无根，可随吞咽而活动，并见急躁易怒，眼球外突，消瘦易饥等为特征的颈前积聚之病证"。

（2）"痛瘿"或称"瘿痛"：是内有郁火，外感风热，邪毒结于颈前所致的以红肿热痛，甚至可化脓破溃为特征的病证。具有中医外科学"痛"的一般特点。所以命名曰"痛瘿"。所谓"瘿痛是内有郁火，外感风热邪毒，结于瘿囊而成"。症见喉结两旁结块肿硬疼痛。

（3）"石瘿"：是由于气郁、痰结、血瘀日久成毒所致的以颈前出现一侧或双侧结块坚硬如石，触之凹凸不平，坚硬有根，可随吞咽的动作而上下活动为特征的疾病。其发生的机制为在正气虚弱的基础上，气郁、痰结、血瘀聚结颈前，日久蕴结成毒所致，故称为"石瘿"，相当于现代医学的甲状腺癌等一类的恶性肿瘤。宋代的医家陈无择在其《三因极一病证方论》中言道："坚硬不可移者，名曰石瘿。"与《内经》中所提到的"失荣"等有一定的相关性。所谓"失荣"，它包括许多种恶性肿瘤日久所导致的气血阴阳的虚损的病证，当然也包括"石瘿"的晚期虚损证候。

（二）类证鉴别

（1）马刀侠瘿是发于颈腋部之淋巴结。其部位不一，生于腋下，类似马刀形的称为马刀，生于颈部的称为侠瘿。最早见于《灵枢·痈疽》曰："其痛而不坚者为马刀侠瘿。"《灵枢·筋脉》，在论述足少阳胆经循行及其病证，指出"缺盆中肿痛，腋下肿，马刀侠瘿"。《金匮要略》"若肠鸣，马刀侠瘿者，皆为劳得之"。

（2）瘿瘤是指由于气郁痰结血瘀所致的以一侧或双侧颈前的结块，可大可小，可软可硬。因为具有中医学"瘿"的查体所见到的症状，所以又称为"瘿瘤"。

（3）瘿囊是指颈前肿块，块形较大，弥漫对称，其状如囊，下坠至胸，触之光滑柔软为特征的疾病。临床表现以颈前肿块，块形较大，弥漫对称，其状如囊，下坠至胸，触之光滑柔软为特征。

三、审析病因病机

1. 情志内伤

情感改变，尤其能影响心的功能活动。心主神志，又主血脉，忧虑伤心，损伤心气，心血既耗，阳气不足，鼓动无力，阴血不足，心失濡养，故心悸气短，脉细无力；心血虚，则血不养心，神不守舍，故症见失眠多梦，易于发惊；血属阴，心阴不足，虚火内扰，故烦热口燥；情志郁结，心火内发，阳加于阴，熏蒸津液，津液外泄则多汗。《素问·阴阳应象大论》说："怒伤肝。"恚怒能使疏泄失常，气机条达之肝气发生抑郁或亢奋，肝主谋虑，今恚怒伤肝，肝失疏泄、气机郁滞而不能畅达，故精神抑郁，多疑善虑，肝脉布于两胁，并注入肺中，肝气郁滞，使气机病塞，经气迟滞而不得伸，故胸胁胀满，时欲太息，若气郁化火，气火上逆，故性情急躁易怒，甚或狂越；影响清窍，则头昏目眩，火扰神明，亦可见失眠、多梦、烦躁易惊；气火横逆，犯胃侮土，蕴结阳明，则胃热。"胃热则消谷，谷消则善饥"，故胃的消烁迅速，能食善饥，胃火炽盛，又能耗竭胃阴，阴虚与燥热，又互为因果，阴虚源于热甚，热甚又因于阴虚，以致胃肠热结，耗散水谷之精微，加之，脾为肝伤，脾虚不能化生精微，使肌肉失去营养，故虽然能食，但形体反而日加瘦减。肝郁气滞，日久化火，耗伤肝阴，肝主藏血，又主筋脉，肝血不足，血虚生风，木旺生火，风火相煽，以致肝风内动，故见头昏目眩，筋脉拘急，手足蠕动；肝的气血失调，影响肝的经脉，若冲任亏损，则月经失调，若气滞血瘀，则见乳房胀痛等。

2. 饮食及水土失宜

金人张子和《儒门事亲》有云："颈如险而瘿，水土之使然也。"《养生方》曰："诸山水黑土中，出泉流者，不可久居，常食令人作瘿病。"明代医家江瓘《名医类案》讲到："汝州人多病颈瘿，其地饶风沙，沙入井中，饮其水则生瘿。"可见瘿病发生与水土饮食因素密切相关。

3. 体质因素

体质因素可以决定个体发病后证候类型的倾向性。同时，长期劳倦内伤致使脾气损伤，运化失司、水液输布失常、痰湿内聚，遇情志因素时而引起痰湿随气火上行、聚于颈前，而为瘿病。

总之，本病的主要病因是情志内伤，和饮食、体质等因素有密切关系。长期的愤郁恼怒或忧思郁虑，使气机郁滞，肝气失于调达，津液凝聚成痰。气滞痰凝，壅结颈前，则形成瘿病。痰气凝之日久，使血液的运行受碍而产生瘀滞，则可致结节或瘿瘤。

四、明确辨证要点

（一）辨脏腑

1. 肝与瘿病

甲状腺是机体内重要的腺体组织之一，由甲状腺分泌的甲状腺素对中枢神经的作用结果正与中医肝主怒与喜郁的精神情志病理变化和临床表现相关。如甲状腺素分泌过多或甲亢时可引起中枢神经兴奋性增高现象，出现患者烦热、躁动不安、易于激动、多言失眠、目赤眼突，以及面、颈、胸部皮肤微红润等，且多由各种精神因素如愤怒、惊吓、恐惧、悲伤等诱发。反之当甲状腺素分泌减少或甲低时，可引起中枢神经兴奋性降低现象，出现患者感觉迟钝，行为缓慢，表情淡漠，郁郁寡欢，慢言思睡及面浮肢冷、贫血等。甲状腺组织分泌甲状腺素的多少所产生的临床表现与中医所论肝主怒及喜郁的双重情绪变化正相符合。

2. 肾与瘿病

甲状腺功能减退症临床上多表现为肾阳亏乏、气血不足之神疲乏力、畏寒怯冷、少气懒言、面色不华、腰脊酸痛、面肢肿胀等，可见其主症乃是一派虚寒之象。由此可见，甲状腺激素的功能体现了部分肾阳温煦的功能，瘿病后期常累及肾。

3. 脾与瘿病

脾为后天之本，主运化。甲亢患者，脾气虚弱，运化无权则肌肉无以充养，故消瘦、神疲、乏力；体弱久病，正气虚损，脾气虚弱，肌肉失其气血濡养，则瘿病肌肉痿弱无力或眼睑下垂，甚则全身乏力，不能行走，呈现甲亢肌病等各种表现。或脾气虚弱，健运失职，湿热下注则泄泻或下肢黏液性水肿。甲减患者，年深日久，阳气虚损，可出现肢肿、纳呆、便结、神疲等症。

（二）辨虚实

本病病理性质属于本虚标实，病位在脾、肾等脏。若见气虚湿盛、痰血瘀阻型，主症为：甲状腺肿大（弥漫性），或目胀不适，神疲乏力，多汗气短，下肢肿胀或有结节皮色不变，时有胀痛，舌红苔白，脉沉细。从中医理论讲，本病因气虚、阴虚，兼夹湿邪、或湿热、或兼痰瘀，并可日久兼有血瘀。故本病治疗以益气、养阴、活血、化痰为主要治法。

五、确立治疗方略

以治病求本、扶正祛邪、调整阴阳和三因制宜为治疗瘿病的根本原则，以理气解郁、活血祛瘀、化痰软坚等治法贯穿治疗全过程。强调局部化痰散结与整体辨证论治相结合。对于局部肿大，根据肿大的程度、性质选用各种化痰散结药物。弥漫性肿大多为气滞痰凝，常配疏肝理气的药物。结节性肿大多由痰瘀互结引起，可加活血散结的药物。而对伴有全身症状者又应辨证治疗，如由于痰气郁久，化火伤阴，引起心阴亏虚，心火亢盛，则兼以养心安神。见急躁易怒、眼球突出、手指颤抖等因肝火偏亢、风阳内盛引起者，可兼清肝泻火，平肝熄风。

六、辨证论治

1. 气郁痰阻证

（1）抓主症：颈前瘿肿，可触及结节，质软不痛，颈部胀感，胸闷不舒。

（2）察次症：精神抑郁，或伴乳房亦有结节肿块。

（3）审舌脉：舌质淡，苔薄白，脉弦。

（4）择治法：理气解郁，化痰消瘿。

（5）选方用药思路：用于治疗肝气郁滞，痰气凝结所致之气瘿，故选用四海舒郁丸。方用青木香、陈皮理气化痰；海蛤粉、海带、海藻、昆布清热化痰，软坚散结，海螵蛸破血消瘿，行气化痰，软坚消瘿；黄药子凉血降火，消肿散结。

（6）据兼症化裁：若肝气不舒而见胸闷、胁痛者，加柴胡、枳壳、香附、延胡索、川楝子；若声音嘶哑者，加桔梗、牛蒡子、木蝴蝶、射干利咽消肿。

2. 痰郁互结证

（1）抓主症：结节质硬经久不消，伴胸闷、纳差。

（2）察次症：女子或有月经不调，或经色紫暗，或伴有血块。

（3）审舌脉：舌淡或淡紫或有瘀块，苔薄白或白腻，脉弦细或涩。

（4）择治法：理气活血，化痰消瘿。

（5）选方用药思路：本证为气血凝结日久的痰瘀互结证，故选用海藻玉壶汤加减。方用：海藻、昆布清热化痰，软坚散结；青皮、陈皮、半夏理气化痰散结；赤芍、当归、川芎、丹参养血活血。

（6）据兼症化裁：胸闷不舒加郁金、香附、枳壳理气开郁；郁久化火而见烦热、舌红苔黄脉数者，加夏枯草、丹皮、玄参；结块较硬者，可酌加黄药子、莪术、穿山甲等以增强活血软坚的作用。

3. 肝火旺盛证

（1）抓主症：颈前喉结两旁轻度或中度肿大突出。

（2）察次症：烦热，口苦，容易出汗，性情急躁易怒。

（3）审舌脉：舌质红，苔薄黄，脉弦数。

（4）择治法：清肝泻火，消瘿散结。

（5）选方用药思路：本证为肝郁化火之证，故选用栀子清肝汤合消瘿丸。方中柴胡疏肝解郁，丹皮清肝泻火，栀子、牛蒡子清热解毒。

（6）据兼症化裁：肝火旺盛烦躁易怒脉弦者，可加龙胆草、黄芩、青黛；手指颤抖者可加石决明、钩藤、天麻等平肝熄风。

4. 心肝阴虚证

（1）抓主症：瘿肿或大或小而质软，病起缓慢，心烦少寐，头晕乏力，心悸不宁。

（2）察次症：易盗汗，手指颤动，眼干目眩。

（3）审舌脉：舌质红，或舌体颤动；脉弦细数。

（4）择治法：滋阴降火，宁心柔肝。

（5）选方用药思路：本证为心肝阴虚之证，故选天王补心丹，方用生地黄滋阴养血，壮水以制虚火；天冬、麦冬滋阴清热，生津养液；酸枣仁、柏子仁、五味子养心安神；玄参泻火养阴；人参、茯苓补心气以生血，安神并益智；丹参、当归补养心血，活血而使补而不滞。远志安神定志，交通心肾；桔梗载药上行；朱砂重镇安神。其配伍特点是标本兼治，重在治本；心肾两顾，重在补心。

（6）据兼症化裁：若肝阴虚，肝络不和，胸胁隐痛者可加白芍和一贯煎；若肢动手颤，舌体颤动者，可加钩藤、白蒺藜等平肝熄风；阴虚内热，见烦热汗出者，可加丹皮、栀子、知母等滋阴清热。

5. 肝肾阴虚证

（1）抓主症：瘿肿或大或小而质软，双眼外突，不能完全闭合。

（2）察次症：脱发，怕热，多汗，心慌。

（3）审舌脉：舌质红，苔白，脉弦细。

（4）择治法：滋肝肾阴，舒肝解郁。

（5）选方用药思路：本证为肝肾阴虚之证，选用玄夏消瘿汤与龙胆泻肝汤加减。方用龙胆草善泻肝胆之实火，并能清下焦之湿热为君，黄芩、栀子、柴胡苦寒泻火，车前子、木通、泽泻清利湿热，使湿热从小便而解，均为臣药；肝为藏血之脏，肝经有热则易伤阴血，故佐以生地、当归养血益阴；甘草调和诸药为使。配合成方，共奏泻肝胆实火、清肝经湿热之功。

（6）据兼症化裁：若有月经延期，量少，闭经等阴精亏耗者加熟地、山茱萸、枸杞、何首乌等滋补肝肾；腰酸遗精、乏力者，加龟板、知母、杜仲、牡蛎等益肾固精。

6. 无症状型

（1）抓主症：颈前瘿肿，往往是无意中发现或他人发觉。

（2）察次症：无任何自觉症状。

（3）审舌脉：舌质淡红，苔薄白，脉弦。

（4）择治法：理气化痰，软坚散结。

（5）选方用药思路：本证选用消瘿解毒汤。海藻、昆布清热化痰，软坚散结；青皮、陈皮、半夏理气化痰散结；赤芍养血活血；金银花、蒲公英清热散结；柴胡疏肝解郁。

（6）据兼症化裁：若肝气郁结较重，善太息，可加香附、郁金疏肝解郁；若患者热象不明显，可酌情减去金银花、蒲公英等清热解毒之品。

七、中成药选用

1. 消癥丸

主证：用于癥瘕痞块，气滞血凝证。

组成：主要成分有烫水蛭、土鳖虫、炒鸡内金、鳖甲、莪术、醋三棱、桃仁、蜈蚣、黄芪、穿山甲、槟榔、醋没药、乌药、大黄、党参。

用法：口服，每次 1 丸，每日 2～3 次，温开水送服。

2. 小金丸（小金胶囊，原名小金丹）

主证：寒湿痰瘀证。

组成：方由木鳖子、制草乌、麝香、枫香、地龙、五灵脂、制乳香、制没药、当归、香墨。

用法：口服，每次 1 丸，每日 2～3 次，温开水送服。

3. 平消片（平消胶囊）

主证：毒瘀内结证。

组成：郁金、马钱子、仙鹤草、五灵脂、白矾、硝石、干漆、枳壳。

用法：口服，每次 1 丸，每日 2～3 次，温开水送服。

4. 西（犀）黄丸

主证：火郁痰凝，血瘀气滞证。

组成：犀黄、麝香、乳香、没药。

用法：口服，每次 1 丸，每日 2～3 次，温开水送服。

5. 消瘿五海丸

主证：痰瘀互结证。

组成：夏枯草、海藻、海带、海螺、昆布、蛤壳、木香、川芎。

用法：口服，每次 1 丸，每日 2～3 次，温开水送服。

6. 五海瘿瘤丸

主证：痰瘀互结证。

组成：海藻 100g，昆布 100g，海螵蛸 100g，海带 100g，海螺 100g，海蛤壳 100g，夏枯草 100g，川芎 75g，白芷 50g，木香 10g。

用法：口服，每次 1 丸，每日 2～3 次，温开水送服。

7. 大黄䗪虫丸

主证：瘀血内停证。

组成：大黄、䗪虫、黄芩、桃仁、杏仁、芍药、干地黄、干漆、虻虫、水蛭、蛴螬、甘草。

用法：口服，每次 1 丸，每日 2～3 次，温开水送服。

8. 内消瘰疬丸

主证：气郁化火，痰凝瘀滞证。

组成：夏枯草、玄参、青盐、天花粉、白蔹、当归、海藻、枳壳、桔梗、贝母、大黄、薄荷、连翘、海粉、硝石、生地。

用法：口服，每次 1 丸，每日 2～3 次，温开水送服。

八、单方验方

（1）海藻玉壶汤为治疗痰结血瘀型瘿病的主要方剂。方中当归、川芎养血活血，与海藻、昆布、青皮、陈皮等理气化痰药合用共同起到理气化痰、活血消瘿的作用。

（2）消瘰丸合桃红四物汤用于甲状腺一侧或两侧肿大，质地较硬，缺乏弹性，常兼夹血瘀，此时以化痰活血为宜。

（3）水蛭、三棱、莪术可用于有血瘀者。

（4）穿山甲、僵蚕、鳖甲可用于甲状腺瘤，局部突起，质地较硬，单个质地光滑者，此时重用虫类药物软坚散结。

九、中医特色技术

（一）针法

运用针灸治疗"瘿病"的方法，首见于晋代的《针灸甲乙经》，皇甫谧提出采取局部取穴法和邻近取穴法、远距离取穴法，但具体操作应根据具体临床表现而定："瘿，天窗，天容，天府及臑会主之。瘤瘿，气舍主之。"金针针刺曲池具有良好的化痰软坚散结的作用，可用于治疗瘿病。耳针是在耳郭穴位上用针刺或其他方法进行刺激，从而防治疾病的一种方法。耳与经络之间联系密切，通过对耳郭甲状腺穴位生物电流的检测和其形态、压痛等刺激，达到治疗的效果。耳穴取穴：根据《耳穴名称与部位的国家标准方案》分别取"内分泌"、"颈"、"肝"、"脾"、"心"。贴敷及按压：将磁珠耳贴敷在双耳选用的耳穴上，每日自行按压 3～5 次，每次每穴按压 30～60s，刺激强度适中，每周更换 1 次。

（二）灸法

艾灸，唐代孙思邈在《备急千金要方》和《千金翼方》中具有代表性的如"又灸风池百壮，侠颈两边"；"灸两耳后发际"；"通天主疾，灸五十壮"等。元代危亦林《世医得效方》言治疗瘿病可依据性别、体质等因素不同有区别治之，"灸法，治诸瘿。灸大空穴三七壮。男左十八壮，右十七壮；女右十八壮，左十七壮"。

十、预防调护

1. 饮食护理

甲状腺结节患者宜饮食清淡，吃含维生素高的新鲜蔬菜、水果，以及营养丰富的瘦肉、鸡肉、鸭肉、甲鱼、淡水鱼、香菇、银耳、百合、桑椹等食物。不要食高碘食物，比如海带、紫菜、海蜇、海苔及藻类食物等，防止甲亢控制不良，不吸烟，不喝酒，不饮浓茶和咖啡。

2. 情志护理

中医认为人的精神状态与机体的脏腑气血密切相关，人的情志活动与心藏神的功能密切相关，凡是精神饱满、心胸开朗的患者，预后一般较好，相反则较差。鼓励患者根据个人情况，选择太极拳、内养功、八段锦、散步或慢跑、呼吸体操等方法长期锻炼、增强体质，有助于调畅情志。

3. 西医随访

（1）体格检查：①结节生长速度、质地变化、活动度；②局部压迫和侵袭性症状（如吞咽困难、呼吸困难、咳嗽、疼痛、声音嘶哑）；③提示恶性肿瘤转移性病变的症状；④提示甲亢或甲减的症状。

（2）超声检查：定期进行甲状腺的超声检查，了解结节性状变化、生长速度、有无局部肿大淋巴结。

（3）放射性碘扫描：对于高危险度的甲状腺癌患者，术后每年停用一定时间的甲状腺激素，进行放射性碘扫描。

4. 甲状腺癌术后护理

对于患者而言，无论手术大小均是一种应激刺激，可增加肾上腺素和去甲肾上腺素的分泌，导致血压升高、心率增快。而甲状腺患者本身交感神经较常人兴奋性高，更容易产生紧张和焦虑，甚至恐惧情绪。有研究证实，心理应激反应越强，血流动力学改变越明显，也越容易造成生理紊乱，对手术及麻醉等医疗活动的顺利进行造成干扰，增加了手术的风险和术后并发症。术后协助患者摆放舒适体位，妥善固定引流管，防止因为牵拉而导致的疼痛和不舒适。严密观察患者生命体征。对于疼痛明显的患者可以给予止痛药口服，效果不明显者可给予肌内注射。

十一、各家发挥

（一）从肝论治

马建根据多年的临床经验，认为瘿病多有肝气郁结，气机阻滞，气郁化火，郁热伤阴的表现。在甲状腺疾病发展过程中，要重视辨证和辨病相结合，以证统方，异病同治。在玄夏消瘿汤的基础上加减对瘿病中瘿瘤、瘿囊、瘿气又有特色治疗。他认为瘿病的病因是脏腑经络功能失调，气滞、血瘀、痰凝壅结颈部。不论是瘿瘤、瘿囊还是瘿气都予以行气、活血、祛痰药，再根据患者的症状，加以软坚散结、清热解毒药等。效果非常明显。马建在多年的临床治疗经验基础上，针对本病的发病进程提出疏肝理气、软坚散结、补脾益肾的治疗大法。创立了玄夏消瘿汤，认为本方加减针对瘿病病因是标本兼治之法，既可以调理脏腑功能，又可以配合软坚散结、清热解毒使肿大者减小或者消失，应用得当，会有显著的临床疗效。本方由11味药组成，组方原则为君药：玄参、夏枯草消瘿散结。臣药：青皮、陈皮疏肝理气；当归、川芎活血化瘀；半夏、桔梗燥湿祛痰。佐药：麦冬、牡丹皮滋阴润燥。针对患者个体化的症状，采用此方进行加减变化，临床取得了显著疗效。

段富津教授根据多年的临床经验，认为甲状腺疾病与肝关系密切。肝为风木之脏，内寄相火，以血为体，以气为用。段老认为本病以气滞、痰凝、血瘀为主要病理变化，但究其根源气郁为其发病之本。正如《丹溪心法》云："气血冲和，万病不生。一有怫郁，诸病生焉，故人身之病，多生于郁。诸郁之中，以气郁为先。"《成方便读》载："治郁者必先理气，以气行则郁行，气阻则郁结矣。"故段老临证善施理气疏肝解郁之法，常用逍遥散、柴胡疏肝散加减。若长期精神抑郁或猝暴悲怒，而失肝失条达之性，疏泄失职，影响津液的正常输布，导致津液不归正化而凝聚为痰，痰气互结与瘀血相搏则瘿肿而硬。肝气郁久化火，而见急躁、易怒、口苦等症。肝病及胃，胃热则消谷善饥；肝郁乘脾，脾失健运，出现倦怠乏力，消瘦，便溏，颈肿等症。肝火上灼心阴，母病及子，而致心阴亏虚，心神失养故见心悸怔忡，烦躁不寐，多汗，舌红，脉细数等。久病及肾，水不涵木，可致阳亢风动，则手足震颤。以上种种病变，纷繁复杂，临证治疗，应谨守病机，勿忘其本在肝。瘿肿是本病最主要的临床特征，皆由气、血、痰或单一或相兼结而成之。《素问·至真要大论》云"结者散之"，方用柴胡疏肝解郁，香附理气疏肝，川芎行气活血，三药相合，行气止痛之力益增。青皮取其走胸胁，疏肝气之功。佐以芍药、甘草柔肝缓急止痛；枳实理气解郁，泄热破结，与柴胡为伍，一升一降，调畅气机，并奏升清降浊之效；与白芍相配，又能理气和血，使气血调和；法半夏、生牡蛎以化痰软坚散结。甘草兼调诸药，为使药之用。诸药相合，疏肝行气，化痰散结，使肝气条达，血行通畅，痛止而肿块亦除。临床治疗常用理气、化痰、活血、清热等散结法，应用时尚须根据辨证论治加以灵活运用，方能取良效。

（二）从痰论治

历代医家认为瘿病的基本病理是气滞痰凝壅结颈前。肝郁津血失于正常输运，脾虚水湿不得转输，遂聚湿生痰，阻碍血运，痰瘀互生互结；或气痰瘀血久而化火，进一步炼液为痰。金代《儒门事亲》记载用海带、海藻、海蛤、昆布、连翘等药物制作化瘿丹；宋代《太平圣惠方》记载"治瘿气经久不消，神效方"方中使用了海带、昆布、海藻等；元代《卫生宝鉴》的用含海带、贝母的海带丸治瘿气久不消；明代《证治准绳》曰"治瘿瘤结硬，守瘿丸"亦用到海藻、昆布。可见此法已被各代医家认可，认为瘿病大多为痰作祟，治疗不离化痰散结法，《神农本草经》提出海藻有治疗瘿瘤气的功效；《本草经疏》中记载昆布"东垣云：瘿坚如石者，非此不除，正咸能软坚也"，此盖为医家选药之理论。现代医学认为海藻、昆布是治疗单纯性甲状腺肿最有效的中药药物。痰气凝滞日久，使血液的运行受阻而产生血行瘀滞，则可致瘿肿较硬或有结节，肿块经久不消。因此痰瘀互结是本病的一个基本病机，化痰祛瘀是其基本治法，所以活血化瘀药也是其常用药，频次高的为三棱和莪术，此二药常相须使用，既入血分，又入气分，有破血行气、消积止痛之功效，适用于气滞血瘀伴有疼痛者。"气病多从火化"忧患郁怒，痰气壅结，郁久极易化火，热毒与甲状腺结节的关系最为密切，无论痰凝气阻还是气滞血瘀，都会郁久化热，因此清热解毒以消瘿散结是其常用治法，夏枯草是治疗甲状腺结节的首选药物，《本草纲目》言"夏枯草大治瘰疬散结气"。其性辛苦寒，味辛能散结，苦寒能泄热。此时期的病机为气滞日久，肝疏泄失度，横逆犯脾，脾失健运，滋生痰浊，痰气郁结，化火伤阴，血脉瘀阻，久而成瘀，气、痰、瘀互结成瘿，多表现为甲状腺弥漫性肿大，质地坚韧或兼有结节，神疲乏力，食欲不振，胸胁胀满，善太息。运用软坚散结、健脾化痰的原则，方用四海舒郁丸合实脾饮加减，若兼有血瘀，可适当配伍郁金、川芎等活血化瘀之品。

（三）从瘀论治瘿病

瘀在甲状腺肿大发病中也起到了重要作用，甲状腺肿大迁延日久，可产生血瘀。历代医家非常重视血瘀与甲状腺肿大的关系。如《杂病源流犀烛·颈项病源流》曰："瘿瘤者，气血凝滞、年数深远、渐长渐大之症。"《外科正宗》指出："瘿瘤之证，非阴阳正气结肿，乃五脏瘀血、浊气、痰浊而成。"甲状腺肿大患者血瘀的形成多与气滞痰凝有关，气能行血，气行则血行，气滞则血瘀。《灵枢·百病始生》说："若内伤于忧怒则气上逆，气上逆则六输不通、温气不行，凝血蕴里而不散。"表明气滞不畅可导致瘀血。痰凝日久，能阻滞气血运行而致瘀。《丹溪心法》中提到"痰挟瘀血碍气而病"。痰瘀互结于颈前，而发瘿肿，且质较硬或有结节。

发展成顽痰瘀结时，甲状腺可坚硬如石。

（四）从气血论治瘿病

马建根据多年的临床经验，认为本证型是瘿病的后期，此期的病机为病程日久，阳气耗损，脾阳虚致气血生化无源，肾阳虚衰不能温阳化气，则全身各脏腑皆受影响。痰凝气滞日久，使血液运行受阻而引起血脉瘀滞，则可致瘿肿较硬或有结节，肿块经久不消，日久便可消耗正气。痰气搏结日久则血行不畅，瘀血内生，与痰气相凝而生结节；邪侵日久，也易产生内热，耗伤气血。此时补阴药和补气药的应用相对偏多。本病日久不消，耗伤正气，精血不足，形成虚实夹杂类瘿病，所谓"久病必虚"。本病到后期就会出现气阴两虚证，治宜益气健脾。益气养阴法是治疗甲状腺结节及甲状腺结节术后复发的主要法则。常用黄芪、太子参、黄精等补脾肺气，麦冬、沙参、玄参等补肺胃阴，生地、女贞子、旱莲草、牡蛎、鳖甲等补肝肾阴。若表现为甲状腺肿大、精神萎靡、面色少华、畏寒肢冷、乏力、食少纳呆、全身浮肿、腰膝酸软等甲状腺功能减退的症状，在此时期采用补脾益肾、软坚散结的治疗原则，方用右归丸或八味肾气丸合消瘿丸加减。

（五）从少阳论治

张国骏认为气机升降出入失常为瘿病之病机关键，少阳为气机升降出入之枢纽，同时少阳经腑为气机疏泄之物质基础，故治从少阳，调理少阳通道，使枢机利而气机顺，气机顺则气滞可化，血瘀可散，痰凝可消，而瘿病可治。小柴胡汤为少阳之主方，方中柴胡辛、苦，入于肝胆经，升中有散，升中有降，疏泄少阳气机之郁滞，可推陈致新，升达胆气。黄芩苦寒降泄，泄少阳气机郁滞之热，同时可消痰利气，柴胡之升散与黄芩之降泄，升降相因，寒温并用，可和解少阳之枢机，调理气机之升降出入，清阳升而浊阴降，结气散而瘿肿消，同时配以半夏燥湿化痰、消肿散结，以散瘿之结聚，以消瘿之痰凝，生姜性辛温，可下气而除痰，可制半夏之毒性，可佐半夏之化痰降气之功；人参、大枣、炙甘草扶助正气，使行气而不伤气，益气以防病之变，气血阴阳皆以补之，取其正气存内，邪不可干之意。全方以"和"为中心，有升有降，有寒有温，有补有散，共奏调畅气机、条达上下、疏利三焦、扶正祛邪之效，通过和解少阳，使气血和、阴阳和，阴阳和则阴平阳秘，瘿病可治。

治疗瘿病，总以调畅气机为主，临证过程中应根据瘿病兼证之不同，患者体质之差异等灵活加减运用，遵仲景之"随证治之"之原则，辨证施治。

（李永华）

第四节　亚急性甲状腺炎

亚急性甲状腺炎（subacute thyroiditis，SAT）可分为亚急性肉芽肿性甲状腺炎和亚急性淋巴细胞性甲状腺炎，前者也可称为巨噬细胞性甲状腺炎、亚急性痛性甲状腺炎或DeQuervain甲状腺炎，后者也可称为无痛性甲状腺炎、寂静型甲状腺炎等，西医学认为其发生与病毒感染和自身免疫有关。随着我国社会的发展，经济的进步，人们的精神和工作压力逐渐加大，亚甲炎的发病率也不断增加，以20～50岁女性多见。

中医学中不存在甲状腺炎的具体病名，根据其临床特点，中医学将亚甲炎归属为"瘿病"的范畴，瘿病亦包括"瘿气"、"瘿瘤"、"瘿痈"、"瘿痛"、"瘿肿"等。关于"瘿"的记载，最早可追溯到战国时期，《庄子·德充符》中即有"瘿"的记载。瘿病一名，最早见于《诸病源候论·瘿候》一文中，其详细地阐述了瘿病的病因病机，认为其发生与环境因素、体质因素、情志饮食等因素有关。唐代孙思邈《备急千金要方》将瘿瘤分为"石瘿"、"气瘿"、"劳瘿""土瘿"、"忧瘿"等五类。汉代许慎《说文解字》注曰："瘿，颈瘤也。"现代医家多对亚急性甲状腺炎的命名也有详尽论述，有学者认为根据其病因病机临床表现特点将亚急性甲状腺炎称为"瘿痛"比较合适。亦有学者认为外感温热时毒是亚急性甲状腺炎的病因特点，结合其发病部位，故将其中医命名为"瘿毒"更为适宜。对于亚甲炎后期出现甲状腺功能减退症状，属中医学中"瘿病"、"虚劳"范畴。

一、临床诊断要点与鉴别诊断

（一）诊断标准

（1）急性炎症的全身症状。
（2）甲状腺区特征性疼痛：自发性疼痛剧烈、放射痛、疼痛可转移至对侧。
（3）甲状腺肿大，质硬，触痛明显。
（4）血沉明显增快，常大于50mm/h。
（5）根据患者的就诊时间和病程差异，实验室检查结果各异。典型患者甲功及摄碘率呈现如下四期表现。其中，"早期"与"过渡期"可合称为"甲状腺功能亢进症期"（表2-2）。

表2-2 亚急性甲状腺炎不同时相实验室变化

时期	T_3	T_4	TSH	摄碘率
早期	↑↑	↑↑	↓↓	↓↓
过渡期	↑	↑	↓	↓↓
甲状腺功能减退症期	↓	↓	↑	↑或↓
恢复期	正常	正常	正常	正常

（二）鉴别诊断

1. 甲状腺功能亢进症期与其他甲状腺毒症的鉴别

（1）Graves病甲状腺功能亢进症症状严重，可出现突眼，胫前黏液性水肿，肌震颤，甲状腺可闻及血管杂音，但颈部疼痛不明显，血清FT_3、FT_4水平明显增高，TSAb阳性，此时甲状腺彩超（甲状腺弥漫性肿大，血流丰富）和ECT检查（摄取功能明显增强）是主要的鉴别点。

（2）无痛性甲状腺炎（PST）是亚甲炎的一种特殊类型，病理类型是亚急性淋巴细胞性甲状腺炎。特点是以甲状腺毒症为主要表现，一般无前驱上呼吸道感染症状，颈部无疼痛，血沉正常或者轻度升高（＜50mm/h），TPOAb和TGAb一般正常，病理检查是主要的鉴别点。这里需要指出的是PST和Graves病临床表现相似，要注意从症状和彩超、ECT等检查方面加以鉴别。

2. 与颈部疼痛的鉴别

（1）上呼吸道感染：亚甲炎前驱期一般表现为咽部不适、疼痛、发热，一般经抗感染治疗疼痛缓解不明显，同时出现体重下降，心悸，怕热、出汗等甲状腺毒症表现。

（2）急性化脓性甲状腺炎：一般出现全身败血症表现，甲状腺疼痛更为明显，但多数不会出现甲状腺功能改变的表现，白细胞和中性粒细胞增高，而血沉不增快，抗感染治疗有效。

（3）甲状腺囊肿或腺瘤样结节急性出血：疼痛在用力后骤然出现，甲状腺局部有波动感，血沉和甲状腺功能正常，超声检查可见包块内有液性暗区。

（4）疼痛性桥本甲状腺炎：血沉正常，血 TPOAb 和 TGAb 水平明显增高，甲状腺活检是淋巴滤泡形成。

（5）淋巴结炎或淋巴结结核：颈部彩超可以鉴别出肿大非甲状腺组织。

3. 甲状腺肿结节

亚甲炎多数表现为单发结节，而目前甲状腺结节的发病率非常高，涉及几乎所有甲状腺疾病，因此在临床工作中，除了从临床症状和体征上加以鉴别外，掌握亚甲炎的彩超特征非常重要，同时 ^{99m}TC 甲状腺延迟显影对鉴别也很有意义。亚甲炎的彩超特征：甲状腺多数为对称性弥漫性中度肿大，也有单叶弥漫性或局限性肿大，病灶局限性单发或多发，为形态不规则低回声，病灶中心部位最低，边界模糊不清，后方回声增强；CDFI 检查为异常回声周边较丰富血流信号，而内部血流信号少数较丰富或无血流显示。

（1）甲状腺癌：对于年龄偏长的亚甲炎患者，甲状腺有时表现为无痛的单发结节，甲状腺 ECT 检查可表现为冷结节，临床非常容易和甲状腺癌混淆，但甲状腺癌的二维超声显示低回声，无包膜，内有微钙化灶，CDFI 检查显示病灶中心血流供应丰富，阻力指数高；^{99m}TC 甲状腺延迟显影结果甲状腺癌摄取比值高于亚甲炎，可能与恶性组织细胞代谢比炎性细胞更旺盛有关；有条件的应行甲状腺细针穿刺活组织病理检查，对鉴别最有价值。

（2）甲状腺腺瘤：临床表现无疼痛，甲状腺功能正常，而超声表现多为边界清楚的圆形实性肿块。

（3）孤立性甲状腺结节：无亚甲炎的典型表现，结节一般呈进展性发展，甲状腺功能正常。

（4）结节性甲状腺肿：超声显示多个结节，结节回声多样化，血流信号主要出现于结节周边，而结节内部和结节之间腺体内血流信号减少。

（5）桥本甲状腺炎：超声表现甲状腺峡部肿大明显，整个甲状腺呈不均匀低回声，并可见条索状高回声带交织，CDFI 显示血流较丰富。

二、中医辨病诊断

（一）临床诊断

（1）以颈前肿大或肿块，颈前疼痛、压痛，可有压迫感或放射性痛，发热为主症。

（2）常因感受火热之邪，或情志不遂所致。

（3）可伴有虚烦不寐，怕热，多汗，心悸，震颤，急躁易怒，多食易饥等临床表现。

（二）类证鉴别

1. 瘿囊

颈前肿块较大，两侧比较对称，肿块光滑，柔软，主要病机为气郁痰阻，若日久兼瘀血内停者，局部可出现结节。

2. 瘿瘤

瘿瘤表现为颈前肿块偏于一侧，或一侧较大，或两侧均大，瘿肿大小如桃核，质较硬。病情严重者，肿块迅速增大，质地坚硬，表面高低不平，主要病机为气滞、痰结、血瘀。

3. 瘿气

颈前轻度或中度肿大，肿块对称、光滑、柔软，除局部瘿肿外，后期可见阴虚火旺表现。严重者可致高热大汗，呕吐腹泻，烦躁谵妄，或面色苍白，四肢逆冷，神志淡漠，脉微细欲绝，甚至昏迷等气阴耗竭之候。

4. 瘰疬

颈项的两侧或颌下，可扪及大小不等的肿块，肿块一般较小，约胡豆大，多少不等互相串连，其中小者为瘰，大者为疬。严重者可破溃流脓，并出现疲乏、食欲不振、消瘦、低热等症状。

三、审析病因病机

1. 因外感而发

外感风热火毒之邪是瘿痈发病的主要外因。王旭等认为，本病初由风热毒邪蕴结、气血壅滞所致。由于风热、疫毒之邪侵入肺卫，致卫表不和而见恶寒、发热、出汗、咽干而痛、周身酸楚、倦怠乏力等，风热挟痰结毒，壅于颈前，则见瘿肿而痛。此观点与西医认为可能与病毒感染有关相吻合。

2. 外邪入里

气滞、血瘀、邪气停着及五脏失调。外感邪毒结聚日久易致气血阻滞不畅，导致痰瘀毒邪互结，气郁化火，肝火上炎，扰乱心神可见心悸、心烦，肝阳上亢，阳亢风动可见双手颤抖、急躁易怒等，肝失疏泄，冲任失调，故女子可见月经不调，经量稀少等。

3. 情志内伤

情志内伤是瘿痈发病的主要内因。《医学入门》认为其"原因忧患所致"。《济生方·瘿瘤论治》曰："夫瘿瘤者，多由喜怒不节，忧思过度，而成斯疾焉。大抵人之气血，循环一身，常欲无滞留之患，调摄失宜，气凝血滞，为瘿为瘤。"现代医家亦赞同此说。情志久郁不舒，加之素体气虚，卫表不固，热毒之邪乘虚入侵，邪阻瘿瘤致气滞血瘀，故而产生结块疼痛。

4. 内外因相互作用

本病也可与外感、内伤、疫毒有关系，交叉影响，其病机也甚为复杂。或由风温、风火客于肺胃，内有肝郁胃热，积热上壅，夹痰蕴结，以致痰气交凝，郁而化热，发为瘿肿疼痛。

四、明确辨别要点

1. 辨实火与虚火

本病见发热、多汗、肌肤灼热、急躁易怒、舌红、脉弦数者，多为火的表现。但火有实火、虚火之分。实火者，伴口苦咽干，胁胀乳痛，善叹息，痛经，舌红、脉弦的为肝火；伴心悸，失眠，多汗，烦热，小便赤涩，大便秘结，舌尖红、脉数的为心火；以多食善饥，渴喜冷饮明显的为胃火。阴虚生内热则为虚火，见心悸怔忡，健忘多梦，五心烦热，盗汗，舌红少津、脉细数者为心阴不足；见头晕头痛，耳鸣胁痛，烦躁易怒，手指震颤，舌红少苔而干、脉弦细数的为肝肾阴虚，虚火上扰，虚风内动；见口干咽燥，饥不欲食，大便干燥，心烦潮热，舌红少苔、脉细数的为胃阴虚。

2. 辨脏腑

本病中后期，在阴虚的同时，常出现气虚，其气虚之证多则累及心、脾、肾。如见心悸自汗，气促水肿，脉结代者为心气虚。若见纳呆，乏力，腹胀脘闷，水肿，便溏，舌淡、脉虚无力者为脾气虚。见耳鸣齿摇，腰膝无力为肾气虚。

3. 辨病情轻重

病初起者，因素体阴虚，情志不遂，肝郁气滞，见胸闷，烦躁，失眠，多食易饥，颈前肿大，两眼外突，舌红、脉弱或弦细等为主要临床表现，病情多属轻症。若见面部潮红，颈大而粗，眼突，烦躁易怒，多汗肤热，心悸肢颤，恶热头晕，口干而苦，舌质红，苔黄，脉细或细数者，多为火邪内郁，灼阴为痰，其证属重。如肝火亢盛，津液暴夺，症见高热大汗，呕吐腹泻，狂躁谵妄，甚至四肢厥冷，神志淡漠，脉微欲绝，则为亡阴亡阳之危症。

五、确立治疗方案

结合中医药其他综合治疗，根据亚急性甲状腺炎功能的临床特点可以采用以下方法分期辨证治疗。

初期：发病初期以发热、疼痛为重，颈前肿块初起、触痛明显，治以清热解表、散结止痛；热毒壅盛型及肝郁化火型多见于此期。

中期：此期发热渐轻，颈前肿块质硬疼痛，治以滋阴凉血散结、止痛消肿；此期多见阴虚火旺型。

末期：发展到病变后期或因失治误治，出现甲状腺功能减退，以怕冷、浮肿、腹胀等症为主时，治以温肾健脾、散结消肿。或病久导致气机不畅，气郁痰阻，以颈前肿块缩小或消失，疼痛渐轻，伴胁肋不舒，易怒，善太息，肢体困重，纳差时，治以理气解郁、化痰散结。

六、辨证论治

1. 热毒壅盛证

（1）抓主症：此型起病急，恶寒发热，头痛，咽痛或周身肌肉酸痛，颈部瘿肿疼痛。

（2）察次症：心悸多汗，心烦不眠，大便不畅。

（3）审舌脉：舌边尖红，苔薄黄或黄腻，脉浮数或弦滑脉。

（4）择治法：疏风清热，解毒消瘿。

（5）选方用药思路：由于患者劳倦过度，正气受损，藩篱不固，则易感外邪。风热疫毒外袭，致气血津液运行失常，气血痰热凝滞颈前，热毒壅遏，不通则痛。此型多为阳、实、热证，治疗急则治其标。方用银翘散加减。方中连翘、金银花清热解毒，散痛消肿；竹叶、夏枯草以助连翘、金银花清热；浙贝母、桔梗、牛蒡子祛痰以助连翘、金银花散痛消肿；桔梗利气，薄荷疏肝行气，以解肝郁；延胡索活血行气；蒲公英泻热解毒、散痛消肿；佐以甘草以助清热解毒之效。全方降泻滞气之利，气利则结散，活血则瘀去痛止。

（6）据兼症化裁：高热者，加石膏、知母、山栀子，以加强清热；大便秘结者，加全瓜蒌、玄明粉、大黄，以清热通腑。

2. 肝郁化火证

（1）抓主症：此型多为颈部瘿肿疼痛，口苦，口干欲饮。

（2）察次症：心悸多汗，大便干结，手指抖，急躁易怒。

（3）审舌脉：舌质红，苔薄黄，脉弦细。

（4）择治法：清肝泻火，活血化瘀。

（5）选方用药思路：多由于情志不畅致气血不和，肝郁气滞血瘀，脾胃升降失常，脾失健运，气虚血少，水湿凝聚成痰。此型主要是由气、痰、瘀壅结所致。方用栀子清肝汤。方中栀子清泻三焦火邪，凉血，解毒，利湿；柴胡疏肝解郁；黄芩、黄连助栀子清热利湿，泻火解毒；石膏助栀子、黄芩、黄连清热泻火；白芍平抑肝阳，养血敛阴；当归补血活血；川芎行气活血化瘀；牡丹皮清热凉血，活血化瘀，四药合用使气行、血盈、血活、瘀去而痛止；牛蒡子化痰、解毒消肿；佐以甘草补脾益气，清热解毒。

（6）据兼症化裁：颈痛较甚者，加制乳香、制没药，以行气活血，通络止痛；心悸、多汗、手颤明显者，加炒枣仁、麦冬、煅龙牡、天麻，以滋养心肝，宁心熄风。

3. 阴虚火旺证

（1）抓主症：发热渐轻，颈前肿块质硬疼痛。

（2）察次症：口干咽燥，五心烦热，头晕目眩，失眠多梦，心悸不安，自汗盗汗，声音嘶哑。

（3）审舌脉：舌质红，少苔或黄苔，脉弦细数。

（4）择治法：滋阴泻火，散结止痛。

（5）选方用药思路：火热内盛，耗伤津液，导致阴虚火旺之候，其中以心肝阴虚最为常见。方用清骨散加减。方中柴胡疏肝解郁，解表和里；青蒿、胡黄连、知母、地骨皮滋阴降火，清热凉血，泻火解毒；贝母、甘草清热解毒，润肺止咳；鳖甲、牡蛎软坚散结，安神敛汗。

（6）据兼症化裁：虚风内动，手指及舌体颤动者，加钩藤、白蒺藜、鳖甲、白芍；脾胃运化失调致大便稀溏，便次增加者，加白术、薏苡仁、山药；肾阴亏虚而见耳鸣腰膝酸软者，酌加龟板、桑寄生、牛膝、女贞子；病久正气伤耗，津液不足，而见消瘦乏力，妇女月经量少或经闭，男子阳痿者，可酌加黄芪、太子参、山茱萸、熟地黄、枸杞子、制首乌等。

4. 痰瘀互结证

（1）抓主症：常见颈前肿块较大，按之较硬或有结节，疼痛更剧。

（2）察次症：胸闷，纳差。

（3）审舌脉：舌质暗或紫，舌边有瘀斑瘀点，舌下络脉明显，舌苔白腻或黄腻，脉弦涩。

（4）择治法：理气活血，化痰消瘿。

（5）选方用药思路：随着病情发展或患者素来肝气不舒，久有气滞，气滞加速痰凝，痰凝加重气滞，气为血之帅，气行则血行，气滞则行血无力，久则出现血瘀。瘀血与痰随气而行，痰瘀互阻于颈部而发病。方用柴胡疏肝散合血府逐瘀汤加减。方中柴胡、香附疏肝解郁；香附、陈皮、枳壳理气调中；夏枯草散结消肿；枳壳与浙贝、陈皮相合化痰散结；川芎行气、活血、化瘀；白芍养血敛阴；佐以甘草补脾益气，调和诸药。血府逐瘀汤，重于活血化瘀，瘀去则瘿消。诸药相合使肝疏、气行、血盈、瘀去、痰散、结消。

（6）据兼症化裁：郁久化火而见烦热者，可加夏枯草、牡丹皮、玄参，养阴清热；结块质地较硬，瘀血较重者，可加乳香、没药、黄药子、穿山甲等活血散结之品。

5. 脾肾阳虚证

（1）抓主症：此型表现多为颈部瘿肿，疼痛不甚或隐痛。

（2）察次症：神疲乏力，畏寒喜暖，腹胀纳呆，四肢浮肿，心悸怔忡，大便溏薄。

（3）审舌脉：舌体胖大，边有齿痕，苔薄白或白腻，脉沉细。

（4）择治法：温肾健脾，益气活血化痰。

（5）选方用药思路：此证型多由于病程迁延日久或失治误治，加之素体阳虚阴盛，或先天肾阳不足，损伤后天脾胃，脾失健运，痰湿内生，阳气虚衰气血运行不畅，故气血痰交结成瘿。方用参苓白术散、金匮肾气丸、附子理中丸等。附子理中丸以人参、白术、甘草、益气健脾、燥湿和中；干姜、附子温中祛寒。金匮肾气丸则重用山药、山茱萸、干地黄补肝肾脾肾而益精血，佐以附子、桂枝温阳化气。方中补肾药居多，而温阳药较少，其立方之宗旨，并非峻补，而在于鼓舞肾气，取"少火生气"之义。又配泽泻、茯苓利水渗湿；牡丹皮清泻肝火，使邪去而补益得力，补中有泻。

（6）据兼症化裁：如下肢浮肿，小便短少者，可服济生肾气丸，以滋肾助阳，加强利水之功；血瘀者，加益母草、泽兰、红花化瘀行水；五更泄泻者合用四神丸温脾暖肾、固肠止泻；如脾虚湿盛以致下利清谷不止者，加党参、薏苡仁、扁豆、砂仁，以及罂粟壳、草豆蔻、乌梅、诃子以健脾渗湿，固肠止泻。

七、中成药选用

（1）板蓝根冲剂

主证：热毒壅盛证。

组成：板蓝根。

用法：开水冲服，每次 10g，每日 3 次。

（2）贯黄感冒冲剂

主证：热毒壅盛证。

组成：贯众、三叉苦、黄皮叶、生姜、路边清、马来酸氯苯那敏。

用法：开水冲服，每次 10g，每日 3 次。

（3）抗病毒冲剂

主证：热毒壅盛证。

组成：板蓝根、忍冬藤、山豆根、鱼腥草、重楼、青蒿、贯众、白芷、土知母。

用法：开水冲服，每次 12g，每日 3 次。

（4）银黄含片

主证：热毒壅盛证。

组成：金银花、黄芩。

用法：含服。每次 2 片，分次含服。

（5）小金胶囊

主证：痰郁互结证。

组成：人工麝香、木鳖子、制草乌、枫香脂、乳香、当归、没药、五灵脂、地龙、香墨。

用法：口服。每次 4 粒，每日 2 次，小儿酌减。

（6）肿节风分散片

主证：**热毒壅盛证。**

组成：肿节风。

用法：口服，每次 4 片，每日 3 次。

（7）夏枯草膏

主证：**热毒壅盛证。**

组成：夏枯草。

用法：口服，每次 9g，每日 2 次。

八、单方验方

（1）初期药用温胆汤和连翘败毒汤加减，中期药用肉蔻四神丸加减，恢复期药用逍遥丸加味。

（2）加味小柴胡汤（柴胡、黄芩、沙参、半夏、金银花、连翘、蜈蚣），随症加减，每日 1 剂，水煎服。

（3）加味普济消毒饮（柴胡、黄芩、黄连、连翘、蒲公英、浙贝母、板蓝根、桔梗、玄参、马勃、牛蒡子、僵蚕、薄荷、甘草），每日 1 剂，水煎服。

（4）自拟清瘿汤（大青叶、连翘、板蓝根、夏枯草、桃仁、丹参、玄参、牛蒡子、浙贝母、白芍、延胡索、桔梗），每日 1 剂，水煎服。

九、中医特色诊疗技术

临床观察表明，中药内服外敷法治疗亚甲炎具有疗效好，不良反应小，复发率低，治疗成本低，患者依从性好等优势。

中药外敷方药举例：

1. 自拟消瘿膏

夏枯草、海藻、牡蛎、黄药子、栀子、连翘、清半夏，将上方研成末，连同蜜糖搅拌，直至变成均匀的糊状。摊平玻璃纸，将调好的药物平摊在玻璃纸上，制成长 2cm，厚 2mm，周围用棉花围起的敷贴。

2. 消毒贴

将免煎颗粒金银花、野菊花、蒲公英、紫花地丁、紫背天葵加入适量的食用醋调匀成膏状，将药物均匀涂于纱布上制成敷贴，贴置于患处，以胶布固定，外敷时间 8h，每日 1 次。

3. 外敷金黄膏

大黄、黄柏、姜黄、白芷、陈皮、苍术、厚朴、天花粉、甘草、凡士林为组成成分。

4. 夏银散膏

夏枯草、金银花、连翘、牡蛎、三棱、莪术、冰片（剂量比例为 3 : 2 : 2 : 2 : 1 : 1 : 2），上述药研末后，用醋调和成糊状；用法：将药涂于敷料上，厚约 2mm，大小超出肿块边缘 2cm，用胶布固定，每日换药 1 次，共外敷 2 周。

十、预防调护

患者应保持心情舒畅，避免情绪波动和精神刺激。

坚持合理治疗，定期复查是本病能够痊愈和减少或防止病情复发的关键。

鼓励患者进食富有营养的食物及新鲜蔬菜。忌食肥腻、香燥、辛辣之品。

注意适当休息，预防外感病邪。如患外感病证应积极治疗。在病情尚未缓解之前，慎妊娠及手术，以防病情加重。

本病病程较短、年轻、证候以实证为主者，经积极治疗，预后一般较好。病程长、年老、病情反复发作、心脾肾虚损明显者，则较难病愈。若见热甚阴脱阳亡者，预后不良。

十一、各家发挥

（一）分期论治

亚急性甲状腺炎在病程进展的过程中有较明显的症候分期，故一些医家用本病的不同分期来指导本病的治疗。

李倩倩将本病分为3期；早期：表现为风热袭表、肝胃郁热型，此期多表现为阳、实、热证，治当清热解毒、养阴生津、理气疏肝、通络止痛。方用逍遥散或玉女煎加减；外感风温邪毒，郁于肌表，卫失固摄，邪毒内侵，致少阳经不利，发为肝胆郁热型，治当疏肝清热、化痰消瘿。方用柴胡清肝汤或龙胆泄肝汤加减；若邪气过盛，正不胜邪，经病及腑，三焦气化失常，痰浊内生，可发为肝胆湿热型，治当疏肝泄热、消痰散结。方用柴胡疏肝散与海藻玉壶汤加减；温邪留恋日久，伤及阴津，发为阴虚内热型，治当养阴清热、消肿止痛。方用补心丹合一贯煎加减。中期：表现为气阴两虚型，治当益气养阴、通络散结。方用生脉散加味；疾病经久不愈，阳气受损，无力鼓动血脉，气血凝滞，颈前肿痛不得消散，发为脾肾阳虚、痰癖阻滞型，治疗宜温阳健脾、益气活血、化痰消肿。方用参苓白术散加减。后期：病情可出现两种转归，一种患者病情好转，颈前肿块消退，另一种因久病气机不畅，血脉瘀滞，痰、气、瘀结于颈前，颈部肿块经久不消，发为痰瘀互结型，治疗当以软坚散结、理气化痰散瘀。方用消瘰丸加减；痰癖互结，日久不消，又可损伤气血，发为气血两虚型，治以益气养血，补肾健脾。方用补中益气汤合四物汤加减。

（二）从热毒论治

马建认为本病初期为感受温热之邪，而患者自身正气不足，无力抗邪，病势迅速传变入里而化热，并循经结于颈前，热毒蕴结，壅盛于局部而成"瘿毒"，《温病条辨》中记载："太阴之为病……尺肤热，头痛，微恶风寒，身热自汗，口渴，或不渴，而咳，午后热甚者，名曰温病。"与本病发病之初表现为发热，畏寒，口渴，汗出，咳嗽症状相同，温为阳邪，风则善发散，故发热，出而口渴，侵袭肺脏，失其肃降而咳。患者本虚，无力抗邪，温毒为热邪，热毒久不能泻，虚而不运，壅盛于局部，结于颈前易致气血阻滞不畅而成肿胀，不通则痛，故触按疼痛，热盛伤阴，阴虚而内热形成心烦，手足心热等症。马老师根据该疾病发展过程，综合《温病条辨》"太阴风温，温热，温疫，冬温，初起……辛凉平剂银翘散主之"及《素问·至真要大论》"风淫于内，治以辛凉，佐以苦甘"的原则。治疗以清热解毒，消导为主。金银花清热解毒，辟秽祛浊；连翘清热解毒的同时轻宣透表；桔梗利咽；薄荷、牛蒡子散风清热；甘草清热解毒，初期咳嗽者加杏仁以利肺气；渴甚者，加天花粉；热毒蕴结，项肿咽痛者，加马勃、玄参；颈前肿胀者加川芎，更加半夏以化痰散结；热毒势重加蒲公英、紫花地丁、石膏、知母；日久热毒渐入里，加生地黄、麦冬保津液，热盛伤津小便短者，加黄芩、栀子之苦寒，与生地黄、麦冬之甘寒，合化阴气，而治热淫所胜；兼有痰浊者，加浙贝母化痰。

（三）内外合治

自古以来外用中药膏剂治疗瘿痛被各大医家所使用，外用膏剂简便实用，同时配合内服药物治疗，具有疗程短、见效快、不良反应少、复发率低等优点。张彩云等采用蒙药哈布德尔-9（又名力毕巴勒珠尔），用鸡蛋清调成糊状，敷于患处，同时内服自拟验方清热消瘿汤（金银花、连翘、板蓝根、猫爪草、夏枯草、玄参、乳香、没药、蜈蚣）治疗本病。崔鹏应用自拟消瘿方内服，配合患处外敷甲肿一号（苏子、厚朴、香附、郁金、生牡蛎、鳖甲、麝香）治疗。

（杜丽坤）

第五节　慢性淋巴细胞性甲状腺炎

慢性淋巴细胞性甲状腺炎（chronic lymphocytic thyroiditis，CLT）又称桥本甲状腺炎（Hashimoto thyroiditis，HT），或桥本病，是一类常见的自身免疫性甲状腺疾病（autoimmune thyroid disease，AITD），为甲状腺炎中最常见的一种类型，占甲状腺疾病的 7.3%～20.5%，其临床表现为甲状腺肿大，部分患者见甲状腺功能异常，尤以原发性甲状腺功能减退症多见。近年来本病的发病率有上升趋势。多见于 30～50 岁女性，起病隐匿，发展缓慢病程较长，大部分患者在开始无症状，最早症状为乏力。主要表现为甲状腺肿大，多数为弥漫性，少数可呈结节状，质较硬。随着病情的发展，可出现甲状腺功能减退及黏液水肿表现。

中医学将桥本甲状腺炎归属于"瘿病"、"心悸"、"虚劳"等范畴。本病发病原因目前尚不十分明确，受感染、环境、遗传、碘摄入等诸多因素共同作用。

一、临床诊断要点与鉴别诊断

（一）临床诊断

1. 诊断标准

本病早期仅表现为 TPOAb 阳性，没有临床症状。病程晚期出现甲状腺功能减退的表现。多数病例以甲状腺肿或甲状腺功能减退症症状首次就诊。HT 表现为甲状腺中度肿大，质地坚硬。

病变过程大致分为三个阶段。①隐性期：甲状腺功能正常，无甲状腺肿或者轻度甲状腺肿，TPOAb 阳性，甲状腺内有淋巴细胞浸润；②甲状腺功能减低期：临床出现亚临床甲状腺功能减退症或显性甲状腺功能减退症，甲状腺内大量淋巴细胞浸润，滤泡破坏；③甲状腺萎缩期：临床显性甲状腺功能减退症，甲状腺萎缩。

甲状腺功能正常时，TPOAb 和 TgAb 滴度显著增高，是最有意义的诊断指标。发生甲状腺功能损伤时，可出现亚临床甲状腺功能减退症（血清 TSH 增高，TT_4、FT_4 正常）和临床甲状腺功能减退症（血清 TSH 增高，血清 TT_4、FT_4 减低）。^{131}I 摄取率减低。甲状腺扫描核素分布不均，可见"冷结节"。甲状腺细针穿刺细胞学检查（fine-needle aspiration cytology, FNAC）有助于诊断的确立。

临床上典型的 HT 仅占 15%，许多患者临床表现复杂多样，所以，HT 的诊断主要应结合临床表现和各项辅助检查结果。

2. 相关检查

（1）甲状腺功能检查：甲状腺素（T_4）浓度和游离甲状腺素指数（FTI）可以从低到高，但通常处于正常或偏低水平。甲状腺放射性碘摄取（RAIu）可以低于正常，也可过高，主要由 TSH 水平、甲状腺利用碘的效率和释放到外周循环中物质的性质所定。血清 TSH 浓度可反映患者的代谢状态，甲状腺功能正常者血清 TSH 正常，甲状腺功能减退症者血清 TSH 则升高。但有些三碘甲状腺原氨酸 T_3 和 T_4 正常的患者，TSH 也可升高，原因可能是由于甲状腺功能不全而代偿性 TSH 升高所致。

（2）血清免疫学检查

1）γ 球蛋白一般正常，升高时说明机体出现了高浓度球蛋白抗体（TGA），此时血沉可升高。

2）甲状腺微粒体抗体（MCA）和球蛋白抗体（TGA）对诊断有很大帮助，MCA 及 TGA 的阳性率分别为 95% 及 98% 左右，大多数滴度明显增高，前者的阳性率更高，敏感性更好。年轻患者可出现低滴度抗体或 TGA 阴性，但绝大多数 MCA 阳性。

3）抗甲状腺过氧化物酶（抗-TPO）抗体检测，HT 和 GD 患者可高度阳性，而甲状腺炎、甲状腺癌、系统性红斑狼疮等呈低滴度阳性。

（3）影像学检查

1）甲状腺放射性碘扫描：HT 的特征性表现为甲状腺增大，碘分布不均匀，与多结节性甲状腺肿的"冷"或"热"结节截然不同，局部碘累积的丢失，提示甲状腺病变严重。随着病情的发展，甲状腺碘浓度持续下降，进展迅速的 HT 甲状腺可无碘摄取，在同位素扫描中表现为"冷"结节。结合 TGA 和 TPO-Ab，对伴有局部疼痛的诊断有意义，同时也有助于鉴别亚急性甲状腺炎。杨吉生等认为甲状腺双时相显像技术有助于诊断，表现为血流增多而静态摄取量正常且分布不均匀。

2）超声成像：应用二维超声及彩色多普勒显像检查，发现 HT 多呈弥漫性回声减低型，同时伴有甲状腺肿大，其内纤维组织增生呈网格样改变，仅少数为局限性回声减低型及多发结节型，各型病变部位均呈多血流表现，甲状腺上动脉收缩期最高，流速除局限性回声减低型接近正常外，其余均较正常组织增高。

3）细针穿刺细胞学检查（FNAC）：穿刺活检 90% 的患者有淋巴细胞浸润，即使抗体滴度阴性，通过 FNAC 也可诊断，避免不必要的手术。对区别甲状腺良性或恶性结节的准确率为 85.9%，结合冷冻切片检查，确诊率为 92.6%。

（二）鉴别诊断

1. GD

由于 GD 和 HT 同属 AITD，发病机制具有很大相似性，某些致病基因也是相同的，血液中都可存在甲状腺自身抗体，因而在 HT 有甲状腺功能亢进症表现时常难以鉴别，而且近年来许多报道提示两者还可相互转化，进一步增加了临床鉴别的难度。

2. 萎缩性自身免疫性甲状腺炎

萎缩性自身免疫性甲状腺炎又称原发性黏液性水肿，是成人甲低最重要的原因，可以是因为阻滞型抗 TSH 受体的抗体所致，但也可以是非甲状腺肿大性 HT 的后期，也可以是自身免疫性多内分泌腺功能低下综合征的一部分。80%患者血清 TPO、TG 的抗体阳性（如阴性则可能为病程已较长），组织活检可见甲状腺普遍萎缩，偶见甲状腺滤泡和淋巴细胞浸润灶。

3. 急性甲状腺炎

急性甲状腺炎又称 De Quervain 甲状腺炎、巨细胞甲状腺炎或肉芽肿性甲状腺炎。本病儿童期少见，多见于病毒感染后，目前认为有关的病毒有麻疹病毒、腮腺炎病毒、流感病毒、肠道病毒、EB 病毒、腺病毒等。除因病毒感染本身引起炎症外，还可能与病毒感染诱发的免疫性损伤有关。辅助检查：血 T_3、T_4、游离 T_3、游离 T_4 在早期升高，后期可下降，甲状腺吸碘率可降低。通常，血中 TOP-Ab、TgAb 为阴性。

4. 急性化脓性甲状腺炎

急性化脓性甲状腺炎往往有发热、局部疼痛和触痛、吞咽困难，全身可能有其他化脓性感染灶，易于鉴别。

二、中医辨病诊断

（一）诊断依据

1. 体征

瘿病以颈前喉结两旁结块肿大为临床特征，可随吞咽动作而上下移动。初作可如樱桃或指头大小，一般生长缓慢。大小程度不一，大者可如囊如袋。触之多柔软、光滑；病程日久则质地较硬，或可扪及结节。多发于女性，常有饮食不节、情志不舒的病史，发病有一定的地区性。

2. 症状

早期多无明显的伴随症状，发生阴虚火旺的病机转化时，可见低热、多汗、心悸、多食易饥、面赤、脉数等表现。

（二）类证鉴别

1. 与瘰疬相鉴别

一是患病的具体部位，二是肿块的性质。瘿病的肿块在颈部正前方，肿块一般较大。正如《外台秘要·瘿病》曰"瘿病喜当颈下，当中央不偏两旁也"；而瘰疬的患病部位是在颈项的两侧，肿块一般较小，每个约胡豆大，个数多少不等，如《外科正宗·瘰疬论》描述说："瘰疬者，累累如串珠，连接三五枚。"

2. 与消渴病、瘿病中阴虚火旺证相鉴别

消渴病、瘿病中阴虚火旺的证型常表现多食易饥的症状，应注意和消渴病相鉴别。消渴病以多饮、多食、多尿为主要临床表现，三消的症状常同时出现，尿中常有甜味，但颈部无肿块。瘿病的多食易饥虽类似中消，但不合并多饮、多尿，而以颈部有瘿肿为主要特征，且伴有比较明显的烦热、心悸、急躁易怒、眼突、脉数等症状。

三、审析病因病机

1. 情志因素

情志不畅致肝失调达，气机郁滞，气滞湿阻，津液易凝聚成痰，气滞痰凝，壅结于颈前，形成瘿病。

2. 饮食水土失宜

饮食不节，可致脾失健运，水湿内停，失于输布，聚湿生痰，壅结颈前，日久化为瘿病。

3. 素体因素

妇女由于经、孕、产、乳等生理特点与肝经气血关系密切，在致病因素作用下，其易形成气郁痰结、气滞血瘀及肝郁化火等病理变化而患得瘿病。另外，素体阴虚之人，痰气郁滞之后易于化火，阴伤更甚，常使病程缠绵，病情愈加复杂。

总之，本病的病因病机为长期忿郁恼怒或忧思郁虑，导致肝失调达，气机不畅，而津液的正常循行及输布均有赖气之统率，气机郁滞，脾胃气机升降失调，加之脾虚无力运化，津液内停，聚湿生痰，壅结颈前，日久引起血脉瘀阻，气、痰、瘀三者合而为患。久病入络，痰、气、瘀交阻渐深，初起病例性质以实证居多，久病由实致虚，可见气虚阴虚等虚候或虚实夹杂之候。

四、明确辨证要点

1. 辨证候之虚实

瘿病以气、痰、瘀壅结颈前为主要病机，所以一般属于实证，其中应着重辨明有无血瘀。病程久后，由实致虚，常出现阴虚、气虚的病变及相应的症状，其中以心、肝阴虚尤为多见，从而成为虚实夹杂的证候。

2. 辨在气与在血

颈前肿块光滑，柔软，属气郁痰阻，病在气分；病久肿块质地较硬，甚则质地坚硬，表面高低不平，属痰结血瘀，病在血分。

3. 辨病情的轻重

若肿块在短期内迅速增大，质地坚硬，表现有结节，高低不平，或阴虚火旺症状较重，出现高热，大汗，烦躁，谵妄，神志淡漠，脉疾或微细欲绝者，均为重症。

五、确立治疗方略

目前中医药在改善患者的症状和体征，减缓本病的发展过程方面确实有良好的临床疗效。中医将辨病辨证相结合，对本病的病因分析不外乎外因和内因两部分，两者相互作用、相互影响而成本病，故病机上包括脏腑功能活动障碍，以肝脾肾三脏为主，也包括气滞、痰凝、血瘀等病理因素的形成，最终表现为甲状腺肿大及抗体异常。中医辨证呈虚实夹杂状态，因此在治疗上对方选选择多有不同，总以疏肝健脾补肾以治本，理气祛痰化瘀散结以治标，由于存在个体差异，每个个体在病机上的侧重点不同，故临床症状各不相同，治疗原则也不相同，这体现了中医药的个体化治疗的优势，最终实现缩小肿大的甲状腺，降低甲状腺自身免疫性抗体，可以弥补西医在药物治疗桥本病方面上的不足。

六、辨证论治

1. 气郁痰阻证

（1）抓主症：颈前正中肿大，质软不痛，颈部觉胀。

（2）察次症：胸闷，喜太息，或兼胸胁窜痛，病情的波动常与情志因素有关。

（3）审舌脉：苔薄白，脉弦。

（4）择治法：理气舒郁，化痰消瘿。

（5）选方用药思路：本证为肝气郁滞，气郁痰阻，应选用四海舒郁丸，方用青木香、陈皮疏肝理气；昆布、海带、海藻、海螵蛸、海蛤壳化痰软坚，消瘿散结。

（6）据兼症化裁：胸闷、胁痛者，加柴胡、郁金、香附理气解郁。咽颈不适加桔梗、牛蒡子、木蝴蝶、射干利咽消肿。

2. 痰结血瘀证

（1）抓主症：颈前出现肿块，按之较硬或有结节，肿块经久未消。

（2）察次症：胸闷，纳差。

（3）审舌脉：苔薄白或白腻，脉弦或涩。

（4）择治法：理气活血，化痰消瘿。

（5）选方用药思路：本证为气机郁滞，津凝成痰，痰气交阻日久成瘀，应选用海藻玉壶汤，方用海藻、昆布、海带化痰软坚、消瘿散结；青皮、陈皮疏肝理气；半夏、贝母、连翘、甘草化痰散结；当归、川芎养血活血。

（6）据兼症化裁：结块较硬及有结节者，可酌加黄药子、三棱、莪术、露蜂房、山甲片、丹参等，以增强活血软坚、消瘿散结的作用。胸闷不舒加郁金、香附理气开郁。郁久化火而见烦热、舌红、苔黄、脉数者，加夏枯草、牡丹皮、玄参以清热泻火。纳差便溏者，加白术、茯苓、怀山药健脾益气。

3. 肝火炽盛证

（1）抓主症：颈前轻度或中度肿大，一般柔软、光滑，性情急躁易怒。

（2）察次症：眼球突出，烦热，容易出汗，手指颤抖，面部烘热，口苦。

（3）审舌脉：舌质红，苔薄黄，脉弦数。

（4）择治法：清肝泻火。

（5）选方用药思路：本证为肝气郁结，郁而化火，火邪炼津成痰，痰气郁结，应选用栀子清肝汤合藻药散，方用栀子、牡丹皮清肝泻火；柴胡、芍药疏肝解郁；茯苓、甘草、当归、川芎益脾养血活血；海藻、黄药子消瘿散结，凉血降火。

（6）据兼症化裁：肝火亢盛，烦躁易怒，脉弦数者，可加龙胆草、夏枯草清肝泻火。风阳内盛，手指颤抖者，加石决明、钩藤、白蒺藜、牡蛎平肝熄风。兼见胃热内盛而见多食易饥者，加生石膏、知母清泄胃热。

4. 肝阴虚证

（1）抓主症：瘿肿或大或小，质软，病起缓慢。

（2）察次症：心悸不宁，心烦少寐，易出汗，手指颤动，眼干，目眩，倦怠乏力。

（3）审舌脉：舌质红，舌体颤动，脉弦细数。

（4）择治法：滋养阴精，宁心柔肝。

（5）选方用药思路：本证为痰气郁结，郁火伤阴，心肾阴虚，应选用天王补心丹，方用生地黄、玄参、麦冬、天冬养阴清热；人参、茯苓、丹参、当归益气生血；酸枣仁、柏子仁、五味子、远志养心安神。

（6）据兼症化载：肝阴亏虚、肝经不和而见胁痛隐隐者，可仿一贯煎加枸杞子、川楝子养肝疏肝。虚风内动，手指及舌体颤动者，加钩藤、白蒺藜、白芍平肝熄风。脾胃运化失调致大便稀溏，便次增加者，加白术、薏苡仁、怀山药、麦芽健运脾胃。肾阴亏虚而见耳鸣、腰酸膝软者，酌加龟甲、桑寄生、牛膝、菟丝子滋补肾阴。病久正气伤耗、精血不足而见消瘦乏力，妇女月经少或经闭，男子阳痿者，可酌加黄芪、山茱萸、熟地黄、枸杞子、制首乌等补益正气、滋养精血。

七、中成药选用

1. 夏枯草口服液

主证：肝火炽盛证。

组成：夏枯草。

用法：口服，每次 10ml，每日 2 次。

2. 雷公藤多苷片

主证：痰结血瘀证。

组成：雷公藤多苷。

用法：每日每千克体重 1～1.5mg，分 3 次饭后服。

3. 补元胶囊

主证：心肝阴虚证。

组成：黄芪、党参、山药、熟地、当归、杜仲、山茱萸、枸杞、甘草。

用法：口服，每次 5 粒，每日 3 次。

八、单方验方

（1）消瘿合剂：黄芪 30g，当归 10g，皂角刺 15g，三棱 15g，莪术 15g，山慈菇 10g，柴胡 10g，夏枯草 30g，生牡蛎 15g。水煎服，每日 3 次，连服 3 个月。

（2）软坚消瘿汤：柴胡、郁金、香附、青皮各 9g，瓜蒌皮 15g，山慈菇 12g，土贝母 9g，三棱 9g，白芥子 9g，自然铜 15g，蜣螂虫 6g。

（3）理气活血方：夏枯草 30g，柴胡 15g，半夏 10g，紫苏 10g，茯苓 10g，陈皮 12g，当归 15g，川芎 9g，丹参 15g，甘草 6g。

（4）柴胡疏肝散：柴胡、当归各 10g，香附、茯苓、黄药子各 12g，川芎、玄参、陈皮各 9g，黄芪 30g，夏枯草、浙贝母各 15g，甘草 5g。

（5）扶正清瘿方：柴胡 9g，郁金 9g，香附 9g，八月札 12g，婆婆针 12g，黄芪 30g，茯苓 12g，板蓝根 30g，黄芩 9g，桃仁 12g，红枣 20g，生甘草 6g。

九、中医特色技术

1. 隔药饼灸

把附子、肉桂、五灵脂、乳香按比例研细末，黄酒调治，取穴：大椎、命门、中脘、关元、肾俞、足三里。方法间隔灸，在穴位上垫上纱布，放置药饼，行大艾炷灸 5 壮，以局部发红为度。每日 1 次，30 天为 1 个疗程，6 个疗程后观察。

2. 外敷

愈瘿二号方外敷：夏枯草、三棱、莪术各 30g，半夏 20g，人工麝香 3g 等，双侧人迎穴局部外敷。

3. 针灸

取穴：①大椎、肾俞、命门；②膻中、中脘、关元。两组穴位交替使用，每次取穴 5 壮，每日 1 次，50 次为 1 个疗程。

4. 耳针疗法

选甲状腺、内分泌穴，毫针强刺激，留针 30min，隔日 1 次。

十、预防调护

保持精神愉快、防止情志内伤与针对水土因素注意饮食调摄，是预防瘿病的两个重要方面。患者应吃富于营养的食物及新鲜蔬菜，避免肥甘辛辣之品。慢性甲状腺炎患者在摄入大量碘剂后，甲状腺容易变硬，容易误诊为甲状腺肿瘤，有些患者容易发生亚临床甲状腺功能减退症，亚临床甲状腺功能减退症患者摄入大剂量碘剂容易进展到临床甲状腺功能减退症，对慢性甲状腺炎患者尽量避免大剂量碘剂摄入。保持精神愉快，防止情志内伤，以免诱发或加重病情。加强体育锻炼，增强体质和抗病能力。患病后应做到及早诊断、及时治疗，以防止病变迁延不愈，避免甲状腺功能减退症的发生。

治疗期间，应观察瘿肿的形质、大小及颈围的变化，并定期检查肿块硬度及活动度，及早察觉转化为"石瘿"的征兆。对瘿病患者出现发热、纳差、乏力、脉数等症状时，应适当休息，并及早给予检查，以防病情转变与恶化。

本病病程较长，自数月至数年，轻症或早期病例经治疗后，甲状腺可明显缩小或恢复正常大小，症状缓解，体征消失，甲状腺功能恢复正常，故预后良好。部分患者由于病程长久或甲状腺病变严重，甲状腺组织被广泛纤维组织所替代而导致甲状腺功能减退症状态，需长期服用甲状腺片治疗。本病癌变的发生率为 0.5%～22.5%，多数报道为 5%～17.7%，因此，必须提高警惕。

十一、各家发挥

（一）从肝郁论治

段富津认为瘿病与肝关系密切，其基本病理变化为"肝气郁结"。肝为风木之脏，内寄相火，以血为体，以气为用。若长期精神抑郁或猝暴悲怒，而使肝失条达之性，疏泄失职，影响津液的正常输布，导致津液不归正化而凝聚为痰，痰气互结与瘀血相搏则瘿肿而硬。肝气郁久化火，而见急躁、易怒、口苦等症。肝病及胃，胃热则消谷善饥；肝郁乘脾，脾失健运，出现倦怠乏力、消瘦、便溏、胫肿等症。肝火上灼心阴，母病及子，而致心阴亏虚，心神失养故见心悸怔忡，烦躁不寐，多汗，舌红，脉细数等。久病及肾，水不涵木，可致阳亢风动，则手足震颤。以上种种病变，纷繁复杂，临证治疗，应谨守病机，勿忘其本在肝。瘿肿是本病的主要临床特征，皆由气、血、痰或单一或相兼结而成之。《素问·至真要大论》云"结者散之"，临床治疗常用理气、化痰、活血、清热等散结法，应用时尚须根据辨证论治加以灵活运用，方能取得疗效。

王桥专用柴胡疏肝汤（柴胡、川芎、香附、枳壳各 10g，甘草 6g）加减治疗桥本病。心烦易怒，时欲叹气，加郁金、青皮、酸枣仁、夜交藤各 10g；面㿠白，形寒肢冷，加党参、黄芪、山药、熟地黄各 10g；手足潮热、多汗心悸，加生地黄、丹参、山茱萸、泽泻各 10g。

（二）从气阴亏虚论治

张懿以气阴亏耗，痰瘀阻结为主要病机，施以益气养阴、化痰散结之法，方予以生脉散合夏枯草、煅牡蛎、浙贝母、连翘、山慈菇、生地黄等，并根据患者不同临床症状随症加减：肝郁气滞明显者加用柴胡、薄荷、青皮、陈皮等疏肝理气；肝火炽盛明显者加用栀子、黄芩、柴胡等清肝泻火；血瘀痰凝明显者加桃仁、红花、当归等活血化瘀之品；脾肾阳虚明显者加用熟地黄、淫羊藿、益智仁等温补脾肾。

刘晓鸫以益气养阴法治疗本病，方用：黄芪、太子参、丹参、磁石各 30g，白术、茯苓、黄精、何首乌、白芍各 15g，生地黄 18g，天冬、枸杞子、玄参、海藻各 12g，红枣 20g，夏枯草 9g，甘草 6g。如喉旁压迫感减轻，心悸胸闷已除则去除上方磁石，加浙贝母、莪术各 9g，临床取得一定疗效。

（三）从痰瘀论治

彭勃认为本病属虚实夹杂，气滞、血瘀和痰凝为病之标，气血失调、阴阳失衡为病之本。故治疗当以扶正消瘿为法，调和气血以扶助正气，行瘀化痰以消瘿散结，旨在缓解体内阴阳失调，消除肿大的甲状腺，故以扶正消瘿法治疗桥本病，用黄芪、白芍、丹参各 30g，茯苓 20g，白术、黄精各 15g，桂枝、川芎、郁金、海藻、昆布、浙贝母、三棱、莪术各 10g 为基本方。甲状腺功能减退症者加熟地黄、淫羊藿、仙茅、鹿角胶；黏液性水肿者加茯苓、猪苓、车前子；甲状腺功能亢进症者加玄参、牡丹皮、夏枯草；甲状腺肿硬明显者加穿山甲、皂角刺等。

陈志才治疗本病确立了扶正消瘿的大法，基本方为党参 15g（或人参 5g），茯苓、丹参、赤芍各 10g，青皮、陈皮、半夏、炙甘草各 6g。甲状腺功能亢进症明显者加天冬、麦冬、五味子、熟地黄养阴；甲状腺功能减退症者加桂枝、鹿角片、淫羊藿助阳；有血瘀征象者加三棱。

朱良争治疗本病，主张以补为主、标本兼顾，采用扶正消瘿方法，调补肝肾、扶助正气为根本，配合理气化痰、祛瘀软坚以消瘿散结。朱良争根据中医典籍及多年临床经验，自拟验方治疗本病。基本方药物主要有生黄芪、黄精、地黄、枸杞子、女贞子、墨旱莲、菟丝子、沙苑子、灵芝、麦冬、香附、八月札、贝母、白芥子、牡蛎。方中大剂量黄芪为君药，益气健脾、大补元气；枸杞子、墨旱莲、女贞子均为滋补肝肾之品；沙苑子、菟丝子既可补肾益精，又有养肝明目之功；《本草纲目》中记载黄精"补诸虚……填精髓"；地黄养阴填精；灵芝扶正固本。以上诸药合用，调补肝肾之正气以治其本。另以香附、八月札疏肝理气，贝母清热化痰散结，白芥子化痰散结通络，牡蛎益阴软坚散结，共起理气化痰、消瘿散结之效；佐以麦冬养阴清心。全方以清补为主，兼顾祛邪，标本并治。

（刘影哲）

第三章　糖尿病及其并发症

第一节　糖　尿　病

糖尿病（diabetes mellitus）是一组由多种病因引起的以慢性高血糖为特征的代谢性疾病，是由于胰岛素分泌缺陷和（或）其作用缺陷所引起。长期碳水化合物及脂肪、蛋白质代谢紊乱可引起多系统损害，导致眼、肾、神经、心脏、血管等组织器官慢性进行性病变、功能减退及衰竭；病情严重或应激时可发生急性严重代谢紊乱，如糖尿病酮症酸中毒、高渗高血糖综合征。糖尿病是由遗传和环境因素的复合病因引起的综合征，但目前其病因和发病机制仍未完全阐明。根据目前国际上通用 WHO 糖尿病专家委员会提出的分型标准（1999）将糖尿病分成以下四类：1 型糖尿病、2 型糖尿病、其他特殊类型糖尿病和妊娠糖尿病。

糖尿病属于中医学"消渴"范畴，除"消渴"名称外，《内经》对此病多称为"消瘅"。

一、临床诊断要点与鉴别诊断

（一）诊断标准

目前国际上通用 WHO 糖尿病专家委员会提出的诊断标准，要点如下：

（1）糖尿病诊断是基于空腹（FPG）、任意时间或 OGTT 中 2h 血糖值（2hPG）。空腹指 8～10h 内无任何热量摄入。任意时间指一日内任何时间，无论上一次进餐时间及食物摄入量。OGTT 采用 75g 无水葡萄糖负荷。糖尿病症状指多尿、烦渴多饮、多食和难于解释的体重减轻。FPG 3.9～6.0mmol/L（70～108mg/dl）为正常；6.1～6.9mmol/L（110～125mg/dl）为空腹血糖调节受损（IFG）；≥7.0mmol/L（126mg/dl）应考虑糖尿病。OGTT 2hPG＜7.7mmol/L（139mg/dl）为正常糖耐量；7.8～11.0mmol/L（140～199mg/dl）为糖耐量受损（IGT）；≥11.1mmol/L（200mg/dl）应考虑糖尿病。糖尿病的诊断标准为：糖尿病症状加任意时间血浆葡萄糖≥11.1mmol/L（200mg/dl），或 FPG≥7.0mmol/L（126mg/dl），或 OGTT 2hPG≥11.1mmol/L（200mg/dl）。需重复确认一次，诊断才能成立。

（2）对于临床工作，推荐采用葡萄糖氧化酶法测定静脉血浆葡萄糖。如用全血或毛细血管血测定，其诊断切点有所变动。不主张测定血清葡萄糖。

（3）对于无糖尿病症状、仅一次血糖值达到糖尿病诊断标准者，必须在另一天复查核实而确定诊断。如复查结果未达到糖尿病诊断标准，应定期复查。IFG 或 IGT 的诊断应根据 3 个月内的两次 OGTT 结果，用其平均值来判断。在急性感染、创伤或各种应激情况下可出现血糖暂时升高，不能以此诊断为糖尿病，应追踪随访。

（4）妊娠期糖尿病诊断行葡萄糖耐量试验。OGTT 前 3 天正常饮食，每日碳水化合物在 150～200g，禁食 8～14h 后查空腹血糖，然后将 75g 或 100g 葡萄糖溶于 200～300ml 水中，5min 服完，服葡萄糖后 1h、2h、3h 分别抽取静脉血，查血浆葡萄糖值。空腹和服葡萄糖后 1h、2h、3h 四项血糖值分别为 5.3mmol/L、10.0mmol/L、8.6mmol/L、7.8mmol/L（95mg/dl、180mg/dl、155mg/dl、140mg/dl）。妊娠期两次或两次以上 FPG≥5.3mmol/L（95mg/dl）或 OGTT 四项值中 2 项达到或超过上述标准者，可确诊为妊娠糖尿病。

（5）儿童糖尿病诊断标准与成人相同。

（二）鉴别诊断

1. 症状鉴别

多饮、多食、多尿为糖尿病的主要证候表现。而神经官能症和尿崩症也具有多饮、多尿的类似症状，但后二者的多饮、多尿并不伴有多食，一般健康状况良好，而且尿量虽多，比重却低，无尿糖出现。糖尿病患者则尿比重高，尿糖常呈阳性，故临床不难鉴别。

2. 尿糖鉴别

尿糖阳性不一定是葡萄糖尿，更不一定是糖尿病。非葡萄糖尿：除葡萄糖外，戊糖、果糖、乳糖、半乳糖都可在尿中出现。如乳糖尿见于哺乳或妊娠期妇女及幼婴，并往往伴发半乳糖尿；戊糖尿及果糖尿偶见于进食大量水果后，为非常罕见的先天性疾患。这就要求我们利用各种化学和生化方法对尿糖的化学性质进行鉴定，如发酵法、葡萄糖氧化酶法、纸层析法及戊糖特殊反应法和果糖特殊反应法等，以确诊尿糖性质。

非糖尿病性葡萄糖尿：同样是葡萄糖尿，也并非均为糖尿病。

（1）生理性糖尿：食后糖尿：糖尿发生在饭后 0.5～1h 内，大量葡萄糖的吸收使血糖升高，超过肾糖阈而出现尿糖，而空腹血糖及糖耐量试验正常；饥饿性糖尿：发生于长期饱食或久病食少时，忽进大量糖类食物，胰岛的分泌不能适应，血糖过高而出现糖尿及葡萄糖耐量减低。但经继续进食几日后可恢复正常。

（2）肾性糖尿：先天性肾性糖尿：是一种先天性肾小管回吸收糖障碍的遗传性疾病，其肾小管的最大葡萄糖回吸收率低，肾糖阈低，在血糖正常时即可出现糖尿，一般不伴临床症状，无须治疗；继发性肾性糖尿病：可发生于肾病综合征、重金属中毒及少数妊娠期妇女，其空腹血糖及糖耐量试验完全正常。

（3）神经性糖尿：发生于颅脑创伤、脑出血、脑震荡、脑膜炎、全身麻醉及窒息时，可有暂时性血糖过高及糖尿。可能与应激状态下肾上腺皮质激素分泌活动有关。

（4）胰源性糖尿病：指继发于急慢性胰腺炎、胰腺癌及胰腺切除后的糖尿病，其病史、症状、体征都比较明确，尿糖一般不严重。

3. 与其他疾病鉴别

（1）内分泌疾病

1）尿崩症：由于脑垂体后叶病变，使抗利尿激素分泌和释放减少，引起中枢性尿崩症和肾小管对抗利尿激素反应降低而引起肾性尿崩症。临床表现为：多饮、多尿、消瘦、烦渴、失水等症状，与糖尿病症状相似，但尿崩症患者血糖、尿糖正常，尿比重<0.004，尿渗透压

＜280mOsm/kg，可与糖尿病相鉴别。

2）甲状腺功能亢进症：指甲状腺合成和分泌甲状腺增高，促使机体新陈代谢增强。临床表现：多食、多饮、消瘦等症状；甲状腺素促进肝糖原的分解，提高儿茶酚胺的敏感性，抑制胰岛素的分泌而使血糖升高，与糖尿病相似。但甲状腺功能亢进症主要为甲状腺功能各项指标 T_3、T_4 等高于正常并表现甲状腺功能亢进症特有的症状。

3）垂体瘤：由于垂体分泌和释放生长激素过多，拮抗胰岛素，促进糖异生，继发垂体性糖尿病或葡萄糖耐量异常。但垂体瘤具有典型的肢端肥大症和巨人症，血浆中生长激素高于正常，以及垂体瘤特有的症状等，可与糖尿病相鉴别。

4）库欣综合征：由于肾上腺皮质分泌肾上腺皮质激素过多，抑制胰岛素的分泌，与胰岛素相拮抗，促进糖异生，抑制己糖磷酸激酶，导致葡萄糖耐量降低，诱发糖尿病，引起血糖中等度升高，糖尿病症状较轻，但库欣综合征具有向心性肥胖，毳毛增多，并可出现脂肪垫、紫纹等特有的症状与体征，可与糖尿病相鉴别。

5）胰岛细胞瘤：由于胰岛细胞分泌胰高血糖素过多，拮抗胰岛素，促进糖异生和肝糖原分解，抑制胰岛 B 细胞分泌胰岛素，降低组织对葡萄糖利用等，而引起血糖升高。而血浆中胰高血糖素水平异常升高，结合 X 线透视、B 超、CT 等检查结果可与糖尿病相鉴别。

（2）肝脏病变：因肝脏病变使肝糖原贮备减少，糖原异生降低，胰岛素在肝内灭活能力减弱，肝炎病毒可累及胰岛 B 细胞而引起继发性糖尿病。但大多数是可逆的，随着肝功能的恢复，糖尿病综合征的症状也可得到缓解以至消失。同时本病具有肝病的特有体征且多伴有肝炎病史，均可与糖尿病相鉴别。

（3）胰腺疾病：因急慢性胰腺炎、胰腺肿瘤等损伤胰岛 B 细胞，分泌胰岛素减少，而出现继发性糖尿病。本病有其特殊的胰腺病变史，同时通过 X 线、CT 及 B 超等检测结果可与糖尿病相鉴别。

（4）慢性肾病：慢性肾功能不全或尿毒症时，常伴有肾小管浓缩功能失常，可出现多饮、多尿；肾功能不全引起电解质紊乱，细胞内缺钾影响胰岛素释放，而致血糖升高或葡萄糖耐量异常。肾小管重吸收功能障碍，可出现肾性尿糖。本病有肾病史及肾功能不全的各项指标，可与糖尿病相鉴别。

（5）肥胖症：体重超过标准体重的 10%～20% 为肥胖症。肥胖者基础胰岛素水平高，胰岛素对碳水化合物或含氨基酸食品需求增加，表现以餐后胰岛素浓度增高为特征，肥胖可引起胰岛素受体数目减少，对胰岛素敏感度降低，产生胰岛素抵抗，从而增加胰岛素的负担，胰岛长期超负荷，可引起胰岛功能减退，导致糖尿病。当经过严格控制饮食，加强运动，减轻体重，纠正高胰岛素血症，提高胰岛素敏感性，可得到恢复，以此与糖尿病相鉴别。

（6）急性应激状态：在感染、发热、外伤、手术、急性心肌梗死、急性脑血管病等应激情况下，体内肾上腺皮质激素等与胰岛素相拮抗的激素分泌增高，而引起一过性血糖升高或葡萄糖耐量异常。待病情稳定，应激因素消除，血糖可以恢复。如高血糖持续时间较久者，应考虑有糖尿病。

（7）药物因素：长期大剂量服用肾上腺皮质激素、水杨酸类药、噻嗪类利尿剂等药物可引起血糖升高或葡萄糖耐量降低，停药后，血糖可逐渐下降，恢复正常，可与糖尿病相鉴别。

二、中医辨病诊断

（一）诊断标准

1. 主症

口渴多饮、多食易饥、尿频量多、形体消瘦或尿有甜味等具有特征性的临床症状，是诊断消渴病的主要依据。

2. 兼证

有的患者"三多"症状不著，但若于中年之后发病，且嗜食膏粱厚味、醇酒炙煿，以及病久并发眩晕、肺痨、胸痹心痛、中风、雀目、疮痈等病证者，应考虑消渴的可能性。

（二）类证鉴别

消渴应注意与普通口渴证相区别，原则上说，消渴是一种病证，而口渴只作为一个临床症状，它既可出现于消证中，也可出现于其他多种疾病过程中。此外，无病之人或因天热、劳作汗出，或多食咸味，也会出现口渴欲饮，但它只是一种生理现象，而不是一种病态。消渴证之渴多久渴，在口渴的同时，多兼见小便多，有甜味，饮不解渴，消谷善饥，肌肉瘦消，胫腿干细等。而其他疾病：如伤寒热结阳明、邪入厥阴，热病余热在肺、肺燥津伤，久病亡津液、阴虚，产后血虚，劳倦口干，泄深伤液，水饮内停的蓄水证，则属于暴渴。其证得饮可瘥，且必各随其病证出现相应的临床症状，而不会有上述"三多"、尿甘、瘦削等证候。

消渴应注意与瘿病相鉴别。瘿病中气郁化火、阴虚火旺的类型，以情绪激动，多食易饥，形体日渐消瘦，心悸，眼突，颈部一侧或两侧肿大为特征。其中的多食易饥、消瘦，类似消渴病中的中消，但眼球突出，颈前瘿肿有形则与消渴有别，且无消渴病的多饮、多尿、尿甜等症。

此外，消渴证多尿、尿有甜味，这与通常的小便淋沥，或肾虚多尿证，亦有区别。

三、审析病因病机

（一）恣啖肥甘酒醴

膏粱之人，多啖肥甘，卤味太过，厚味酿热，热气内积，消谷耗津，产生消渴。

（二）五志过极

五志过极，如劳心竭虑，营谋强思，用心太过等"耗乱精神，过违其度"的结果，皆致心火内燔、郁热伤津，产生消渴，所以叶天士《临证指南医案·三消》有云："心境愁郁，内火自燃，乃消症大病。"

（三）房事不节

《外台秘要》中"房劳过度，致令肾气虚耗，下焦生热，热则肾燥，肾燥则渴"，说明房事不节与本病的发生亦甚有关系。

（四）热病火燥

火燥之渴，指天时岁令多火热，或热病燥热所致。刘完素《三消论》说"或因大病阴气损而血液衰虚，阳气悍而燥热郁热所成也"。

消渴的病机，河间主燥，子和主火，丹溪主肾虚；赵养葵、张景岳又提出肾阳命门不足之论，其中虚实互见，三焦兼病，颇为复杂。上焦肺气虚燥，不能输布水精之气，以致三焦结滞，腠理闭塞，肌肉失养。中焦脾胃不能尽转输溢之责，化而不输，致津液下渗，水津之气不上输肺以沛泽肌肤。下焦肾元虚耗，水火失调。肾水衰竭之结果，上不能济制心火之烁肺，成为上消；中不能润泽脾胃干燥，成为中消；下则肾火自亢，灼烁阴液，成为下消。久消久渴，肾中阴亏，命门之火微，素体肾虚，水气不升。总之，消渴病的病机为五脏阴阳失调、虚实夹杂、本虚标实。

四、明确辨证要点

1. 辨病位
消渴证，首辨三消脏腑定位：

（1）上消——肺燥——饮多，食不多，大便如常，溲多而频。

（2）中消——胃火燔烁——善渴善饥，能食而瘦，溺赤便闭。

（3）下消——肾虚火旺——精髓枯竭，饮水自救，随即溲下，小便稠浊如膏。

及其病久，多有传变，或合病。如上消不解，则阴伤气馁，病传中下；中消不解，火灼肺肾传及上下，或自燔伤及脾胃气阴，下消不解，阴伤及气（阳），阴阳两伤等，不一而足。

2. 辨虚实（虚火、实火）
本证多火，多虚。其中正虚为本，火亦多为虚火。初起年壮者，邪热有余的实火证，有时也有所见。《景岳全书·消渴》曰："此三消者，古人悉认为火证，然有实火者，以邪热有余也，有虚火者，以真阴不足也，使治虚证而不辨虚实则未有不误者矣。"故应区别：

邪火实证：大渴引饮，消谷善饥，心烦，便溏，溲频或赤，肌肉消瘦，脉数。

虚证阴火：五心热，面目黧瘦，耳轮焦枯，面赤唇红，盗汗，懒食干瘦，小便赤或小溲不摄，尿如脂膏、麸片，脉虚、细数，或浮芤。

3. 辨有火无火
《景岳全书·消渴》曰："三消证，古人以上焦属肺，中焦属胃，下焦属肾，而多从火治是固然矣，然以余论之，则三焦之火，多有病本于肾，而无不由乎命门者。夫命门为水火之府，凡水亏证固能为消为渴，而火亏证亦能为消为渴……阳不化气则水精不布，水不得火则有降无升，所以直入膀胱而饮一溲二，以致泉源不滋，天壤枯涸者，是皆真阳不足，火亏于下之证也"，又云："凡治三消者，必当察其脉气、病气、形气，但见本元亏损及假火等证，必当救根本以资化源，若但知为火而专务清理，未有不阴阳俱败者矣"。

4. 辨轻重、危候
"三消中，中上可治，下消难治，饮一溲一犹可治，饮一溲二不可治"（清·高鼓峰《医宗己任篇·消渴》）。元·戴元礼《证治要诀·三消》曰："三消久而小便不臭反作甜气，在溺桶中滚涌，其病为重，溅在桶边如柏烛泪者，此精不禁，真元竭矣。"

五、确立治疗方略

消渴属慢性病，水精下泄，久则多虚，常当滋补。虽或见有实证、火证，当属本虚标实，其火属虚火；实证亦与积滞、胃家实证有异。治疗上苦寒大剂、承气峻攻，亦当慎用。此外，治心肺宜制小其服，治肾肝宜制大其服。故中上之消，虽宜清火，却不可制之太急，苦寒败胃，引起上热未除，中寒复起，久生中满之证。在治疗消渴本证之时，对有火蕴结，腠理涩滞者，当兼予清热解毒，免生痈疽，对中寒食少者，不可太过寒凉，要注意养脾运化，免生中满肿胀之候。其他如雀目、耳聋，也要注意兼治。

六、辨证论治

1. 上消（燥热伤肺证）

（1）抓主症：烦渴多饮、口舌干燥。

（2）察次症：尿频量多。

（3）审舌脉：舌边赤红、苔薄黄、脉洪数。

（4）择治法：清热润燥，生津止渴。

（5）选方用药思路：本证为燥热伤肺证，应用消渴方以清热润燥，生津止渴。方用天花粉，以清热生津止渴；黄连，清热降火；生地黄、藕汁、牛乳，养阴、增液、润燥。

（6）据兼症化裁：若口干燥甚，火灼津燥，加麦冬、葛根，养阴生津。

2. 胃火中消证

（1）抓主症：多食易饥。

（2）察次症：口渴多饮，溲数，形体消瘦，或大便秘结。

（3）审舌脉：舌质红，苔黄燥，脉滑实有力。

（4）择治法：清胃润燥。

（5）选方用药思路：本证为胃火中消证，方用白虎汤以清胃润燥。方用白虎汤中石膏、知母清胃之热；粳米、甘草和中为引、入胃清热。

（6）据兼症化裁：若大便秘结甚，加火麻仁润肠通便。

3. 脾胃气衰证

（1）抓主症：消渴饥不能食或虽能食稍饥则馁，怔忡不安。

（2）察次症：渴饮不多，多饮则肿，溲清而甘，体疲乏力，大便溏。

（3）审舌脉：舌淡，苔薄，脉弱。

（4）择治法：益气摄精。

（5）选方用药思路：本证为脾胃气衰、谷精不守证，应用白术散以益气摄精。方用人参、白术、茯苓、甘草补脾益气；葛根升津止渴；木香、藿香祛除陈腐之气。

（6）据兼症化裁：若大便溏稀，加五味子，收敛固涩止泻。

4. 阴虚火旺证

（1）抓主症：尿频量多。

（2）察次症：口干舌燥，腰膝酸软，尿甜、浑浊如脂膏，或兼烦躁，遗精，失眠。

（3）审舌脉：舌红，苔白腻，苔脉细数。

（4）择治法：滋阴固肾。

（5）选方用药思路：本证为消伤肾阴、阴虚火旺证，应用左归饮合六味地黄丸以滋阴固肾。下消之证，肾阴不足为多见。肾虚之中，当辨有火无火，一般来说，凡阴虚生内热，自以肾中阴虚火旺最为常见。左归饮中，山药（宜多用）养脾阴摄精微；佐以山茱萸补肾固精，以固封蛰之本；熟地黄、枸杞补肾滋液；茯苓、甘草，甘淡育阴泄热。共奏补肾精、摄固之效，是为平补肾阴之剂。如火旺者，合牡丹皮、泽泻通利泄热，便为六味地黄丸的清补并行。

（6）据兼症化裁：若火旺甚者，加知母、黄柏泄热坚阴，热去则阴能守；气虚者，加人参、黄芪益气；气阴不足者，加生脉散兼补金水之气；小便混浊者，加益智、桑螵蛸、五味子固摄涩精。

5. 阴虚及阳证

（1）抓主症：小便频数，甚至饮一溲二。

（2）察次症：尿色清白如水，或见浑浊如膏，口渴少饮，面色黧黑憔悴，耳轮焦干，浮肿或少尿，或五更泄泻，腰膝酸软，形寒肢冷，阳痿早泄。

（3）审舌脉：舌质淡嫩，边有齿痕，苔白滑，脉沉细。

（4）择治法：引火归元，蒸腾水气。

（5）选方用药思路：本证为阴虚及阳，火不蒸腾，选用八味地黄丸、右归丸、左归饮、引火升阳汤以引火归元，蒸腾水气。金匮肾气丸之桂枝为肉桂，方中熟地黄、山茱萸，补肾精以作升津资本；又用牡丹皮、茯苓、泽泻，寓通利湿邪，以避其寒，用肉桂、附子蒸动阳气，成为一张水火阴阳平调之方。从原则上说，它对于阴虚及阳、阳气渐衰，虚热水湿残留内郁，戴阳上亢者较合适。临床上，当视阴阳水火之情形，灵活出入加减药量，有多向调节之功。右归丸既去牡丹皮、泽泻、茯苓之泄利，遂失通利之用，加上枸杞、牛膝、菟丝、杜仲、炙甘草，或更加鹿角胶、当归（丸），成为温肾补虚之正方。对命门火衰、火衰于下、先天禀弱、劳欲太过等元阳不足，导致火衰不能化气，气虚不能化液者较合适。

（6）据兼症化裁：若小便不利，加车前子，通利小便。

七、中成药选用

中成药的选用必须适合该病的证型，切忌盲目使用。中成药建议选用无糖颗粒剂、胶囊剂、浓缩丸或片剂。

1. 六味地黄丸

主证：肾阴亏损证。

组成：熟地黄、酒萸肉、牡丹皮、山药、茯苓、泽泻。

用法：口服。大蜜丸每次 1 丸，每日 2 次。

2. 麦味地黄丸

主证：肺肾阴亏证。

组成：熟地黄、山茱萸、山药、茯苓、牡丹皮、泽泻、麦冬、五味子。

用法：口服。大蜜丸每次 1 丸，每日 2 次。

3. 杞菊地黄丸

主证：肝肾阴亏证。

组成：枸杞子、菊花、熟地黄、酒萸肉、牡丹皮、山药、茯苓、泽泻。辅料为蜂蜜。

用法：口服。大蜜丸每次 1 丸，每日 2 次。

4. 金匮肾气丸

主证：肾虚水肿证。

组成：地黄、山药、山茱萸、茯苓、牡丹皮、泽泻、桂枝、附子、牛膝、车前子。辅料为蜂蜜。

用法：口服。大蜜丸每次 1 丸，每日 2 次。

5. 消渴丸

主证：气阴两虚所致的消渴病。

组成：葛根、地黄、黄芪、天花粉、玉米须、南五味子、山药、格列本脲。

用法：口服。饭前用温开水送服。每次 5～10 丸，每日 2～3 次。或遵医嘱。

八、单方验方

（1）玉壶丸：瓜蒌根、人参等份为末，蜜丸，梧子大，每服 30 丸，麦冬汤下。止渴益气生津。

（2）黄连研末，入猪肚内，蒸烂，捣如梧子大，饭饮下。清热止渴。

（3）黄连 250g，瓜蒌根 250g，为末，生地黄汁丸，梧子大，每牛乳下 50 丸，每日 2 剂。养阴清热止渴。

（4）黑豆（炒）、天花粉等份为末，面糊丸梧子大，每黑大豆汤下 70 丸，每日 2 次。清热生津，治肾虚消渴。

（5）晚蚕沙，焙干，每用冷水下 6g。或用玉米须、晚蚕沙各 30g，水煎服。如入鲜芭蕉根 120g 更好，连服半个月。清热止渴降糖。

（6）蚕茧 10 个，山药 30g，玉米须（玉米芯亦可）、知母、薏米根、地骨皮各 15g，水煎服，每日 1 剂。清热补脾摄精。

（7）鲜藕汁，顿服。清热育阴。

（8）猪脊汤：猪脊骨 1 尺 2 寸，大枣 49 枚，新莲肉 49 粒，炙甘草 60g，西木香 4.5g，水 5 碗，煎 1 碗。补阴收摄小便。

（9）山药、天花粉各 250g，略炒香，研细，和匀，分 30 包，每日 1 包，开水调下。补脾收摄清热止渴。

（10）消渴烦乱：干冬瓜瓤 30g，水煎服。

（11）薏米仁 60g，猪胰 1 条，共煮，1 次服，可常服。补阴补脾收摄；猪胰焙干、研粉，每次 5g，每日 3 次，开水送。

（12）肥胖人患消渴：黄精、泽泻、荷叶、虎杖、山楂，水煎，每日 1 次。治消渴，降胆固醇。

（13）菟丝子煎汁任饮。温养肾脏。

（14）消中易饥：肉苁蓉、山茱萸、五味子为末，蜜丸，梧子大，每汤下 20 丸。补肾摄精。

（15）文蛤散曰："文蛤即五倍子，最能回津，《本草》在海蛤文甚失其性，识者当自知之。"五倍子为末，水服方寸匕，每日 3 次。涩摄精气。

（16）人参为末，鸡子清调服。益气补元。

（17）五味子汤：生脉散加黄芪，补肺育阴。

（18）琼玉膏，又称生地黄膏。治渴通用。

九、中医特色技术

1. 体针

糖尿病患者进行针法治疗时要严格消毒，一般慎用灸法，以免引起灼伤。针法调节血糖的常用处方有：上消（肺热津伤）处方：肺俞、脾俞、尺泽、曲池、廉泉、承浆、足三里、三阴交；配穴：烦渴、口干加金津、玉液。中消（胃热炽盛）处方：脾俞、胃俞、足三里、三阴交、内庭、中脘、阴陵泉、曲池、合谷；配穴：大便秘结加天枢、支沟。下消（肾阴亏虚）处方：肾俞、关元、三阴交、太溪；配穴：视物模糊加太冲、光明。阴阳两虚处方：气海、关元、肾俞、命门、三阴交、太溪、复溜。

2. 耳针

耳针、耳穴贴压以内分泌、肾上腺等穴位为主，耳针疗法取胰、内分泌、肾上腺、三焦、肾、神门、心、肝为主穴，配穴：偏上消者加肺；偏中消者加脾、胃；偏下消者加膀胱。

3. 按摩

肥胖或超重的糖尿病患者可腹部按摩中脘、水分、气海、关元、天枢、水道等。点穴减肥常取合谷、内关、足三里、三阴交。也可推拿面颈部、胸背部、臀部、四肢等部位，用摩、揿、揉、按、捏、拿、合、分、轻拍等手法。

十、预防调护

（一）饮食方面

饮食治疗属于糖尿病基础治疗的范畴，也是年长者、肥胖型、症状轻型患者的重要治疗措施。患者应合理进行饮食控制，含糖量多的食物尽量不吃，多吃蔬菜，不暴饮暴食，生活保持规律。控制热能摄入量。成人休息状态下及轻、中和重度体力劳动每日每千克理想体质量应分别摄入 25～30kcal、30～35kcal、35～4kcal 和 40kcal 以上的能量。其中蛋白质在 15% 以下，糖类占 50%～60%，脂肪 30%。病情稳定的糖尿病患者，每日三餐者的热量分配分别为 1/5、2/5、2/5 或 1/3、1/3、1/3，每日四餐者的热量分配分别为 1/7、2/7、2/7、2/7。将热量换算成实物：食谱定制应按照每克蛋白质和糖类产热 4kcal、每克脂肪产热 9kcal 进行，做到定时定量，合理膳食。食物的合理分配：每日摄入谷类、肉类、蛋类、蔬菜、水果类，奶制品和油脂食物的比例适当，高糖食物尽量避免摄入，含胆固醇高的动物性食品和油炸食物要少食用，做到清淡饮食，戒烟限酒和食盐，摄入量最高为 6g/d。纤维素可延缓食物排空，降低餐后血糖高峰，促进糖类和脂肪代谢，所以要多食绿叶蔬菜、豆类和粗谷物等富含纤维素高的食物和含糖成分低的水果。

（二）运动方面

与饮食治疗一样，运动治疗也是糖尿病的基础治疗。因为适宜运动可以促进糖类和脂肪代谢，胰岛素敏感性得到增强，提高患者糖耐量水平，维持血糖和体质量在适宜范围。运动强度的合理确定运动强度一般以心率等于 170 减去年龄较为适宜。运动方式、时机、时间和频次的合理确定要根据患者的实际情况选择步行、慢跑、骑自行车、健身操、太极拳等有氧运动，一般在午餐或晚餐后 1h 左右进行运动，30 分钟/次，1～2 次/天，肥胖患者可适当增加活动频次，以降低体质量。运动时机体不得处于饱餐或饥饿状态。为避免低血糖的发生，服用降糖药物的患者应每日定时活动，避开血药浓度高峰时间进行活动。运动中出现胸闷、胸痛、视力模糊等异常情况，应立即停止运动并及时进行处理。对于合并有心脑血管疾病或严重微血管病变的 2 型糖尿病患者，应在医生指导下进行运动。

（三）心态方面

糖尿病患者需要终身治疗，并发症多，患者具有较大的心理压力，易产生抑郁、恐惧、焦虑等负性心态。患者需要保持心情愉悦，以乐观积极的心态面对疾病。

十一、各家发挥

（一）从脾虚方面论治

脾主运化，化生气血，脾气主升，为胃行其津液，以温养肌肉四肢，故脾为气血生化之源，后天之本。脾气强健，则布达精微，"水精四布，五精并行"；脾气虚弱，则清阳不升，浊阴不降，湿浊中阻，湿阻中焦，运化失常，百病由生。

（二）从脾肾亏虚论治

脾虚肾虚是人体衰老的主要原因，且以阳气的衰减、脏腑功能活动和气血运行无以温煦和推动血脉运行，故又有瘀血形成。

（三）从肾虚方面论治

程汉桥根据仲景"金匮肾气丸"首创温补肾阳法治消渴为启迪，认为消渴病机属下元虚冷、命门火衰，治当温补下元。

（四）从肝郁方面论治

肝体阴而用阳，肝阴易亏，肝阳易亢，肝失疏泄，气郁化火，必先耗肝阴，肝阴不足定致津枯而作渴，阴不足或气火生发太过必致阳亢而热淫。现代医学认为肝是人体重要的代谢器官，直接参与人体物质代谢，帮助脂肪、蛋白质的消化、吸收、转化、合成，维持血糖的平衡。肝功能失调，可使人体代谢紊乱而导致糖尿病。衡先培认为肝郁证在糖尿病患者中广泛存在，并对糖尿病肝郁证与血糖、并发症关系进行研究。

（五）从肝胃郁热论治

肝属木，脾胃属土，肝主疏泄，胃主受纳与和降。生理状态下，肝木的条达，可以疏泄中焦胃土的塞郁，即肝气得疏则胃气得降。在病理状态下，脏腑间是互相影响的。肝病可以传脾胃，是木乘土，反之则为土侮木。消渴病中肝郁病机产生后，会横逆犯胃，胃气不能和降形成肝胃同病的病机。《素问·阴阳别论》说："二阳结谓之消"，又说："二阳之病发心脾，有不得隐曲……其传为风消"。说明消渴病胃肠结热，若有隐曲之事，就可影响厥阴风木之脏，传为风消。同样说明了消渴病中肝胃郁热证的存在。

（王　洋）

第二节　糖尿病性心脏病

糖尿病性心脏病（diabetic cardiopathy，DCP）是指糖尿病并发或伴发的心脏血管系统的病变，涉及心脏的大、小、微血管损害，包括非特异性冠状动脉粥样硬化性心脏病（冠心病），属于微血管病变的糖尿病性心肌病和心脏自主神经功能失调所致的心律失常和心功能不全，属于中医"心悸"、"胸痹心痛"、"真心痛"等范畴。

一、临床诊断要点及鉴别诊断

（一）诊断标准

临床上糖尿病性心脏病的诊断应根据糖尿病的病史、临床表现、理化检查及心脏功能等综合分析才能做出诊断。

1. 糖尿病性冠心病

（1）糖尿病病史，年龄大于 40 岁。

（2）有心绞痛表现，常不典型。心绞痛的典型表现一般为：心前区闷痛，心前区不适，懊侬、紧缩、压迫或沉重感，疼痛放射至后左臂内侧至大小指、左肩、上腹部，持续时间几分钟，休息或舌下含服硝酸甘油片常在 30s 至数分钟内缓解。

（3）有明显诱因。冠心病的诱因很多，除劳累、情绪变化外，还包括饱餐、受寒、阴雨天气、用力排便等因素。

（4）心电图有典型或不典型心肌缺血，休息时心电图心肌缺血的意义大于非糖尿病患者。糖尿病心肌梗死大多有不典型心电图，可表现为 ST 段抬高或者非 ST 抬高和有 Q 波或无 Q 波心肌梗死。

（5）心肌梗死可检测到心脏标志物（肌钙蛋白 T 或肌钙蛋白 I，血清酶改变）。肌钙蛋白 T（cTnT）和肌钙蛋白 I（cTnI）是心肌损伤的特异标记，其特异性和灵敏性均优于目前常用的心肌酶。尤其对微小的、小灶性的心肌梗死的诊断更有价值。cTnT、cTnI 和肌酸激酶及其同工酶（CK、CK-MB）结合起来用于急性心肌梗死诊断是最灵敏、最特异的方法，但应排除骨骼肌疾病和肾衰竭时 cTnT 的假阳性升高。

（6）冠状动脉造影：多支冠状动脉狭窄病变是糖尿病合并冠心病的特点，管腔狭窄，直径缩小 70%～75%以上会严重影响供血，直径缩小 50%～70%也有一定的临床意义。

（7）具有两条以上冠心病危险因素，如高血压、血脂异常症、尿微量白蛋白、高胰岛素血症、吸烟、家族史。

2. 糖尿病性心肌病

（1）症状：糖尿病伴心悸、胸闷、气短、乏力、呼吸困难、发绀、水肿。

（2）心电图改变：房室传导阻滞及室内传导阻滞，室性期前收缩，心房颤动，左心室扩大，有些患者只有 ST 改变。

（3）胸部 X 线摄片：心脏扩大，肺淤血。

（4）超声心动图：左心室扩大，室壁运动减弱、消失或僵硬，心功能下降。

（5）心功能检查：收缩前期（PEP）延长，左室射血时间（IVET）及 PEP/LVET 比值增加。

（6）除外其他器质性心肌病者。

临床上明确肯定糖尿病性心肌病的诊断有时是困难的。糖尿病患者合并高血压或无症状性冠心病者较多，尤其是长期高血压本身可引起左室增大，甚至导致心力衰竭，与糖尿病的代谢异常引起心肌病变在临床上难于明确区分开来。糖尿病性心肌病的诊断可参考下列几点：①症状与体征：视心肌病的不同阶段而异。潜在性心肌病临床上通常无症状和体征，但检测斑点追踪技术（STI）和超声心动图已表明心肌功能减退。早期和晚期心肌病的症状和体征在程度上有差别。②胸部 X 线摄片：早期可见心脏轻度增大，晚期心脏明显增大，可有肺淤血表现。③超声心动图：早期左心室轻度扩大，室壁运动异常。晚期心室腔明显增大，室壁运动减弱，EF 值<50%，EF 斜率降低。④放射性核素检查：对发现早期心肌病有帮助，运动试验时左室射血分数降低。⑤心导管检查：对心肌病鉴别诊断帮助不大，主要在于排除冠心病的存在。

（二）鉴别诊断

1. 非糖尿病性冠心病

非糖尿病性冠心病可通过病史、血糖、糖化血红蛋白检查予以鉴别，以通过检测有无糖尿病予以区别。

2. 急性心肌梗死应激状态高血糖

急性心肌梗死时机体通过大脑垂体-肾上腺系统，促使肾上腺皮质激素大量分泌及肾上腺髓质激素分泌增加，具有拮抗胰岛素作用，使血糖上升，糖耐量减低，但随着病情好转，3~6 个月可恢复正常。人在急性心肌梗死应激状态下，肾上腺皮质激素（主要为皮质醇）及肾上腺髓质激素（肾上腺素和去甲肾上腺素）大量分泌，使血糖升高，但随着应激状态的解除，血糖会逐渐恢复正常，这时不能误认为是糖尿病引起的心肌梗死，要等病情好转后复查血糖，加以鉴别。

3. 冠心病

糖尿病性心肌病与冠心病的鉴别诊断可见表 3-1。

表 3-1　糖尿病性心肌病与冠心病的鉴别诊断

项目	心肌病	冠心病
性别	女性居多	男、女均可
年龄	小于 30 岁	30 岁以上
糖尿病类型	1 型	2 型居多
糖尿病轻重	中、重型	无关（或轻型）
遗传关系	与糖尿病有关	与动脉硬化有关
肥胖	少见	常有
高血压	少见	常并存
糖尿病病程	5 年以上	无关
心前区疼痛	少痛	典型心绞痛
与糖尿病代偿关系	相当密切	无关
其他微血管病	常明显	无明确关系
心力衰竭	右室型	左室型
脂蛋白血症类别	V	IIa、IIb、IV
ECG 所见	低电压，T 波压低和双向	心肌供血不足

4. 与其他原因所致的冠状动脉病变引起的心肌缺血鉴别

与其他原因所致的冠状动脉病变引起的心肌缺血鉴别如冠状动脉炎（风湿性、血管闭塞性脉管炎）、栓塞、先天畸形、痉挛等。

5. 与其他引起心力衰竭、心脏增大的疾病鉴别

与其他引起心力衰竭、心脏增大的疾病鉴别如先天性心脏病、风湿性心脏病、肺源性心脏病、原发性心肌病等。

6. 与其他引起心前区疼痛的疾病鉴别

与其他引起心前区疼痛的疾病鉴别如肋间神经痛、心脏神经官能症等。

以上各种疾病通过仔细临床分析并结合各种实验室检查，多数病例可得到明确鉴别诊断。

二、中医辨病诊断

（一）诊断依据

1. 胸痹心痛

本病为因胸阳不振，阴寒、痰浊留踞胸廓，或心气不足，鼓动乏力，使气血瘀阻，心失血养所致，以胸闷及发作性心胸疼痛为主要表现的内脏痹病类疾病。

2. 真心痛

真心痛乃胸痹的进一步发展，症见胸痛剧烈，甚则疼痛持续不解，休息或服用药物后不能缓解，常伴有汗出肢冷、面白唇紫、手足青至节、脉微欲绝或结代等危急证候。

在排除了其他器质性心脏病的前提下，消渴患者伴发心悸、胸闷、胸痛、气短、乏力等症即可诊断，如有以下证据可进一步明确诊断：曾出现心绞痛、心肌梗死或心力衰竭，心电图有缺血表现，具有严重的心律失常，心电图、超声心动图和心向量等提示心脏扩大，心脏形态、心功能、心肌组织检查和心肌灌注的定量分析确定有冠心病，放射性核素可明确心肌梗死部位并早期诊断冠心病。

（二）类证鉴别

1. 惊悸和怔忡鉴别

心悸包括惊悸和怔忡，是指患者自觉心中悸动、惊惕不安，甚则不能自主的一种病证，临床一般多呈阵发性，每因情志或劳累过度而发作，且常与失眠、健忘、眩晕、耳鸣等症同时并见。惊悸和怔忡的病因不同，病理程度上又有轻重之别。怔忡每由内因引起，并无外惊，自觉心中惕惕，稍劳即发，病来虽渐，但全身情况较差，病情较为深重；惊悸则相反，常由外因而成，偶受外来刺激，或因惊恐，或因恼怒，均可发病，发则心悸，时作时止，病来虽速，但全身情况较好，病势浅而短暂。另外，惊悸日久可以发展为怔忡；怔忡患者又易受外惊所扰，而使动悸加重。

2. 胸痹与胃脘痛鉴别

胸痹之不典型者，其疼痛可在胃脘部，而易与胃脘痛混淆，但胃脘痛多伴有嗳气、呃逆、呕吐酸水或清涎等脾胃证候，可予鉴别。

3. 胸痹与真心痛鉴别

胸痹是指胸部闷痛，甚则胸痛彻背，短气、喘息不得卧为主症的一种疾病，轻者仅感胸闷如窒，呼吸欠畅，重者则有胸痛，严重者心痛彻背，背痛彻心。真心痛是胸痹的进一步发展，症见心痛剧烈，甚则持续不解，伴有汗出、肢冷、面白、唇紫、手足青至节、脉微细或结代等危重证候。

4. 胁痛

疼痛部位以右胁部为主，可有肋缘下压痛，可合并厌油、黄疸、发热等，常因情志不舒而诱发。胆囊造影、胃镜、肝功能、淀粉酶检查等有助于鉴别。

三、审析病因病机

（一）体质因素

本病多发于中老年人，肾气渐衰，阴津不足，阴虚不能滋养五脏之阴，使心阴内耗脉道失润；或心火偏旺，灼津成痰，痰浊痹阻心脉，则发胸痹心痛。或年老体虚，加之久病，伤津耗气，阴损及阳，肾阳虚衰则不能鼓动五脏之阳，引起心气不足或心阳不振，血脉失于温润，鼓动无力而痹阻不通。《灵枢·五变》说："五脏皆柔弱者，善病消瘅。"其中尤以阴虚体质最易罹患。消渴病经久不愈，心脏气阴耗伤，心阴不足，心火偏旺，心主不宁，或心脾两虚，气血亏虚，心脉失养则心悸、怔忡。脾虚失运，肺失治节，肾气失司，痰浊内生；或因阴虚燥热，灼津成痰，痰浊闭阻，气机不利，胸阳不振，弥漫心胸，发为胸痹。

（二）饮食不当

长期嗜食肥甘，醇酒厚味，辛辣香燥，损伤脾胃，运化失司，积热伤津化燥，化火生痰，发为消渴，痰浊上犯心胸，气机不畅，心脉痹阻遂成本病；或痰浊久留，痰瘀互阻，亦成本病；或饱餐伤气，推动无力，气血运行不畅而发病。

（三）情志失调

长期过度的精神刺激，如郁怒伤肝，肝气郁结，或劳心竭虑，营谋强思，忧思伤脾，脾虚气结等，气机不畅，郁久化火，灼津成痰，气滞痰浊痹阻心脉而发病。沈金鳌《杂病源流犀烛·心病源流》认为七情除"喜之气能散外，余皆足令心气郁结而为痛也"。可见，七情太过是引发本病的常见原因。

（四）寒邪内侵

消渴病日久，阴损及阳，胸阳不振，阴寒之邪易乘虚而入，寒凝气滞，胸阳不展，血行不畅而发本病，可见胸痹心痛或心悸。《医门法律·中寒门》云："胸痹心痛，然总因阳虚，故阴得乘之。"外感寒邪，内舍于心，血脉痹阻，可见心悸。

总之，糖尿病性心脏病，为糖尿病迁延日久，累及心脏，因心气阴虚或心脾两虚，致痰浊、瘀血内阻心络，或素体心阴阳亏虚，或久病而致心肾阳虚。发病初期为心之气阴不足，心脾两虚，心脉失养，或脾虚痰浊闭阻，胸阳不振；渐至伤及肝、肾，血瘀阻塞心络，心之络脉细急；病变晚期，心气衰微，水饮停聚，痰、瘀、水互结，络脉受甚或阴损及阳，阴竭阳绝，阴阳离决。糖尿病合并心脏病病位在心，涉及肺、脾、肝、肾。病性为本虚标实，虚实夹杂，以气血阴阳亏虚为本，以气滞、痰浊、血瘀、寒凝为标。在本病的发生发展过程中，瘀血阻滞发挥着重要作用并贯穿始终。其瘀血的形成主要与下列因素有关：一是阴虚内热致瘀。阴虚燥热，津亏液少，势必载血循经上行，加之瘀热在里，还可化热伤阴，终致阴虚与血瘀并见。二是气虚致瘀。因为气为血帅，气虚无力鼓动血行则瘀。三是阳虚致瘀。阳虚则寒，寒则血凝涩导致血瘀。四是气滞血瘀。瘀血内停，津液的运行输布失常，不能发挥其正常的濡养作用，导致消渴病及其并发症的发生发展。因虚致瘀是消渴病特征性改变，其血瘀不仅是病理产物，而且是新病的致病因素。瘀血阻滞是导致消渴病加重，造成并发症的主要原因，若瘀血阻于心脉可致胸痹。瘀血不同程度地贯穿于消渴病的整个过程，在其发病及其演变中起着重要作用。

四、明确辨证要点

1. 辨虚实

本病的证候特点多为虚实相兼，虚指阴阳气血亏虚，心络失荣；实指气滞、痰浊、寒凝、瘀血等，阻滞心脉，火邪上扰心络，水湿侵凌，属于本虚标实之证。因此临床上，在扶正时注意滋阴养血、益气养心、健脾护心，祛邪注意化痰、祛瘀、清热等。

2. 辨病势

从病机发展趋势初期多为气阴两虚（阴虚燥热，心气阴虚），进一步发展为阴阳两虚（心脾阳虚，水气凌心，心阳暴脱，肾阳虚衰），瘀血、痰浊痹阻伴随疾病发展的整个过程。积极治疗，阻断疾病的进程，防止心脏病的严重并发症真心痛的发生。

3. 辨缓急

辨病情缓急，在疾病的发展过程中，由于有气血阴阳不足导致络虚失营，筋脉失养，而麻木不仁，或感觉减退，往往易掩盖病情，因此在临床中一定要结合现代心电图及理化检查分清病情的轻重缓急，急则救其危，缓则治其本。消渴发展到胸痹心痛，心络阻滞，心络绌急、心络瘀塞、络虚不营，心络病变贯穿始终，在治疗中重视通络的治疗。

4. 辨脏腑

糖尿病性心脏病是在消渴病基础上久治不愈而发生的，是消渴病中后期的并发症。由于心脉不通，心络瘀积，心脉失养，心体受损，心用失常，心神不安，形成本病。病位在心，与肺、脾、肝、肾有关。从全身整体上在分清疾病发生的相关脏腑的同时，还要进一步在局部上辨清发病的主体器官心脏中的病损部位，分清在心体、心神、心血、心络等病位。单一脏腑虚损者病轻，多脏损伤者病重；心体部分损伤者病轻易治，大部分合病者病重难治。

五、确立治疗方略

因为糖尿病心脏病病因病机比较特殊，具有特殊性，在治疗方面就要扶正祛邪并举，以达到上下开通，左右旁达，内外和调。血脉瘀阻虽然是基本的病理改变，瘀的成因，不论是痰热、燥热，还是湿热，都可以阻碍气机，气滞而致血瘀，所以瘀阻是共同性的。但是来路不同，处理的方法也要有所侧重。在祛邪方面，燥热主要在胃，宜通不宜塞；其次，肺蕴痰热也是糖尿病性心脏病重要的证候之一，其治当宜宣不宜闭。在扶正方面，心是主要的，但心、脾、肾都非常重要，应寒温并用、扶正祛邪，可以先强调祛邪，然后再扶正，或者先强调扶正，然后再用祛邪。其中首要强调的是邪有出路，先看邪在何方，然后因势利导，便于更好地取得疗效。

六、辨证论治

1. 气阴两虚证

（1）抓主症：胸闷隐痛，心悸气短，神疲乏力。

（2）察次症：时作时止，自汗，盗汗，口干欲饮。

（3）审舌脉：舌偏红或舌暗淡，少苔，脉细数或细弱无力或结代。

（4）择治法：益气养阴，活血通络。

（5）选方用药思路：本证为消渴日久，气阴两虚，故选生脉散加减。

方中太子参益气养阴，麦冬养阴清热、润肺生津，与太子参共奏益气养阴之功，五味子生津止渴，三药一补一润一敛，益气养阴，生津止渴，三七、丹参活血止痛。

（6）据兼症化裁：若口干甚，虚烦不得眠加天冬、酸枣仁；气短加黄芪、炙甘草。

2. 痰浊阻滞证

（1）抓主症：胸闷痛如窒，心下痞满，肢体重着，痰多。

（2）察次症：痛引肩背，倦怠乏力，形体肥胖。

（3）审舌脉：舌体胖大或边有齿痕，舌质淡或暗淡，苔厚腻或黄腻，脉滑。

（4）择治法：化痰宽胸，宣痹止痛。

（5）选方用药思路：本证为消渴日久，气阴两虚，痰浊内生，阻滞脉络，故选瓜蒌薤白半夏汤加减。方中瓜蒌宽胸涤痰散结，薤白通阳散结止痛，合以力方，故治胸痹痛而喘息咳唾者。用大量半夏，是因饮逆较甚之故。

（6）据兼症化裁：痰热口苦加黄连；胸闷加枳壳；心痛加降香、丹参。若患者痰黏稠，色黄，大便干，苔黄腻，脉滑数，为痰浊郁而化热之象，用黄连温胆汤清热化痰，因痰阻气机，可引起气滞血瘀，另外，痰热与瘀血往往互结为患，故要考虑到血脉滞涩的可能，常配伍郁金、川芎理气活血，化瘀通脉。若痰浊闭塞心脉，卒然剧痛，可用苏合香丸芳香温通止痛；因于痰热闭塞心脉者用猴枣散，清热化痰，开窍镇惊止痛。胸痹心痛，痰浊闭阻可酌情选用天竺黄、天南星、半夏、瓜蒌、竹茹、苍术、桔梗、莱菔子、浙贝母等化痰散结之品，但由于脾为生痰之源，临床应适当配合健脾化湿之品。

3. 心脉瘀阻证

（1）抓主症：心痛如刺，胸闷心悸。

（2）察次症：心痛引肩背、内臂。

（3）审舌脉：舌质紫暗，脉细涩。

（4）择治法：活血化瘀，通络止痛。

（5）选方用药思路：本证为气阴两虚，瘀血内生，阻于络脉，故选血府逐瘀汤。方中桃仁破血行滞而润燥，红花活血化瘀以止痛，共为君药。赤芍、川芎助君药活血化瘀；牛膝长于祛瘀通脉，引瘀血下行，共为臣药。当归养血活血，祛瘀生新；生地黄凉血清热除瘀热，与当归养血润燥，使祛瘀不伤正；枳壳疏畅胸中气滞；桔梗宣肺利气，与枳壳配伍，一升一降，开胸行气，使气行血行；柴胡疏肝理气，为佐药。甘草调和诸药，为使药。本方为活血祛瘀药、行气药、养血药合用，活血而又行气，祛瘀而又生新，可作为通治一切血瘀气滞的基础方。

（6）据兼症化裁：心痛甚加三七、延胡索、丹参；脉结代可加炙甘草、人参、桂枝。

4. 阴阳两虚证

（1）抓主症：头晕目眩，心悸气短，畏寒肢冷。

（2）察次症：大汗出，甚则晕厥。

（3）审舌脉：舌淡，苔薄白或如常，脉弱或结代。

（4）择治法：滋阴补阳。

（5）选方用药思路：本证为消渴日久，阴损及阳，阴阳两虚，故选炙甘草汤加减。方中重用生地黄滋阴养血为君，配伍炙甘草、人参、大枣益心气，补脾气，以资气血生化之源；阿胶、麦冬、麻仁滋心阴，养心血，充血脉，共为臣药。佐以桂枝、生姜辛行温通，温心阳，通血脉，诸厚味滋腻之品得姜、桂则滋而不腻。用法中加清酒煎服，以清酒辛热，可温通血脉，以行药力，是为使药。诸药合用，滋而不腻，温而不燥，使气血充足，阴阳调和，则心动悸、脉结代，皆得其平。

（6）据兼症化裁：五心烦热加女贞子、墨旱莲；畏寒肢冷甚加仙茅、淫羊藿。

5. 心肾阳虚证

（1）抓主症：猝然心痛，胸痛彻背，胸闷气短，畏寒肢冷，四肢厥逆，面色㿠白。

（2）察次症：心悸怔忡，自汗出。

（3）审舌脉：舌质淡或紫暗，苔白，脉沉细或沉迟。

（4）择治法：益气温阳，通络止痛。

（5）选方用药思路：本证为久病心肾阳虚，故选参附汤。方中人参为补气的主药，附子是回阳的首选，二药共用，大补大温，有回阳固脱的功效。大枣合人参，能生津益阴以配阳；生姜配附子，更能增强回阳的作用。可以六味地黄丸壮水之主，从阴引阳，合为温补肾阳之剂。心肾阳虚兼见水饮上凌心肺，可用真武汤，以附子补肾阳而驱寒邪，与芍药合用，能敛阴和阳，茯苓、白术健脾利水，生姜温散水气，与上方合用温肾阳而化寒饮。若阳虚寒凝而兼气滞血瘀者，可选用薤白、沉香、降香、香附、川芎、桃仁、红花、延胡索、乳香、没药等偏于温性的理气活血药。

（6）据兼症化裁：固后天之本可加用白术、茯苓；大汗淋漓加黄芪、煅龙骨、煅牡蛎。缓急止痛可加入白芍。

6. 水气凌心证

（1）抓主症：气喘，夜睡憋醒，或夜睡不能平卧，心悸，畏寒，肢冷，面色苍白或见青紫，全身水肿。

（2）察次症：咳嗽吐稀白痰，腰酸，尿少。

（3）审舌脉：舌淡胖，苔白滑，脉沉细或结代。

（4）择治法：温阳利水。

（5）选方用药思路：本证为由于阳虚不化水，或感受寒湿引动停饮，致水寒内盛，上凌于心，故选葶苈大枣泻肺汤合真武汤加减。

（6）据兼症化裁：胸腔积液、腹水加桑白皮、大腹皮。若心肾阳虚，可合肾气丸治疗，方以附子、桂枝（或肉桂）补水中之火，用六味地黄丸壮水之主，从阴引阳，合为温补心肾而消阴翳。若心肾阳虚，虚阳欲脱厥逆者，用四逆加人参汤，温阳益气，回阳救逆。若见大汗淋漓、脉微欲绝等亡阳证，应用参附龙牡汤，并加用大剂山茱萸，以温阳益气，回阳固脱。

七、中成药选用

1. 口服中成药

（1）通心络胶囊

主证：适用于冠心病心绞痛属心气虚乏，血瘀络阻证。

组成：人参、水蛭、全蝎、赤芍、蝉蜕、土鳖虫、蜈蚣、檀香、降香、乳香（制）、酸枣仁（炒）、冰片。

用法：每次4粒，每日3次。

（2）地奥心血康胶囊

主证：用于冠心病、心绞痛及瘀血内阻之胸痹、眩晕、气短、心悸等。

组成：甾体总皂苷。

用法：每次100～200mg，每日3次。

（3）速效救心丸

主证：适用于气滞血瘀型冠心病、心绞痛。

组成：川芎、冰片。

用法：每次4～6粒，每日3次，急性发作时10～15粒。

（4）参松养心胶囊

主证：适用于冠心病各种快慢速心律失常属气阴两虚，心络瘀阻证。

组成：人参、麦冬、山茱萸、丹参、酸枣仁（炒）、桑寄生、赤芍、土鳖虫、甘松、黄连、南五味子、龙骨。

用法：每次2～4粒，每日3次。重者每次6粒。

（5）芪苈强心胶囊

主证：适用于轻、中度心功能衰竭属阳气虚乏，络瘀水停证。

组成：黄芪、人参、附子、丹参、葶苈子、泽泻、玉竹、桂枝、红花、香加皮、陈皮。

用法：每次4粒，每日3次。

（6）冠心丹参滴丸

主证：用于气滞血瘀证。

组成：三七、丹参、降香油。

用法：每次10粒，每日3次。

2. 中药注射剂

（1）丹参注射液

主证：用于胸中憋闷、心绞痛等。

组成：丹参。

用法：0.9%氯化钠注射液250ml中加入丹参注射液20ml，静脉滴注，每日1次。

（2）参麦注射液

主证：用于气阴两虚型之休克、冠心病等。

组成：红参、麦冬。

用法：0.9%氯化钠注射液中加入参麦注射液20～100ml静脉滴注，每日1次，14日为1个疗程。

（3）参附注射液

主证：用于阳气暴脱的厥脱（休克）。

组成：红参、附片。

用法：0.9%氯化钠注射液 250～500ml，加入参附注射液 20～100ml，静脉滴注。

八、单方验方

（1）三七粉 3g，冲服，每日 1 次。

（2）白木耳 10g，黑木耳 10g。将木耳发透，放入碗内，上笼蒸 1h 即可服用。适于老年人血管硬化、高血压和冠心病患者。

（3）何首乌 60g，黑豆 60g，穿山甲肉 250g，油盐适量，小火炖熟，调味后吃肉喝汤，分 2 次服用。

（4）银杏叶 9g，红花、桃仁各 6g，葛根 10g，水煎服。

（5）川芎、茶叶各 3～6g，水煎取汁，当茶饮。

（6）黄芪、丹参各 30g，党参、黄精、郁金、赤芍各 15g。用于急性心肌梗死，1 剂水煎 2 次，分 2 次服。

（7）党参 60g，麦冬 60g，五味子 30g，山茱萸 30g，川牛膝 30g，丹参 30g，水煎服。

（8）丹参、赤芍、桃仁、酸枣仁、柏子仁各 9g，薤白、郁金各 4.5g，茯神 6g，桂枝、生甘草各 2.4g。每日 1 剂，水煎 2 次分服。

（9）法半夏、竹茹各 9g，云茯苓、丹参各 12g，橘红、枳壳、甘草各 4.5g，每日 1 剂，水煎 2 次分服。

九、中医特色技术

1. 针灸治疗

（1）心律失常

主穴：心俞、巨阙、内关、神门。

功用：宁心安神，定悸。

手法：平补平泻法，阳虚和血瘀者用温法。

（2）冠心病心绞痛

主穴：巨阙、膻中、心俞、厥阴俞、膈俞、内关。

功用：益气活血，通阳化浊。

手法：捻转手法，久留。

（3）慢性心力衰竭

主穴：心俞、厥阴、膏俞、肓俞、膻中、内关。

功用：补心气，温心阳。

手法：先泻后补或配灸法。

2. 灸法

胸痹心痛寒凝血瘀者。用艾灸仪于心俞、膻中、巨阙、神门、内关等穴施灸，通过加热艾绒以温热刺治疗。每次 40min，每日 2 次。疗程 1 个月。

3. 点穴治疗

对有心慌、心悸、气短可以自我点穴保健治疗：用右手中指指腹轻点在左手的大陵穴，每次半小时，每日 1 次，20 次为 1 个疗程。

4. 穴位敷贴法

（1）宽胸止痛贴：取双内关、双心俞、膻中穴位外贴共 5 贴，每日 1 次，外贴 4h，共 14日。穴位贴敷前要把取穴部位处的皮肤用温水清洁干净。治疗胸痹心痛。

（2）药饼贴：取肉桂、檀香各 1 份，桂枝、丹参、川芎、降香、桃仁、乳香、没药、延胡索、薤白各 2 份，按比例研细为末，再加入麝香 0.2 份，以生姜汁，调成糊状，做成直径约 1cm 的圆形小药饼。选穴：心俞、足三里；膻中、三阴交；内关、脾俞；心俞、涌泉；膻中、肾俞；内关、脾俞等 6 组穴位。把小药饼贴于穴位上，每次贴 1 组，隔日 1 次，6 次为 1个疗程，共 12 日。

（3）心绞痛宁膏（丹参、红花等做成膏）：活血化瘀，芳香开窍。敷贴心前区。

5. 耳穴治疗

主穴为心、神门、交感、肾；配穴为肝、脾、脯、内分泌。操作方法：以人体信息观察仪的探针刺每个穴位后，取王不留行籽用小块胶布固定在穴位上，令患者每穴自行按压 5~8次，以每个穴位麻痛为度：每周贴 2 次，两耳交替，治疗 10 次，治疗心绞痛。

十、预防调护

1. 糖尿病要注重早期治疗，控制血糖达标

在严格控制血糖的同时，还要严格控制血脂、血压，还要纠正血液高凝状态、高胰岛素血症、高同型半胱氨酸血症等，才能减少糖尿病性心脏病的发生、发展。

2. 消除糖尿病发作的诱因

戒烟酒，不可过度劳累。调畅情志，避风寒，预防感染，不可暴饮暴食等，特别强调不能随便停止或减少降血糖药物，以防血糖波动加重心脏血管损伤。同时要预防低血糖的发生，以免诱发心绞痛、心肌梗死等急危重症。

3. 调情志，慎起居，适寒温

这是糖尿病心脏病预防与调护的重点。情志异常可导致脏腑失调，气血紊乱，尤其与糖尿病心脏病关系较为密切。《灵枢》云"悲哀愁忧则心动"，并且"七情之由作心痛"，故防治本病必须高度重视精神调摄，避免过于激动或喜怒忧思，要保持心情平静愉快。气候的寒暑晴雨变化对本病的发病亦有明显影响，《诸病源候论·心痛病诸候》记载"心痛者，风冷邪气乘于心也"，故本病慎起居，适寒温，居处必须保持安静、通风。

4. 重视饮食调摄

重视饮食调摄是防治糖尿病心脏病并发症的基础。不宜过食肥甘，应戒烟酒，宜低盐饮食，多吃水果及富含纤维食物，保持大便通畅，饮食宜清淡，食勿过饱。

5. 定期复查

糖尿病患者，痛觉减退，要重视积极定期门诊检查，有不适症状，随即查心电图等，早发现无痛性心绞痛和心肌梗死，以免出现严重后果。

6. 预防

糖尿病性心脏病发作期患者，应遵医嘱注意休息；缓解期要注意适当活动，不宜过量运

动，保证充足的睡眠。发病时医护人员还应加强巡视和监护，做好各种抢救设备及药物准备。预防糖尿病、动脉粥样硬化和冠心病，属一级预防，已有冠心病和心肌梗死病史，还应预防再次梗死和其他心血管事件称之为二级预防。二级预防应全面综合考虑，为便于记忆可归纳为以 A、B、C、D、E 为符号的五个方面：A. aspirin 抗血小板聚集（阿司匹林或氯吡格雷，噻氯匹定）；anti-anginal therapy 抗心绞痛治疗，硝酸酯类制剂。B. beta-blocker 预防心律失常，减轻心脏负荷等，以及 blood pressure control 控制好血压。C. cholesterol lowing 控制血脂水平；cigarettes quiting 戒烟。D. diet control 控制饮食；diabetes treatment 治疗糖尿病。E. education 普及有关冠心病的教育，包括患者及其家属；exercise 鼓励有计划，适当运动锻炼。

十一、各家发挥

（一）从气虚血瘀论治

以吴以岭为代表认为冠心病心绞痛主要由于络脉瘀滞和络脉痉挛所引起，所以研制出的国家新药研究基金项目通心络胶囊，组方的突出特点是把益气药和具有活血通络、搜风解痉的多种虫类药集中应用到冠心病心绞痛的治疗中，把益气活血、通络止痛作为治疗的主要原则。方中全蝎、蜈蚣、蝉蜕可以搜风入络，增加冠脉血供、解除痉挛；水蛭、土鳖活血通络。心气虚乏、络脉瘀阻，绌急而痛是冠心病心绞痛的主要病机。本虚多为气虚、阳虚、阴血虚，尤以气虚为主，标实多为气滞、痰浊、瘀血等。补益心气、活血通络、解痉止痛是冠心病心绞痛的有效治法。

（二）从气阴两虚、痰瘀互阻论治

以吕仁和为代表的医家认为糖尿病性心脏病气阴两虚、痰瘀互阻较为常见，应对病辨证论治。针对糖尿病性心脏病，将其分为阴虚燥热、心神不宁，气阴两虚、心脉失养，气阴劳损、心脉瘀阻，心气阳虚、痰瘀互阻，心气阳衰、水凌心肺等 5 型，阴虚用生地黄、玄参，气虚用太子参、黄芪，阳虚用桂枝、人参，有热用黄连、牡丹皮，血瘀用丹参、当归、川芎，痰阻用陈皮、半夏、瓜蒌，水饮用葶苈子、车前子、猪苓、茯苓、泽泻、泽兰等，较为重视理气药的应用。

（三）从痰瘀论治

以林兰为代表的医家认为糖尿病性冠心病是在糖尿病以阴虚为本的基础上兼夹痰浊、血瘀、寒凝等因素而以虚致实、虚实夹杂的病症。有阴虚燥热、痰浊痹阻、瘀血阻滞、气滞血瘀、寒凝血瘀、气虚血瘀等病机致胸痹心痛，从而辨证治疗。

（四）从心脾论治

以邓铁涛为代表的医家认为冠心病临床以胸部闷塞、疼痛为主要表现，中医学多按胸痹论治。张仲景《金匮要略》指出："夫脉当取太过不及，阳微阴弦，即胸痹而痛，所以然者，责其极虚也。"《症因脉治·胸痹》说："胸痹之因，饮食不节，饥饱损伤，痰凝血滞，中焦混浊，则闭食闷痛之症作矣。"基本病位则在心脾，主要因素在于痰瘀。心脾同病，痰瘀互结，胸阳失旷为主要病机。痰是瘀的初级阶段，瘀是痰的进一步发展。痰与瘀交结为患，脉络受阻，清浊不分，则胸阳失旷，宗气不行则发为胸痹。治本主要为益气健脾养心，寓通瘀于补气之中。

（五）从病症结合论治

仝小林认为治疗糖尿病合并冠心病，应"以证为基，以病为参，以症为靶，证病症结合"，当根据疾病的标本缓急灵活施治，在验案中，虽主方先后有所变动，但燥湿清热、活血贯穿方药始终。用药法效仲景，强调"药少而精，效专力宏"，其特点在剂量，重用半夏、黄连。

（仲维莉）

第三节　糖尿病脑血管病变

糖尿病的脑血管病变（cerebrovascular，CVD）是常见的糖尿病并发症之一，是最主要的大血管并发症，也是导致糖尿病患者死亡的主要原因之一。其主要的病理改变为动脉粥样硬化。糖尿病患者由于高血压，脑血管的硬化，血管内壁的损伤，红细胞变形能力的下降及血液黏稠度的增加，血管阻塞性的脑血管病的发生率明显增加，而脑血管破裂造成的脑出血比非糖尿病者也明显增高。糖尿病患者的脑血管病变比非糖尿病患者高 3 倍，脑血管病变造成糖尿病患者残废和死亡的问题在我国比在西方国家更为严重。

糖尿病并发脑血管病隶属中医学"中风"、"偏枯"、"头痛"、"眩晕"范畴，并涉及"痰症"、"血瘀"等。

一、临床诊断要点与鉴别

（一）诊断标准

糖尿病性脑血管病变，多有明显的病史、诱因、症状体征等。若患者有明确的糖尿病病史和糖尿病经过，有典型的脑血管病所具有的神经症状体征、诱发因素，特别是经血糖检查、头颅 CT 或 MRI 检查所证实，即可做出糖尿病性脑血管病的临床诊断。

糖尿病性脑血管病在诊断上要求，对以下两点应予以把握：

（1）发生脑血管病之前已确诊有糖尿病。

（2）发生脑血管病之前虽然没有明确糖尿病病史，但发生脑血管病时出现高血糖，于脑血管病恢复、好转后随诊 1～2 个月，仍持续有高血糖或糖耐量异常。具备以上两点可考虑患有糖尿病性脑血管病，并结合 CT、MRI 等明确诊断。

（二）鉴别诊断

一旦临床考虑患者患有糖尿病性脑血管病变，应及时做出病型诊断，并注意区分是出血性还是缺血性，以便指导临床治疗。

（1）排除非糖尿病性脑血管病引起的"应激性糖尿病"。

（2）与糖尿病有关的代谢异常，即低血糖、糖尿病性酮症酸中毒和非酮性高渗性昏迷。

二、中医辨病诊断

（一）诊断依据

（1）以半身不遂，口舌㖞斜，言语不利，偏身麻木，甚则神志恍惚、迷蒙、神昏、昏愦为主症。

（2）发病急骤，有渐进发展过程，病前多有头晕头痛，肢体麻木等先兆。

（3）年龄多在 40 岁以上，常嗜好烟酒、膏粱厚味及素有肝阳上亢，痰湿素盛等，每因恼怒、劳累、酗酒、受凉等因素诱发。

（二）类证鉴别

1. 痫病

痫病亦有猝然昏仆之证候，但痫病为发作性疾病，伴四肢抽搐，口吐涎沫，口中异样怪叫是其特征，醒后如常人，无半身不遂，口舌㖞斜，发病以青少年居多。

2. 厥证

昏仆不省人事时间一般较短，多伴见面色苍白，四肢厥冷，一般移时苏醒，醒后无半身不遂、口舌㖞斜、失语等后遗症。

3. 痉证

痉证以四肢抽搐，项背强急，甚至角弓反张为特征，或见昏迷，但无口舌㖞斜，半身不遂、言语不利等症。

4. 口僻

口僻以口眼㖞斜，口角流涎，言语不清为主症，常伴外感表证或耳背疼痛，多由正气不足，风邪入经络，气血痹阻所致，并无半身不遂、口舌㖞斜之症。

三、审析病因病机

（一）气阴两虚，痰瘀阻络

消渴病日久，燥热伤津，耗气伤阴而致气阴两虚。阴津不足，不能濡养血脉，可致血脉滞涩。燥热炽盛，伤津耗液，可致血液黏滞，气虚而无力运血，血流瘀缓，都可致瘀血内阻。而气虚不能化津行气，气滞则水停湿阻，瘀血内阻则影响水液代谢，所谓"血不利则为水"，都可使脾失健运，水湿内停，聚湿生痰而致痰浊内蕴。一旦由于劳累太过，或情志刺激，都可使痰瘀互结，胶滞难解，痹阻脑之脉络而发为中风。痰浊瘀血阻滞脑脉，故半身不遂，口眼㖞斜，语言不利；脑失所养，神明失用，故神志障碍或神昏不语。

（二）痰郁化热，引动肝风

消渴患者由于燥热伤阴耗气，气阴两虚，脾胃虚弱。若饮食不节，过食肥甘，醇酒厚味，更伤脾胃，都可导致脾胃运化失职，脾失健运，聚湿化痰，痰浊内蕴，郁而化热，引动肝风，风痰痹阻脑脉而发为中风，而见有偏身麻木，半身不遂，语言謇涩等症。若痰热夹滞阻于中焦，痰热腑实，传导功能失司，升清降浊受阻，下则腑气不通而便秘，上则神明被扰，清窍被蒙而有头晕、烦躁、神昏谵语。

（三）肝肾阴亏，风阳内动

消渴病日久，燥热伤阴耗津，肝肾精血亏虚，水不涵木，筋脉失于濡养，阴虚阳亢，风阳内动，上扰于脑则发为中风，而见肢体偏瘫，手足偏废。肝体阴而用阳，暴怒极易伤肝，而致肝阳暴亢，气火俱浮，迫血上涌，若肝肾阴亏，水不涵木，肝脉拘急，复因情志刺激，郁怒伤肝，五志过极，心火暴盛，气血上冲于脑则引动内风发为卒中，可见猝然昏仆，不省人事等症。正如戴元礼所说："三消久之，精血既亏，或目无所见，手足偏废。"

总之，本病的基本病因病机为糖尿病消渴日久，燥热炽盛，耗气伤阴，使气阴两虚，痰浊瘀血痹阻经络，气血逆乱于脑所致。若燥热伤阴，水不涵木，肝肾阴虚，肝阳上亢，则内风时起；若过食肥甘厚味，损伤脾胃，脾失健运，聚湿生痰，痰郁化热，引动肝风，挟痰上扰，亦可致中风发作。阴虚热盛，煎熬津液，炼液成痰，风痰阻络，蒙蔽清窍，更易致卒中偏瘫。而气阴两虚，不能载血运行，瘀血痹阻经络，亦可致偏瘫麻木，发为中风。痰浊郁热也可导致瘀血的形成和加重。

四、明确辨证要点

（一）辨病位的深浅

中风为中医急症，临床起病急骤，变化多端，进展迅速，并有中经络、中脏腑病位深浅的不同，故不可不辨。消渴病引起的中风分为中经络、中脏腑两大类进行辨证，以指导临床治疗。中经络者，病位较浅，病情较轻，一般无神志改变，仅表现为口眼㖞斜，语言不利，半身不遂；中脏腑者，病位较深，病情较重，主要表现为神志不清，口眼㖞斜，半身不遂，或猝然昏仆，不省人事，并且常有先兆及后遗症状出现。

（二）辨病势的顺逆

消渴病引起的中风，中经络病位较浅，病情较轻；中脏腑病位较深，病情较重。若先中脏腑，但神志渐渐转清，半身不遂未再加重，或有恢复者，病由中脏腑向中经络转化，病情由重转轻，病势为顺，预后多好。若先中经络，但神志渐渐由清醒转为昏迷，半身不遂明显加重，口不能言者，病由中经络向中脏腑转化，病情由轻转重，病势为逆，预后不良。若属中脏腑的重证，如神昏偏瘫仍在急性期，未有好转迹象，且逐渐加重，仍属逆境。呃逆频频，是痰热郁闭，渐耗元气，胃气衰败的表现。若背部骤然灼热，而四肢发凉，手足厥逆，或见戴阳之证，皆由阴阳离决所致，患者险境。至于合并呕血、便血者，为邪热猖厥，迫伤血络而致，出血之后气随血脱，多难抢救。

五、确立治疗方略

中风为本虚标实、上盛下虚之证，急性期虽有本虚，但标实更为突出，应以急则治其标为原则，分别投以平肝熄风、清热涤痰、化痰通腑、活血通络、醒神开窍等法。脱证则应治本为先，急需益气回阳、扶正固脱。至于内闭外脱，又当醒神开窍、扶正固本兼用。恢复期及后遗症期，多为虚实夹杂，邪实未清，而正虚已现，治宜扶正祛邪，常用育阴熄风、益气活血等法，并当配合针灸、按摩及其他康复法治疗。

六、辨证论治

1. 肝阳暴亢证

（1）抓主症：半身不遂，肢体强痉，口舌㖞斜，言语不利。

（2）察次症：眩晕头胀痛，面红目赤，心烦易怒，口苦咽干，便秘尿黄。

（3）审舌脉：舌质红或绛，苔黄或黄燥，弦或弦数。

（4）择治法：平肝熄风潜阳。

（5）选方用药思路：本证为素体肝旺，或情志不遂，肝郁化火，致肝阳暴亢，应选用天麻钩藤饮，方用天麻、钩藤平肝熄风；生石决明镇肝潜阳；川牛膝引血下行；黄芩、山栀子清肝泻火；杜仲、桑寄生补益肝肾；茯神、夜交藤养血安神；益母草活血利水。

（6）据兼症化裁：肝火偏盛者加龙胆草、夏枯草以倾泻肝火；若口干、五心烦热者属热盛津伤，可酌加女贞子、何首乌、生地黄以滋阴柔肝；心中烦热甚者加生石膏、龙齿以清热安神；痰多，言语不利较重者加胆南星、竹沥、石菖蒲等以清热化痰；大便秘结不通，腹胀满者加大黄、芒硝、枳实等以通腑泄热。

2. 风痰阻络证

（1）抓主症：半身不遂，肢体拘急，口舌㖞斜，言语不利，肢体麻木。

（2）察次症：头晕目眩。

（3）审舌脉：舌质暗红，苔白腻，脉弦滑。

（4）择治法：化痰熄风通络。

（5）选方用药思路：素体痰湿内盛，或嗜食肥甘厚味，致中焦运化失司，聚湿生痰，痰瘀化热，热极生风。应选用化痰通络汤，方用半夏、茯苓、白术健脾燥湿；胆南星、天竺黄清热化痰；天麻平肝熄风；香附疏肝理气；丹参活血化瘀；大黄通腑泄泻。

（6）据兼症化裁：若眩晕甚者，可酌加全蝎、钩藤、菊花以平肝熄风；若瘀血明显者，可加桃仁、红花、赤芍活血化瘀；若烦躁不安，可加黄芩、栀子以清热泻火。

3. 痰热腑实证

（1）抓主症：半身不遂，肢体强痉，言语不利，口舌㖞斜。

（2）察次症：腹胀便秘，头晕目眩，口黏痰多，午后面红烦热。

（3）审舌脉：舌质红，苔黄腻或黄燥，脉弦滑。

（4）择治法：通腑泄热化痰。

（5）选方用药思路：本证为素体气弱痰盛之人，加之饮食不节，更伤中气，致痰浊壅滞，郁而化热，痰热互结而生风，应选用星蒌承气汤加减。方用瓜蒌、胆南星清热化痰；生大黄、芒硝荡涤肠胃、通腑泄热。

（6）据兼症化裁：若午后热甚者加黄芩、石膏、栀子；痰盛者可加竹沥、天竺黄、川贝母；兼见头晕头痛，目眩耳鸣者可加天麻、钩藤、菊花、珍珠母、石决明以平肝熄风潜阳；若口舌干燥，便秘者为热盛津伤，可加生地黄、玄参、麦冬以滋阴液。

4. 气虚血瘀证

（1）抓主症：半身不遂，肢体瘫软，言语不利，口舌㖞斜。

（2）察次症：面色㿠白，气短乏力，偏身麻木，心悸自汗。

（3）审舌脉：舌质暗淡，或有瘀斑，苔薄白或白腻，脉细缓或细涩。

（4）择治法：益气活血通络。

（5）选方用药思路：年老体衰，元气既虚，或久病久卧伤气，致气虚不能鼓动血脉运行，血行乏力，脉络不畅而成气虚血瘀之证，应选用补阳还五汤加减。方中重用黄芪补气；桃仁、红花、川芎、当归尾、赤芍、地龙等养血活血化瘀。

（6）据兼症化裁：气虚明显者加党参或人参；口角流涎，言语不利者加石菖蒲、远志以化痰宣窍；心悸，喘息，失眠者加炙甘草、桂枝、酸枣仁、龙眼肉以温经通阳、养心安神；小便频数或失禁者加桑螵蛸、金樱子、益智仁以温肾固摄；肢体无力，麻木者可加桑寄生、杜仲、牛膝、鸡血藤以补肝肾，强筋骨。

5. 阴虚风动证

（1）抓主症：半身不遂，口舌喎斜，言语不利。

（2）察次症：手足心热，肢体麻木，五心烦热，失眠，眩晕耳鸣。

（3）审舌脉：舌质红或暗红，苔少或光剥无苔，脉弦细或弦细数。

（4）择治法：滋阴潜阳，镇肝熄风。

（5）选方用药思路：本证属肝阴不足，虚风内扰。方选镇肝熄风汤加减，方中龙骨、牡蛎、代赭石镇肝潜阳；白芍、天冬、玄参、龟板滋阴潜阳；重用牛膝并辅以川楝子引血下行；茵陈、麦芽清肝疏肝；甘草调和诸药。

（6）据兼症化裁：潮热盗汗，五心烦热者加黄柏、知母、地骨皮；腰膝酸软者加女贞子、墨旱莲、枸杞子、杜仲、何首乌等以补益肝肾；兼见痰热者加天竺黄、瓜蒌、胆南星；心烦失眠者加珍珠母、夜交藤以镇心安神。

七、中成药选用

1. 清眩治瘫丸

主证：肝阳暴亢证。

组成：天麻、沉香、安息香、人参、牛黄、珍珠等。

用法：每次 1 丸，每日 2 次，用温开水或温黄酒送服。

2. 人参再造丸

主证：气虚血瘀，风痰阻络证。

组成：红参、黄芪、白术、当归、熟地黄、何首乌、玄参、龟甲、天麻、全蝎、僵蚕、朱砂、琥珀、牛黄、川芎、姜黄、血竭、三七、橘红、青皮、香附、白花蛇等。

用法：每次 1 丸，每日 2 次口服。

3. 回天再造丸

主证：风痰阻络证。

组成：老山人参、黄芪、白术、何首乌、熟地黄、当归、玄参、骨碎补、桑寄生、全蝎、琥珀、朱砂、黄连、犀角、麝香、虎骨、蕲蛇、胆南星、天竺黄、藿香、草蔻、茯苓、厚朴、青皮、天麻、僵蚕、川芎、穿山甲、甘草等。

用法：每次 1 丸，每日 1～2 次，用温开水或温黄酒送服。

4. 偏瘫复原丸

主证：气虚血瘀，风痰阻络证。

组成：黄芪、人参、川芎、三七、沉香、肉桂、冰片等。

用法：每次 1 丸，每日 2 次，用温开水或温黄酒送服。

5. 消栓再造丸

主证：气虚血瘀，风痰阻络证。

组成：丹参、三七、血竭、川芎、天麻、白花蛇、安息香、苏合香、沉香、人参等。

用法：每次 1~2 丸，每日 2 次口服。

6. 龙脑安神丸

主证：痰热腑实证。

组成：牛角、广犀角、麝香、胆南星、茯苓、钩藤、全蝎、人参、麦冬、桑白皮、芒硝、甘草等。

用法：每次 1 丸，每日 2 次口服。

八、单方验方

1. 风中经络型

肉桂 6g，炮附子 5g，麻黄 5g，防风、防己、当归各 12g，人参、川芎、白芍、杏仁、黄芪、甘草各 10g，生姜 5 片。

2. 腑气不通型

厚朴、大黄、枳实、甘草各 10g。

3. 六君子汤加减

人参、甘草各 10g，茯苓、白术、陈皮各 15g，半夏、竹茹、胆南星各 15g。用草乌头（炮，去皮）200g，川乌头（炮，去皮）100g，乳香、没药各 50g，共研为末；生乌豆一升，以斑蝥 3~7 个，去头翅，同煮豆熟，取豆，焙干为末，加入上述药末中，以醋、面调成丸子，如弹子大，每服 30 丸，温酒送下。

用海蛤、川乌头各 50g，穿山甲 100g，共研为末，滴酒做成丸子，如弹子大。捏扁，放足心下，外以葱白包住，扎好，在热水中浸脚，浸至膝部最好。水冷须换热，以遍身出汗为度，每隔 3 日，按此方治疗 1 次。

九、中医特色技术

1. 针灸治疗

治以疏通经脉，调气和血。以大肠俞、胃经腧穴为主，以膀胱、胆经为辅。常取穴位有肩髃、曲池、合谷、外关、内关、环跳、阳陵泉、足三里、三阴交、解溪、昆仑等，多采用补法或平补平泻法。

2. 推拿

常用手法有推、按、捻、搓、拿、擦等，以患侧颜面部、背部、肢体为重点，常取穴有风池、肩井、天宗、肩髃、曲池、手三里、合谷、环跳、阳陵泉、委中、承山等。

十、预防调护

（一）预防

1. 一级预防

如果某个体只存在一种或几种危险因素而没有脑血管的先兆或表现，我们把其中列为一级预防对象，即积极治疗存在的危险因素，同时定期监测其他危险因素的发生并采取针对性措施。

2. 二级预防

个体已存在危险因素且已出现中风先兆，如短暂性脑缺血性发作，给予早期诊断早期治疗，防止严重脑血管病发生，其为二级预防。

3. 三级预防

对已患中风的患者，早期或超早期治疗，降低致残程度，清除或治疗危险因素、预防其复发为三级预防。

所谓早期治疗则指患者发病数小时后的急性期的治疗，所谓超早期治疗是指发病后数小时以内即实施的治疗，如对缺血性中风而言，发病后 6h 以内即开始溶栓治疗，针对性治疗措施的介入越早，治疗效果就越好，病残程度就有可能越低。

（二）护理

（1）应使患者仰卧，可不放枕头或将头肩部稍垫高，使下颌略微仰起。解开领口纽扣、领带、裤带、胸罩，如有义齿也应取出。

（2）头偏向一侧，防止痰液或呕吐物回流吸入气管造成窒息。

（3）如果患者是清醒的，要注意安慰患者，缓解其紧张情绪。

（4）对于昏迷的患者，若医生暂时不能到来，可即从冰箱中取出冰块装在塑料袋内，小心地放在患者头上。

（5）若患者鼾声明显，提示其气道被下坠的舌根堵住，此时应抬起患者下颌，使之成仰头姿势，同时用毛巾随时擦去患者的呕吐物。

十一、各家发挥

（一）从痰论治

肝风上逆，痰浊随之上逆，蒙蔽清窍，发为眩晕，即所谓"无痰不作眩"也，方选半夏白术天麻汤。此方从二陈汤演绎而来，二陈汤燥湿化痰，加白术健脾化湿，以杜生痰之源，天麻、蔓荆子平肝熄风，于风痰上扰之眩晕，最为合辙。就临证所验，眩晕而外，尚有胸闷泛恶、口多清涎、舌苔白腻等象。痰浊较重，可加石菖蒲、广郁金、远志、天竺黄，并改半夏为竹沥半夏，以加强化痰之力。

（二）从风论治

厥少气火有余，用轻清少阳、平熄肝风法以治，方以《重订通俗伤寒论》之蒿芩清胆汤、羚角钩藤汤加减，清解厥少气火。方中取青蒿、黄芩、竹茹清泻少阳胆火，羚羊角、钩藤、桑叶、菊花熄风定眩，佐以川贝母、竹茹、半夏、陈皮、枳壳、茯神化痰通络、和胃安神，白芍、甘草、地黄酸甘化阴、滋血液以缓肝急，赤茯苓、碧玉散利小便、清湿热、引相火下泻。此为凉肝熄风，和解胆经，增液定眩之良方。

（三）从育阴潜阳论治

肝肾阴亏，风痰上扰者，用育阴潜阳法，方取《医学衷中参西录》镇肝熄风汤，《黄帝内经》谓："诸风掉眩，皆属于肝。"肝木失和，风自肝起，方中龙骨、牡蛎潜摄浮阳，龟甲、芍药涵育真阴，玄参、天冬清肺气，肺中清肃之气下行，自能镇制肝木，代赭石降胃镇冲，牛膝引血下行，熟地黄、山茱萸补肾敛肾，滋养肝肾，以增强镇纳降逆作用，更藉茵陈、麦芽升发之气，川楝子辛散之味，调达肝木，诸药合用，成为镇肝熄风之剂。

（徐洪涛）

第四节 糖尿病足

糖尿病患者由于合并神经病变及各种不同程度的末梢血管病变而导致的下肢感染、溃疡形成和（或）深部组织的破坏称为糖尿病足（diabetic foot）。其临床表现为早期肢端麻木、疼痛、发凉，有间歇性跛行，继则出现末梢皮肤发黑甚至组织溃烂、感染、坏疽。根据病因，糖尿病足可分为神经性溃疡、神经-缺血性溃疡和缺血性溃疡；根据病变性质，可分为湿性坏疽、干性坏疽和混合性坏疽。

糖尿病足属于中医学中"血痹"、"脱疽"范围。

一、临床诊断要点与鉴别诊断

（一）临床诊断要点

1. 诊断依据

糖尿病足的诊断正确与否，取决于详细询问病史及各项检查的综合判断，特别是对于高危足的诊断尤其如此。患者的主诉往往提示病变的关键和检查的重点，比如，糖尿病患者主诉为双下肢行走无力、小腿腓肠肌胀痛，尤其是发生间歇性跛行，应高度警惕由胫动脉阻塞引起的下肢缺血；腓肠肌胀痛是动脉血管狭窄或阻塞的早期信号；股部或臀部疼痛，则提示病变可能是髂动脉或髂股动脉受阻。主诉间歇跛行而且行走距离日益缩短，甚至不能行走时称为静息痛，表明血管病变程度已经较为严重。患者主诉足部感觉异常或感觉减退或感觉丧失，提示糖尿病性周围神经病变的存在。

高危足的患者随时可能发生溃疡或坏疽。因此，诊断糖尿病足时，必须注意充分利用问、视、触、叩、量、听诊等传统的检查手段，结合实验室检查结果综合分析，早期发现病变。检查方法包括神经病变检查：除了传统的温度觉、痛觉、震动觉及神经电生理（MCV、SCV、F波）测定以外，S-M尼龙丝检查是目前国际通用的评价手段。比如使用NO 5.07（压力10g）的尼龙细丝以一定的压力触压足部，判断接触部位有无感觉。对于那些多点均无感觉的患者应视为保护性感觉丧失；血管病变检查：踝肱指数（ankle brachial index，ABI），是指踝动脉与肱动脉收缩压的比值。ABI通常用于外周动脉疾病的诊断，反映患肢缺血程度的轻重，但近年来ABI作为动脉粥样硬化的一种测量手段，正受到越来越多的关注；下肢超声彩色多普勒检查也是一种无创性、准确性较高的检查方法，已广泛应用于临床。其他检查包括足底压力测定：应用足底压力平板系统或鞋内压力分析系统测定足底异常压力分布区，早期发现足部的生物力学的改变；X线检查：可发现肢端骨质疏松、脱钙、骨髓炎、骨质破坏、骨关节病及动脉硬化，也可发现气性坏疽感染后肢端软组织的变化。

2. 诊断标准

（1）糖尿病患者并有肢端血管和神经病变或合并感染。

（2）糖尿病患者肢端并有湿性坏疽或干性坏疽的临床表现和体征，并符合0～5级坏疽标准。

（3）踝肱指数比值小于0.9以下并有缺血的症状和体征者。

（4）超声彩色多普勒检查，肢端血管变细，血流量减少造成缺血或坏疽者。

（5）血管造影证实，血管腔狭窄或阻塞，并有临床表现者。

（6）电生理检查，周围神经传导速度减慢，或肌电图体感诱发电位异常改变者。

（7）微循环障碍明显。

（8）经皮氧分压测定小于30mmHg，提示周围血管供血不足，溃疡不易愈合。

（9）皮肤温度的检查可见皮温下降。

（10）X线检查，骨质疏松脱钙，骨质破坏，骨髓炎或关节病变，手足畸形及髁关节等病变。

具备前2条并具备后（3）～（10）条任何1条即可确诊。

（二）鉴别诊断

其他坏疽：坏疽是组织细胞的死亡。病因上常分为循环性坏疽，如动脉粥样硬化性坏疽、栓塞性坏疽、血栓闭塞性脉管炎，雷诺病等引起的坏疽、神经营养性坏疽，糖尿病性坏疽，机械性、物理性、化学性损伤及感染性坏疽等。糖尿病足坏疽，单从病理变化及坏疽的性质、程度很难与其他坏疽相区别。尤其是中老年糖尿病患者伴发动脉粥样硬化性坏疽时更难区分。但糖尿病足坏疽患者具有血管病变程度严重，病变进展较快，常伴有周围神经病变及感染等特点。在临床上还常可遇到足部坏疽久不愈合，检查时才发现糖尿病的病例。应注意分析坏疽的发生，是伴发病还是合并症，加以区别。

（1）血栓性闭塞性脉管炎：本病为中小动脉及伴行静脉无菌性、阶段性、非化脓性炎症伴腔内血栓形成导致的肢体动脉缺血性疾病。好发于小于40岁的青壮年男性，多有吸烟、寒冻、外伤史。有40%左右的患者同时伴有游走性血栓性浅静脉炎。手足均可发病，表现为疼痛、发凉，坏疽。坏疽多局限于指趾，且以干性坏疽居多，继发感染者，可伴有湿性坏疽或混合性坏疽。

（2）动脉硬化性闭塞症：本病是由于动脉粥样硬化导致肢体管腔狭窄或闭塞，引起肢体怕凉、间歇性跛行、静息痛，甚至坏死等缺血缺氧临床表现的疾患。本病多发于中老年患者，男性较多，同时伴有心脑动脉硬化、高血压、高脂血症等病。病变主要发于大中动脉，呈阶段性，坏疽多为干性，疼痛剧烈，远端动脉搏动减弱或消失。血糖正常，尿糖阴性。

二、中医辨病诊断

（一）诊断依据

1. 望诊

皮肤色暗、干燥，或见间歇性跛行，或局部红肿，或见有皮肤溃疡，舌暗或有瘀斑，苔腻。

2. 闻诊

破溃口渗出液气味臭秽。

3. 问诊

五心烦热，或畏寒肢冷，或手足麻木、痹痛，或有外伤史。

4. 切诊

局部肌肤或发热、或冰凉，跌阳脉搏动减弱或消失，脉细数或沉细或细涩。

（二）分期诊断

1. 初期

患肢麻木、沉重、怕冷、步履不便（间歇性跛行），即行走时小腿或足部抽掣疼痛，需休息片刻后才能继续行走。患足皮色苍白，皮温降低，跌阳脉（足背动脉）搏动减弱。

2. 中期

患肢疼痛加重，入夜尤甚，日夜抱膝而坐。患肢畏寒，常需厚盖、抚摩。剧烈静息痛往往是溃烂先兆。患足肤色暗红，下垂位明显，抬高立即变苍白，严重时可见瘀点及紫斑，足背动脉搏动消失。皮肤干燥无汗，毳毛脱落，趾甲增厚变形。舌质暗有瘀斑，苔薄白，脉沉涩。

3. 末期

患部皮色由暗红变为青紫，肉枯筋痿，呈干性坏疽。若遇邪毒入侵，则肿胀溃烂，流水污臭，并且向周围蔓延，五趾相传，或波及足背，痛若汤泼火燃，药物难解。伴有全身发热，口干纳呆，尿黄便结等症。

（三）类证鉴别

1. 足底疗

足底疗为一种发病迅速、易于变化而危险性较大的急性化脓性疾病。病情变化迅速，容易造成毒邪走散，发病部位多有受伤史。病程较短，易于愈合。而消渴脱疽是继发于消渴的疾病，有口干多饮、多尿、消瘦等症状，病程较长，溃疡难于愈合，两者不难鉴别。

2. 冻疮

冻疮为人体遭受寒邪侵袭所引起的局部性或全身性损伤，有特殊的病因，临床上以局部肿胀、发凉、瘙痒、起水疱、溃烂为主要表现。消渴脱疽为继发于消渴的疾病，根据病因、临床特点两者可以鉴别。

三、审析病因病机

（一）元气虚弱、血行瘀滞

消渴日久，因于阴虚燥热，阴液亏虚，燥热偏盛，热灼津血，而致血液浓缩，血液黏滞，血行涩滞瘀缓，或由于燥热伤阴耗气，使气阴两虚，无以运血，血行无力，"气为血之帅，血为气之母"，血液的运行赖于元气的推动，气行则血行。气虚血行不畅，经脉痹阻，不通则痛；若禀赋不足或后天失养，导致元气虚弱，则气行无力，血行无助，日久而致血瘀，气虚血瘀相互为因，日益加重，使经络阻塞；或由于阴液亏虚，阴损及阳，阳虚寒凝，血脉失于温煦，均可使血行不畅，形成血瘀。血瘀一旦形成，因血脉痹阻，血行不畅导致肢体局部尤其是肢端失养而形成脉痹、脱疽。

（二）湿热下注，热毒蕴结

消渴患者由于过食肥甘厚味，损伤脾胃，痰浊内生，病程迁延，脾气虚损，健运失司，津液不化，湿浊内生，或因气机阻滞，瘀血阻络影响津液正常代谢，出现湿邪阻滞。湿性重浊黏滞，出现足肿。若湿热下注则患处皮色暗红，肿胀，疼痛，甚则溃破溢脓。若瘀血湿浊阻滞脉络，营卫壅滞，郁久化热，或患肢破损，复感邪毒，津液更亏，导致脱疽，甚至肉腐、筋烂、骨脱。若热毒炽盛可有全身发热，烦热口渴，大便干结等全身症状，若殃及骨髓，则证属凶险。

（三）精血亏损，气阴两伤

临床观察消渴病、脉痹、脱疽等多发于年龄较大、病程较长的老年患者，此部分患者，因消渴日久，伤阴耗气，多有气阴两虚证。而脉痹、脱疽形成之后，由于瘀血内阻、热毒血瘀等原因，进一步耗伤正气，导致阴伤气虚加重，阴阳俱虚，精血大亏，脱疽久不收口，新血不长，新肉不长，病情缠绵。

（四）营卫失调、情志失和

营卫失调、情志不和可导致气机郁滞，经络阻塞，血行不畅，引起气血功能紊乱，气血不能畅行全身而发挥其正常温煦和濡养功能，致使皮肉失养而成脱疽。

（五）饮食不节，劳逸失度

饮食不节，劳逸失度，脾胃受损，运化失司，水湿不化，湿浊内生，蕴久化热，湿热下注，足当受之，热毒蕴结日久而致肉腐、筋烂、骨脱。

（六）寒邪入侵，气血涩滞

血得寒则凝，得热则行。或素体阳虚，或久居寒地，或涉冷水，寒邪侵入机体，伤人经脉，造成气血涩滞，不通则痛。气血不达，久则皮肉失养，脱而为疽。

四、明确辨证要点

1. 辨虚实

糖尿病足属于中医学中"血痹"、"脱疽"范围，病机本虚标实：本虚：气、血、阴、阳虚损；标实：瘀血、寒湿、湿热、热毒等。糖尿病足以凉、麻、痛、瘘四大主症为临床特点。其主要病机是以气虚、阴虚、阳虚失充为本，以瘀血、痰浊阻络为标，血瘀贯穿于糖尿病足始终。临证当首辨其虚实，虚当辨气虚、阴虚、阳虚之所在；实当辨瘀与痰之所别，但总以虚中夹实最为多见。

2. 辨病势

从病机发展趋势初期多为气血亏虚、气阴两虚，本病阴虚为主，日久则气阴两虚，气虚推动无力，阴虚耗伤津液，血行不畅，瘀血闭阻脉络，多表现为患肢麻木、沉重、发凉、行走不便。本病进一步发展，阴损及阳，阳虚寒凝，瘀阻脉道，气血运行不畅，经脉痹阻继而出现肢端疼痛，入夜尤甚，畏寒肢冷，甚则可见瘀点及紫斑。本病末期瘀血湿浊阻滞脉络，郁久化热，或患肢破损，复感邪毒，津液更亏，导致脱疽，甚至肉腐、筋烂、骨脱。若热毒炽盛可有全身发热，烦热口渴，大便干结等全身症状，若殃及骨髓，则证属凶险。

3. 辨病邪性质

寒邪者多由素体阳虚，或久居寒地，或涉冷水，寒邪侵入机体，伤人经脉，造成气血涩滞，不通则痛。气血不达，久则皮肉失养，脱而为疽。湿邪者多由过食肥甘厚味，损伤脾胃，痰浊内生，病程迁延，脾气虚损，健运失司，津液不化，湿浊内生，湿邪流注于关节，脉络失养，绌急而痛。热邪者多由素体阴虚内热，感受外邪后易从热化，热邪与人体气血相搏而见关节红肿疼痛。

五、确立治疗方略

糖尿病足是一本虚标实疾病，血瘀贯穿于本病始终，而脾胃为后天之本，脾胃运化失职，水湿内生，蕴久化热，湿热下注，可引起或加重糖尿病足溃疡。故总体治疗原则应以"虚则补之"、"实则泻之"为主，糖尿病足发生发展因素复杂，临床表现多样，故治疗上应辨病与辨证相结合，同时糖尿病足为糖尿病严重并发症，单纯使用西医或中医治疗均有各自局限性，必须以中西医结合方法治疗。

六、辨证论治

1. 气阴两虚、脉络瘀阻证

（1）抓主症：患者足部麻木、疼痛，皮肤暗红或见紫斑，痛如针刺，夜间尤甚。

（2）察次症：或间歇性跛行；或患足肉芽生长缓慢，四周组织红肿已消，跌阳脉减弱或消失，局部皮温偏低。

（3）审舌脉：舌质紫暗或有瘀斑，苔薄白，脉细涩。

（4）择治法：行气活血，化瘀止痛。

（5）选方用药思路：本病阴虚为主，日久则气阴两虚，气虚推动无力，阴虚耗伤津液，血行不畅，故用生脉饮（《内外伤辨惑论》）合血府逐瘀汤（《医林改错》）加减。方中人参味甘性平，归脾、肺二经，能补脾益肺，健运中气，鼓舞清阳，生津止渴。麦冬甘寒质润，入肺、胃、心经，养阴生津，清心除烦，与人参合用，可使气旺津生，脉气得复。以五味子敛肺宁心，止汗生津，用为佐使。三药配合，一补、一清、一敛，共奏益气复脉、养阴生津之功。当归、红花、赤芍、牛膝、川芎助桃仁活血化瘀之力，其中牛膝且能通血脉；生地黄凉血清热以除瘀热，合当归又滋养阴血，使祛瘀而不伤正，缓解患者足部瘀血、紫斑，痛如针刺等症状。甘草调和诸药。各药配伍，使血活气行，使瘀化热清，肝气舒畅，诸症自愈。

（6）据兼症化裁：若足部皮肤暗红，患肢皮肤发凉，加桂枝、细辛、延胡索；若疼痛剧烈，加乳香、没药；瘀重者加全蝎、水蛭。

2. 湿热毒盛证

（1）抓主症：患足局部漫肿、灼热、皮色潮红，切开可溢出大量污秽臭味脓液。

（2）察次症：触之患足皮温高或有皮下积液、有波动感，周边呈实性漫肿，病变迅速，严重时可累及全足及小腿，跌阳脉可触及或减弱，局部皮温偏高。

（3）审舌脉：舌质红绛，苔黄腻，脉滑数。

（4）择治法：清热利湿，活血解毒。

（5）选方用药思路：气血瘀滞，郁而化热，或湿热入侵，蕴结于内，则患肢肿胀、灼热，故用四妙勇安汤（《验方新编》）合茵栀莲汤（奚九一验方）加减。金银花甘寒入心，善于清热解毒，故重用为主药。当归活血散瘀，玄参泻火解毒，甘草清解百毒，配金银花以加强清热解毒之力，用量亦不轻，共为辅佐。四药合用，既能清热解毒，又能活血散瘀。

（6）据兼症化裁：若热甚加蒲公英、冬青、虎杖；若湿重加车前子、泽泻、薏苡仁；若肢痛加白芍、木瓜、海桐皮。

3. 气血亏虚、湿毒内蕴证

（1）抓主症：神疲乏力，患肢麻木，疮口脓汁清稀较多或足创面腐肉已清，肉芽生长缓慢，经久不愈。

（2）察次症：面色苍黄，气短懒言，口渴欲饮，患肢麻木、疼痛明显，夜间尤甚，足部皮肤感觉迟钝或消失，局部红肿，间歇性跛行，趺阳脉搏动减弱或消失。

（3）审舌脉：舌淡胖，苔薄白，脉细无力。

（4）择治法：益气养血，清化湿毒。

（5）选方用药思路：久患消渴，耗伤气阴，脾胃虚弱，运化失司，水谷精微无以化生气血，则气血亏虚，故用当归补血汤（《内外伤辨惑论》）合二妙散（《丹溪心法》）加减。方中重用黄芪，其用量五倍于当归，用意有二：一是滋阴补血固里不及，阳气外亡，故重用黄芪补气而专固肌表；一是有形之血生于无形之气，故用黄芪大补脾肺之气，以资化源，使气旺血生。配以少量当归养血和营，则浮阳秘敛，阳生阴长，气旺血生，虚热自退，疮疡溃后，久不愈合，用本方补气养血，扶正托毒，有利于生肌敛疮。黄柏取其苦以燥湿，寒以清热，其性沉降，利于清下焦湿热；苍术，辛散苦燥，利于健脾燥湿，可治疗湿热痹阻筋脉，以致筋骨疼痛、足膝红肿。

（6）据兼症化裁：湿热明显加用牛膝、苍术；肢麻重加赤芍、桃仁、丹参、地龙；疼痛剧烈，加乳香、没药。

4. 肝肾阴虚、痰瘀互阻证

（1）抓主症：肌肤甲错，溃口色暗，肉色暗红，久不收口。

（2）察次症：腰膝酸痛，双目干涩，耳鸣耳聋，手足心热或五心烦热，口唇舌暗，或紫暗有瘀斑，局部见病变已伤及骨质、筋脉。

（3）审舌脉：舌瘦苔腻，脉沉弦。

（4）择治法：调补肝肾，化痰通络。

（5）选方用药思路：消渴日久，久病及肾，肾精亏损，肝肾同源，则肝失濡养，故用六味地黄丸（《小儿药证直诀》）加减。熟地黄、山药，一黑一白，一个入血分，一个入气分。熟地黄入血分，入肾，补肾阴，养肝，养心，可以观指南针之左侧；山药入气分，入肺、脾、肾，养三脏之阴，可以观指南针之右侧。虽仅两味，但五脏之阴得以充养，肾阴得以补给，五脏阴分之化生功能得以恢复，既施之以鱼，也施之以渔。牡丹皮之药，为凉血所设，治标之用。肾水亏虚，无以养肝，无以制约心火，心肝之火必盛，心主血，肝藏血，心肝之火过盛，则血热，牡丹皮乃凉血清肝，以改善患者腰膝酸痛，双目干涩，耳鸣耳聋，手足心热或五心烦热，口唇舌暗，肌肤甲错等阴虚之症。地龙、穿山甲通络化瘀，以通患足血脉。

（6）据兼症化裁：若口干、胁肋隐痛不适，加用生地黄、白芍、沙参；腰膝酸软、舌红少苔者，加用怀牛膝、女贞子、墨旱莲。

5. 脾肾阳虚、经脉不通证

（1）抓主症：畏寒肢冷，趾端干黑，溃口色暗，久不收口。

（2）察次症：腰膝酸软，耳鸣耳聋，大便溏薄，肌瘦乏力，肌肤甲错，局部见足发凉，皮温下降，皮肤苍白或紫暗，冷痛，间歇性跛行或剧痛，夜间尤甚。

（3）审舌脉：舌淡暗，脉沉迟无力或细涩。

（4）择治法：温补脾肾，活血通络。

（5）选方用药思路：脾为后天之本，肾为先天之本，脾阳不运，肾失充养，故用金匮肾气丸（《金匮要略》）加减。肾气丸中用六味地黄丸滋补肝肾之阴，用附子、桂枝壮肾中之阳，用阴中求阳之法，以达到温补肾阳之目的，"阳得阴助而生化无穷"，以改善畏寒肢冷，腰膝酸软，耳鸣耳聋，大便溏薄，肌瘦乏力，肌肤甲错，舌淡暗，脉沉迟无力或细涩等阴阳俱虚之症。地龙、穿山甲、水蛭等通络止痛。

（6）据兼症化裁：肢端不温，冷痛明显，加制川乌、制草乌、木瓜；乏力明显，重用黄芪；大便干结不通，加肉苁蓉、火麻仁。

七、中成药选用

（一）活血化瘀药物

1. 活血通脉胶囊
主证：痰瘀互阻证。
组成：水蛭。
用法：口服，每次 2～4 粒，每日 3 次。

2. 活血止痛胶囊
主证：痰瘀互阻证。
组成：当归、三七、乳香（制）、冰片、䗪虫、自然铜（煅）。
用法：用温黄酒或温开水送服，每次 6 粒，每日 2 次。

3. 通塞脉片
主证：气阴两虚兼瘀证。
组成：黄芪、当归、党参、玄参、金银花、石斛、牛膝、甘草。
用法：口服，每次 2～4 粒，每日 3 次。

4. 痛血康胶囊
主证：气阴两虚，脉络瘀阻证。
组成：重楼、草乌、金铁锁、化血丹等。
用法：口服，每次 0.2g，每日 3 次，儿童酌减。

5. 血塞通片
主证：脉络瘀阻证。
组成：三七总皂苷。
用法：口服，每次 2～4 片，每日 3 次。

6. 糖脉康颗粒

主证：气阴两虚兼瘀证。

组成：黄芪、生地黄、赤芍、丹参、牛膝、麦冬、黄精等十一味药。

用法：口服，每次1袋，每日3次。

7. 回生第一散

主证：脉络瘀阻证。

组成：䗪虫、麝香、当归、血竭、自然铜。

用法：口服，每次1g，每日2～3次，温黄酒或温开水送服。

8. 虎力散

主证：脉络瘀阻证。

组成：制草乌、白云参、三七、断节参。

用法：口服，每次1粒，每日1～2次，开水或温酒送服。外用，将药品撒于伤口处。

9. 独一味胶囊

主证：脉络瘀阻证。

组成：独一味。

用法：口服，每次3粒，每日3次，7日为1个疗程；或必要时服。

（二）清热药物

糖尿病足出现局部红肿尚未溃破者，可以应用局部外敷的中成药，也可以应用具有清热解毒作用的药物。

1. 如意黄金散

主证：湿热毒盛证。

组成：姜黄、大黄、黄柏、苍术、厚朴、陈皮、甘草、生天南星、白芷、天花粉。

用法：外用。红肿，烦热，疼痛，用清热调敷；漫肿无头，用醋或葱酒调敷，亦可用植物油或蜂蜜调和，每日数次。

2. 点舌丸

主证：湿热毒盛证。

组成：西红花、红花、蟾酥（制）、血竭、牛黄、熊胆、珍珠、乳香（制）、沉香、麝香、雄黄等21味。

用法：口服，每次2丸，每日3次。

3. 新癀片

主证：湿热毒盛证。

组成：肿节风、三七、人工牛黄、猪胆粉、肖梵天花、珍珠层粉、水牛角浓缩粉、红曲、吲哚美辛。

用法：口服，每次2～4片，每日3次，小儿酌减。外用，用冷开水调化，敷患处。

八、单方验方

1. 木耳散

组成：木耳50g（焙干研末），白砂糖50g（和匀），以温水浸如糊状外敷包扎。

2. 栀子散

药物组成：栀子 30g，炒干，研细，加鸡蛋清，外涂，包扎。适用于本病症属脉络热毒者。

3. 溃消散

药物组成：以三七、炒蒲黄、白蔹、乳香、没药、血竭为主要成分，共为细末，以米醋调为膏状，高温消毒后备用。对患处常规消毒后将溃消散均匀涂在患处，包扎，每日 3 次。

4. 一欢散

药物组成：朱砂 50g，炙炉甘石 150g，滑石粉 250g，片粟粉 100g，冰片 50g，血竭 25g，乳香 50g，没药 50g，将朱砂、冰片、血竭研成极细面，过 120 目筛，然后将乳香、没药、炉甘石粉徐徐兑入研磨均匀，用套色混合法将滑石粉、片粟粉徐徐兑入，使色泽一致，含量均匀。用药前清洁创面，根据创面大小用香油将一欢散调成糊状均匀敷于创面，包扎固定，每日换药 1 次。

5. 四虫丸

药物组成：蜈蚣、全蝎、土鳖虫、地龙各等份。共研细末。水泛为丸，每次 1～2g，每日 2～3 次。功效：解毒镇痉，活血化瘀，通络止痛，适用于本病证属脉络瘀血，肢体疼痛者。

6. 四妙勇安汤

药物组成：金银花 30g，玄参 30g，当归 15g，赤芍 15g，牛膝 15g，黄柏 10g，黄芩 10g，栀子 10g，连翘 10g，苍术 10g，防己 10g，紫草 10g，生甘草 10g，红花 6g，木通 6g。功效：清热利湿，活血化瘀，适用于本病症属脉络热毒者。

7. 丹参通脉汤

药物组成：丹参 30g，当归 30g，赤芍 30g，鸡血藤 30g，桑寄生 30g，川牛膝 15g，川芎 15g，黄芪 15g，郁金 15g。功效：活血化瘀，适用于本病症属脉络瘀血者。

8. 八味顾步汤合芪黄十味生肌膏

八味顾步汤药物组成：生黄芪 60g，水蛭 9g，乌梢蛇 9g，红花 12g，乳香 6g，鸡血藤 20g，怀牛膝 12g，甘草 10g。每日 1 剂，水煎 2 次取汁 300ml，混匀后分早、晚两次口服，每次 150ml。芪黄十味生肌膏药物组成：血竭 30g，白及 45g，黄柏 60g，生大黄 60g，龟甲 30g，乳香 30g，白芷 60g，全蝎 15g。以上诸药浸泡于香油 2000g 中，泡 3 日后入锅慢火煎熬，至药浮起为度，离火片刻，去渣后加入蜂蜡 200g，随加随搅，滴油成珠即成，分装放冷即成深褐色膏。用法：敷药前先以 0.5% 碘伏消毒疮周皮肤，0.9% 氯化钠注射液冲洗创面，然后将芪黄十味生肌膏均匀涂于消毒纱布上，范围与创面大小相当，厚度 1～2mm，覆盖创面。根据创面分泌物多少每日或隔日换药 1 次，10 日为 1 个疗程。本方益气活血，祛瘀通络，消肿解毒，适用于缺血性糖尿病足。

9. 活血解毒汤

药物组成：生黄芪、丹参、赤芍各 30g，鸡血藤、土茯苓、蒲公英、连翘、紫花地丁各 20g，牛膝 10g，黄柏 10g，元参 15g。脾虚络阻，加山药 20g，薏苡仁 30g；可根据病情变化进行加减，本方活血化瘀，解毒疗疮，适用于糖尿病足坏疽。

10. 益气养阴活血通脉方

药物组成：北黄芪 30～45g，桃仁 12g，桂枝 9～12g，熟地黄 15～24g，元参 15g，白芍 12g，当归 12g，虎杖 12g，知母 15g，牛膝 12g，本方益气养阴，活血祛瘀，适用于缺血性糖尿病足。

九、中医特色技术

（一）外治

糖尿病足中药外治法多种多样，因剂型丰富、辨证处方、用药简便、不良反应少、高效价廉、无创、少痛苦、少污染等优势逐渐成为治疗糖尿病足的一大特色。目前常用的外用药剂型包括洗剂、掺药、泡腾剂、溶液、湿敷剂、膏药、油膏、酊剂、擦剂等，尤以洗剂、外敷剂、膏剂最为多用。

1. 膏剂

（1）湿热毒盛：宜祛腐为主，方选九一丹等。

（2）正邪分争：宜祛腐生肌为主，方选红油膏等。

（3）毒去正胜：宜生肌长皮为主，方选生肌玉红膏等。

2. 外敷剂

外敷中药可按阴阳证型辨证，选择使用祛腐或生肌的药物。可用蚓黄散，具体方法为取地龙 30g，血竭 10g，黄柏 60g，共研细末备用，湿敷治疗糖尿病足可取得较好的效果；或用冲和膏，具体方法为荆芥 150g，独活 50g，赤芍 60g，白芷 30g，石菖蒲 45g，共研细末，热酒或麻油调敷，每日 1 次，治疗气虚阴寒血瘀型糖尿病足患者，疗效很好。

3. 中药浸泡熏洗

中药浸泡是在血糖控制基本理想的基础上，根据患者具体情况组方，药配好后煎制成水剂，进行浸泡熏洗。多根据糖尿病足中医的三期辨证及病变的范围、局部分泌物的多少、创面的深浅、创面愈合的不同阶段，分别采取不同的外用药物。下肢无破溃流脓者：见有肢体麻木、肤色黯红或青紫，局部刺痛，或疮口结黑痂者，选用活血、散寒、解毒药物，拟活血散寒洗剂：川桂枝、川乌、草乌、川椒、北细辛、制乳香、制没药各 10g，皂角刺、红花各 20g，加水煎至 500ml 药液浸泡，每日 2 次，每次 30min。若局部红、肿、热、痛，选用养阴、清热、解毒药物，处方：金银花、忍冬藤、玄参、生地黄、川牛膝、苦参各 30g，加水煎汁 500ml，熏洗，每日 2 次，每次 30min。局部溃破者：见疮口大量流脓，气味恶臭，疼痛剧烈者，选用清热、解毒药物，拟桉叶地丁合剂：大叶桉叶、金银花、紫花地丁、蒲公英各 50g，延胡索 20g，赤芍、牡丹皮各 15g，加水煎药汁 500ml，清洗创面。

（二）针灸

本病可采用针药并用进行治疗，针刺足三里、承山、阳陵泉透阴陵泉、三阴交透悬钟，针尖不透出体表穴位，留针 30min，每隔 3 日 1 次。还可以用艾条灸涌泉穴，每日 2 次，每次 15～30min，距离 5～10cm。应用艾灸法时应注意不要灼伤皮肤。可使用雀啄灸对局部和涌泉穴进行治疗。用温针灸法，主要选取关元、阳陵泉、悬钟、太溪、气海、足三里、丰隆、三阴交，并随坏疽部位不同配穴，治疗后患者足背动脉管径明显扩大，血流量增多。按摩足底肝、脾、肾、肺、胃、肾上腺、垂体、胰腺、腹腔神经丛、坐骨神经等反射区及涌泉穴，每日 1 次，每次每穴按 3～5min，左右各 20min，能有效改善高危糖尿病足感觉神经传导速度、波幅，对运动神经传导速度、潜伏期也有改善。

十、预防调护

（一）预防

每日以温水洗脚、按摩，局部按摩不要用力揉搓，以免损伤皮肤，足部用热水袋保暖时，切记用毛巾包好热水袋，不能使热水袋与患者皮肤直接接触，以免烫伤，修剪指甲或厚茧、鸡眼时，切记不要剪切太深，不要涂擦腐蚀性强的膏药，以免造成皮肤损伤。出现皮肤大疱、血疱时不要用非无菌针头等随意刺破，最好让医护人员在无菌条件下处理。

糖尿病足部溃疡和截肢的预防开始于糖尿病确诊时，且应坚持始终。患者每年应检查 1次，如有并发症，则应每季度检查 1 次。如有足部溃疡，应立即治疗使溃疡愈合。

患者脱去鞋袜，检查整个足（包括趾间的皮肤）。应观察患者的足有无畸形、创伤、肿胀或大疱，检查足和鞋，注意足局部的受压区域。糖尿病患者应穿软底鞋，鞋头部应较宽。一般布鞋优于皮鞋，而皮鞋又优于塑料鞋。

如果肿胀程度轻，可以由患者及其家属在医务人员指导下进行处理，检查趾甲有无过于尖锐或霉菌生长。如果患者视力良好，应定期修剪（围绕趾甲平剪），而后再将趾甲磨圆。所有足部的损伤均应由专科医师处理。

糖尿病足的预防措施包括：①戒烟；②每日检查足；③每日洗足，仔细清洗趾间；④避免温度过高或过低；⑤如果夜间感到足冷，应穿袜子，不要用热水袋或加热垫片；⑥不要赤足，更不要在热的沙地上行走；⑦不要使用化学制剂；⑧避免用足操作劳动工具或锻炼设备；⑨经常检查鞋内有否异物、有否趾甲撕裂；⑩如果患者视力明显受损，家庭成员应每日帮助检查足和趾甲；⑪不要长时间浸泡足；⑫干燥的足可以在洗澡后稍施护肤油（如婴幼儿护肤油），但不可在趾间涂用；⑬每日换袜，不要吊袜带，冬季穿棉毛袜为好；⑭鞋子应该是舒适的；⑮不要赤足穿鞋，不要穿夹趾凉鞋；⑯不要剪破或刺破角化组织或肿胀；⑰确保每次就诊时均检查足；⑱足皮肤有大疱或溃疡时必须及时诊疗。

（二）调护

1. 情志护理

糖尿病为慢性疾病，病程长，病情反复，给患者造成很大心理压力，易使患者产生恐惧、焦虑、抑郁等情绪。因此，应多与患者沟通，及时了解患者的心理状态，对出现的问题及时给予疏导；也要与患者家属进行沟通，鼓励家属多关心、陪伴患者，给患者以情感上的支持；进行疾病知识宣教，帮助患者及家属了解疾病的发生、发展，消除恐惧心理，做好预防工作。

2. 饮食指导

应控制总热量摄入，合理均衡各种营养物质，合理安排进餐次数及时间；饮食宜清淡，禁食含糖较高食品，忌食肥甘厚味、烧烤煎炸、辛辣刺激之品，戒烟限酒；并发皮肤瘙痒、溃疡、创伤、痈疽等，忌食鱼、虾、蟹、竹笋、牛肉、猪头肉等荤腥发性食物。可适当运用黄芪、白术、山药、茯苓、白扁豆、莲子、芡实等补脾益气养阴中药进行食疗，以助脾胃健运。但在患者创面较大或渗液较多时，在肾功能正常的情况下，可适当增加蛋白质的摄入量，以保证充足的营养。当患者出现肾功能不全时，应适当限制蛋白质的摄入，可以降低肾小球内压力，减轻高滤过和减少蛋白尿，保护肾功能。

3. 运动指导

尚未出现糖尿病足或是没有出现开放性足部病变的患者,可以尝试有氧耐力运动如散步、慢跑、游泳、骑自行车等,或选择全身肌肉都参与活动的有氧体操如医疗体操、太极拳等;于餐后 60min 或 90min 运动;运动过程中要避免受伤。在糖尿病足治疗早期,特别有足底感染或有深部脓肿时,不宜下床活动,以免引起感染的扩散,可在床上做下肢屈伸或踩车轮运动,促进血液循环。在糖尿病足治疗后期,肉芽组织已长满,可下床适当走动,活动应循序渐进。

十一、各家发挥

(一)从瘀论治

本病日久,正气亏损,气虚无力推动血液运行,血行不畅,瘀血闭阻脉络,四肢失去濡养而致糖尿病足的形成。现代医家认为本病多以瘀血阻络为病机,治疗过程中应以活血化瘀为主要治则,程益春教授在治疗过程中擅用活血化瘀、通络止痛法,方选四物汤合知柏地黄汤及四妙勇安汤加减,金银花甘寒入心,善于清热解毒,故重用为主药。当归活血散瘀,玄参泻火解毒,甘草清解百毒,配金银花以加强清热解毒之力,用量亦不轻,共为辅佐。四药合用,既能清热解毒,又能活血散瘀。

(二)从湿热论治

古代医家多认为湿热是本病发生的关键因素,何佛雄教授以健脾养阴、解毒祛湿立法,主要以玉女煎合二妙丸加减化裁,根据患者的全身证候,合理配伍药物。若偏上消者,重用天花粉、葛根清胃生津,药量可用至 45~60g,若偏中消者,以黄连、石膏清泄肺胃,生地黄、麦冬益胃生津;若以下消为甚,虚损明显者,重用怀山药、山茱萸以养脾阴、固肾精。各法之中,根据病变部位偏阴偏阳和药物的寒热温凉不同,配伍 1~2 味活血化瘀药物,如当归、川芎、红花、鸡血藤、三棱、莪术偏温,毛冬青、丹参、赤芍、益母草、紫草、牡丹皮等偏凉,瘀血肿痛明显者,多用虫类如全蝎、蜈蚣、土鳖虫、露蜂房、僵蚕等,若感染明显,有恶寒发热症状,合用五味消毒饮、连翘解毒汤等,清其湿热邪毒。药味一般不过 9 味,药量偏大,既体现顾胃气,又含有病重则药重的思想。

(三)从脏腑经络论治

本病病变的脏腑主要在肺、胃、肾,尤以肾为关键。三脏之中,虽可有所偏重,但往往又互相影响。邓铁涛教授认为糖尿病足是在心、脾、肾功能虚衰基础上,因不同的外来伤害作用(如烫伤、烧伤、冻伤、异物损伤等)致气滞、血瘀、痰阻、热毒等积聚而形成本病。糖尿病坏疽临床表现虽然在足部,但其发病根源却是因机体经络、脏腑功能失常所致。并且强调一般不宜大剂量、多味活血化瘀药长期应用,特别在基础治疗阶段,大剂量丹参、红花、川芎、三棱、莪术等长期使用,不但于病无益,反会耗气伤血伤精。应根据药物之寒热温凉、归经的不同而选方用药。

（四）从病势论治

本病病机发展趋势初期多为气血亏虚、气阴两虚，进一步发展，阴损及阳，阳虚寒凝，瘀阻脉道，气血运行不畅，末期瘀血湿浊阻滞脉络，或患肢破损，甚至肉腐、筋烂、骨脱。陈宝元教授临床论治糖尿病足分肿疡期、脓疡期、溃疡期三期。肿疡期以消通为用，具体又有温通法、泄通法、立通法、化通法之不同，并主张无论应用何法都应将通血脉贯穿始终。脓疡期，陈教授倡导早日切开引流，托毒外出，给邪以出路。溃疡期早期以祛腐为主，后期以生肌为主。对于清创，陈教授认为一定要掌握好时机，应选择在局部红肿消退，好坏组织有明显界限时，且"祛腐勿尽"，即清创至坏死组织的根部即可，不要清至正常组织，以免损伤正常组织，发生清创后再度出现坏死。剩余坏死组织用祛腐药即可。局部坏死组织、脓液基本已尽时方可应用生肌法，可选用生肌止痛膏、生肌玉红膏、生肌橡皮膏等。

（五）从虚实论治

本病为本虚标实之证，以正气不足、气阴两虚为其根本，气血瘀滞、脉络痹阻、湿热火毒炽盛为其标，以脉络痹阻、血行不畅为病机关键。亓鲁光教授认为糖尿病足坏疽发病与湿、热、火毒、气血凝滞、阴虚或气虚等有关，亓教授在治疗上多分为急性期和缓解期进行辨治。急性期又可分为三型：阴虚燥热、络脉瘀阻型，治宜益气养阴，活血养血，方选黄芪生脉散或沙参麦冬汤加活血化瘀药加减；毒热内蕴、络脉瘀阻型，治宜清热解毒，活血化瘀，通络止痛，方选五味消毒饮合活血化瘀药加减；湿热下注、络脉瘀阻型，治宜清热利湿，活血化瘀，方选四妙散或四妙勇安汤加减。缓解期多为气血两虚，络脉瘀阻型，治疗上以益气活血，托疮生肌为主，方以黄芪桂枝五物汤、托里消毒散等加减。史奎钧教授认为糖尿病足是在消渴病脾胃虚弱，气阴两虚的基础上，瘀血、痰湿、热毒积聚，或阳虚湿毒陷于下之变证，其主要病机为脾胃虚弱，瘀血阻络，气阴两虚为本，瘀血、热毒、痰湿为标。治病必须求本，在治疗过程中，必须紧紧抓住健脾、益气、养阴、活血，然后针对不同病因、症状进行辨证施治，才能奏效。史教授根据患者临床表现将糖尿病足分3个证型论治：瘀血阻络型，治宜益气通络、活血散瘀，方用补阳还五汤合丹参饮加减；阳虚毒陷型，治宜温阳通络、托里生肌，方用阳和汤合当归黄芪汤加减；湿热内蕴型，治宜滋阴清热、化瘀排毒，方用四妙勇安汤合仙方活命饮加减。

第五节　糖尿病神经并发症

糖尿病神经病（diabetic neuropathy）是糖尿病在神经系统发生的多种病变的总称。它涵盖自主神经系统、中枢神经系统、周围神经系统等。其中糖尿病性周围神经病变（diabetic peripheral neuropathy，DPN）是糖尿病最常见的慢性并发症，又称多发性神经病变或末梢神经病变，多半发生在中年以后，血糖控制不佳，或病程较长者，也有少数患者以神经病变为首发症状，病变以下肢发生为最早、最常见，其主要症状为四肢远端感觉、运动障碍，包括烧灼样疼痛、感觉异常、冷热交替感、感觉过敏，所有症状都有夜间加重的倾向。体征包括痛觉、温度觉和振动觉都降低、小肌肉失用性萎缩、少汗、足背静脉扩张。该病早期呈现相对可逆性，后期发展为顽固难治性神经损伤。

根据本病的临床表现和体征，可归属于中医学"麻木"、"血痹"、"痛证"、"痹证"、"痿证"等范畴。2010 年国家中医药管理局颁布的《22 个专业 95 个病种中医诊疗方案》中将本病中医病名正式确定为"消渴病痹证"。

一、临床诊断要点与鉴别诊断

（一）临床诊断要点

1. 诊断依据

有明确的糖尿病病史，结合相应的临床症状、体征、辅助检查等，即可诊断糖尿病周围神经病变。

病史：有明确的糖尿病病史。

症状：主要是疼痛、麻木、感觉异常等。疼痛呈刺痛、灼痛、钻凿痛，位于深处，似在骨髓深部，或剧痛如截肢，或痛觉过敏，不得覆被，痛每于夜间就寝后数小时加重，白天或行走后减轻，疼痛多呈对称性；感觉异常有蚁走、虫爬、发热、触电样感觉，往往从远端脚趾上行可达膝以上，分布如袜套或手套样，感觉常减退。

体征：四肢远端手套、袜套样痛觉、温度觉减退，跟腱反射、膝反射常减弱或消失；上肢肌腱反射消失为多见而严重；震动觉、位置觉消失或减低，尤以深感觉减退较明显；另有皮肤菲薄、干燥、脱屑，指趾甲增厚失去光泽等表现。

现代仪器诊断：主要包括物理学检查、感觉定量试验（QST）和神经传导速度（NCS）等。

（1）腱反射及震动觉的检查：DPN 的患者早期出现腱反射尤其是下肢远端反射（踝反射）的消失。震动觉检查常用 128Hz 音叉进行检查。将震动的音叉末端置于双足跗趾背面的骨隆突处各测试 3 次，在患者闭眼的状况下，询问能否感觉到音叉的震动。3 次中 2 次以上回答错误则判为震动觉缺失，3 次中 2 次以上回答正确则判为震动觉存在。

踝反射检查时根据踝反射情况分为反射亢进、减弱及正常，反映下肢深感觉的功能情况。国外提倡将这两项检查作为检测指标，但正常老年人也可以出现对称性下肢远端震动觉的消失，缺乏特异性。

（2）痛觉及温度觉检查：痛觉检查是通过测定足部对针刺疼痛的不同反应，初步评估末梢感觉神经的功能情况。温度觉检查是通过特定的仪器测定足部对温度变化感觉的敏感性。

（3）S-M 单丝触觉试验：用 S-M 单丝轻触其皮肤并使其弯曲，则皮肤表面所承受的压力为 10g。检查时在患者双足背皮肤无甲处各触碰 4 次，记录未能感知的次数，≥5 次者很可能患有 DPN。

（4）神经传导速度：感觉神经传导速度减慢最为敏感，下肢重于上肢，远端重于近端。神经电生理检查适用于经检查后高度怀疑 DPN 的患者；可评估周围有髓鞘的粗纤维神经传导电信号的能力。若神经髓鞘、郎飞结及轴索病变，则检查结果异常。通常检测正中神经、尺神经、腓总神经、胫神经及腓肠神经等。运动神经传导速度减慢出现较晚，诊断意义不大。

（5）形态学检查：皮肤活检：取直径 3mm 的皮肤，观察表皮内神经纤维密度及平均神经分支长度，主要评估神经纤维病变。神经活检：外踝后方的腓肠神经是常用的活检部位。此检查只反映某一时刻、某一根神经的某一个位点上的信息，而不能反映完整的神经反应环的功能。

（6）其他检查方法：体感诱发电位的改变可以反映轴突、施万细胞受损情况，以及中枢传导径路上的损害，是检测周围神经病变的一项敏感指标。

2. 诊断标准

（1）明确的糖尿病病史。

（2）在诊断糖尿病时或之后出现的神经病变。

（3）临床症状和体征与糖尿病周围神经病变的表现相符。

（4）有临床症状（疼痛、麻木、感觉异常等）者，以下5项检查（踝反射、针刺痛觉、震动觉、压力觉、温度觉）中任1项异常；无临床症状者，5项检查中任2项异常，临床诊断为糖尿病周围神经病变。

（5）排除诊断：需排除其他病因引起的神经病变，如颈腰椎病变（神经根压迫、椎管狭窄、颈腰椎退行性变）、脑梗死、格林-巴利综合征、严重动静脉血管病变（静脉栓塞、淋巴管炎）等，尚需鉴别药物尤其是化疗药物引起的神经毒性作用及肾功能不全引起的代谢毒物对神经的损伤。如根据以上检查仍不能确诊，需要进行鉴别诊断的患者，可做神经肌电图检查。

（6）糖尿病远端对称性多发性神经病变的临床诊断主要依据临床症状疼痛、麻木、感觉异常等。临床诊断有疑问者，可以做神经传导功能检查。

（7）诊断分层：①确诊：DPN的症状或体征，同时存在神经传导功能异常。②临床诊断：有DPN的症状及1项体征为阳性，或无症状但有2项以上（含2项）体征为阳性。③疑似：有DPN的症状但无体征或无症状但有1项体征阳性。④亚临床：无症状和体征，仅存在神经传导功能异常。

（二）鉴别诊断

现代医学鉴别诊断：本病应与其他原因引起的多发性神经炎鉴别。

1. 中毒性末梢神经炎

该神经病变通常可由酗酒、尿毒症、环境毒素、医源性（医源性中毒性神经病变）或其他代谢产生的毒素所引起。常有药物中毒或农药接触史，疼痛症状较突出。

2. 感染性多发性神经根神经炎

急性感染性多发性神经根神经炎又称格林-巴利综合征，本病为急性起病，进行性对称的弛缓性瘫痪性疾病。病程早期可有不同程度的感染表现。严重者常伴有脑神经麻痹及呼吸肌瘫痪。本病一年四季均可发病。本病确切病因迄今未明，目前多认为是与感染有关的自身免疫性疾病。

3. 结节性多动脉炎

结节性多动脉炎又称为结节性动脉周围炎和坏死性动脉炎，是一种致命性疾病，一般多是年轻人发病，男性多于女性，男女之比为（2~4）:1。其临床病变过程发展较快，病变范围广泛，通常累及全身动脉系统，临床表现复杂多变，根据病变累及部位或器官的不同表现各异。

4. 脊髓空洞症

脊髓空洞症为一种缓慢进展的退行性病变，其病理特征是脊髓灰质内的空洞形成及胶质增生。临床表现为受损节段内的浅感觉分离、下运动神经元瘫痪和自主神经功能障碍，以及受损节段平面以下的长束体征。如病变位于延髓者，称延髓空洞症；如病变同时波及脊髓和延髓者，称球脊髓空洞症。以颈胸段多见，可累及脑干延髓。

二、中医辨病诊断

（一）临床诊断

（1）以四肢远端疼痛、麻木、感觉异常等为主症。
（2）常因气阴两虚日久化燥伤津或过食肥甘厚味损伤脾胃所致。
（3）可伴有口干、口渴、怕热、多汗等临床表现。

（二）类证鉴别

1. 痹证

痹症指是由于风、寒、湿、热等邪气闭阻经络，影响气血运行，导致肢体筋骨、关节、肌肉等处发生疼痛、重着、酸楚、麻木，或关节屈伸不利、僵硬、肿大、变形等症状的一种疾病。轻者病在四肢关节肌肉，重者可内舍于脏。

2. 痿证

痿证指由于五脏受损，精津不足，气血亏耗，肌肉筋脉失养所致的肢体筋脉弛缓，软弱无力，不能随意运动，或伴有肌肉萎缩的一种病证。临床以下肢痿弱较为常见。现代医学的多发性神经炎、脊髓空洞症、肌萎缩、肌无力、侧索硬化、运动神经元病、周期性瘫痪、肌营养不良症、癔病性瘫痪和表现为软瘫的中枢神经系统感染后遗症等，均属于"痿证"的范围。

3. 颤证

颤证是以头部或肢体摇动颤抖，不能自制为主要临床表现的一种病证。轻者表现为头摇动或手足微颤，重者可见头部振摇，肢体颤动不止，甚则肢节拘急，失去生活自理能力。

三、审析病因病机

1. 气血不和，血行凝滞

消渴病痹证即是由于消渴日久导致气虚、阴虚及阳虚，又与瘀血互为因果，最终因气血不和、血行凝滞、脉络痹阻发为本病。

2. 气阴两虚，血脉瘀滞

本病乃由消渴病迁延不愈发展而来，然消渴原本阴虚燥热，损伤阴津，病程日久，阴伤气耗，终致气阴两虚，气虚无以运血，血行无力，"气为血之帅，血为气之母"，血液的运行赖于元气的推动，气行则血行。气虚血行不畅，经脉痹阻，不通则痛；若禀赋不足或后天失养，导致元气虚弱，则气行无力，血行无助，日久而致血瘀，气虚血瘀相互为因，日益加重，使经络阻塞；终致血脉瘀滞。

3. 阳虚寒凝，经脉痹阻

消渴病日久耗伤气血，寒邪乘虚而入，寒凝血瘀，血为有形之物，瘀血阻滞，则局部肿胀疼痛，痛有定处，疼痛较剧，刺痛不已，痛处发凉，遇冷痛剧，得温痛减，阴损及阳最终导致阴阳两虚。阳虚寒凝，瘀阻脉道，气血运行不畅，经脉痹阻；阳气不达于四末，四肢失于温养，故见四肢厥冷不温，麻木疼痛。元阳亏损，温煦不足，肌肉筋脉失于温养发为本病。

4. 脏腑失常，筋肉失养

诸多医家在临床辨治消渴病痹证时，认为病变多累及肺、脾、胃、肝、肾，其中尤以肾为关键。肺为水之上源，主宣肃，如肺燥阴亏，津液不足，或津液失于输布，则皮毛失于濡润；脾主运化、主四肢，脾胃为后天之本，脾虚则气血生化不足、肢体无主；胃热则灼伤肺津，燥热由生；肾之阴阳为一身阴阳之根本，肾阴不足，肝失涵养，宗筋不利。

5. 肝郁气滞，血脉瘀阻

肝郁不舒，气失疏泄，而致气滞血瘀，不通则痛。肝为风脏性喜疏泄，善行而数变，肝气郁结，气滞血瘀，则见肢体麻木疼痛，痛势较剧，如针刺状，走窜不定；胁为肝之分野，肝气郁结，气机不畅而胸胁疼痛；久郁不解，郁而化热而急躁易怒；肝失调达，气机不畅则胸闷憋气，善太息；肝郁化火化风而面目肌肉挛急、抽搐；证属消渴病痹证肝郁气滞，血脉瘀阻。

6. 脾肾阳虚，痰瘀交阻

久病脾虚，升降失常，清气不升，浊阴不降，气血无以生化，而气短懒言；脾气下陷不能输布津液上承而口渴喜热饮；脾主四肢，主肌肉，脾失运化，聚湿运痰，痰阻脉络，气血运行不畅，四肢失于濡养而麻木乏力，肌肉萎软；头为诸阳之会，乃精明之所，痰浊凝聚，浊阴不降，清阳不升则头晕目眩，头重如裹；痰浊阻隔，气机不畅则胸闷胁痛。

DPN 的病机有虚有实、虚实错杂。虚有本与变之不同。虚之本在于阴津不足，虚之变在于气虚、阳损。虚之本与变，既可单独在糖尿病性神经病变的发生发展中起作用，也可相互转化，互为因果；既可先本后变，也可同时存在。实为痰与瘀，既可单独致病，也可互结为果。就临床实际情况来看，患者常以虚为本，阴虚为本中之本，气虚、阳损为本中之变；而以实为标，痰浊瘀血，阻滞经络。

DPN 病机是动态演变的过程，基本上随着糖尿病的发展按照气虚夹瘀或阴虚夹瘀→气阴两虚夹瘀→阴阳两虚夹瘀的规律而演变，阴亏是发生本病的关键；气虚是迁延不愈的症结；阳虚是发展的必然趋势；血瘀是造成本病的主要原因。

四、明确辨证要点

1. 辨虚实

糖尿病周围神经病变属于祖国医学"痹证"（皮痹、肌痹、筋痹）范畴。病机本虚标实：本虚：脾肾阳虚弱、肝血不足；标实：血瘀、痰湿、湿热阻络等。糖尿病周围神经病变以凉、麻、痛、痿四大主症为临床特点。其主要病机是以气虚、阴虚、阳虚失充为本，以瘀血、痰浊阻络为标，血瘀贯穿于糖尿病周围神经病变的始终。临证当首辨其虚实，虚当辨气虚、阴虚、阳虚之所在；实当辨瘀与痰之所别，但总以虚中夹实最为多见。

2. 辨病势

从病机发展趋势初期多为气阴两虚，气血亏虚，本病乃由消渴病迁延不愈发展而来，然消渴原本阴虚燥热，损伤阴津，阴伤气耗，终致气阴两虚，气虚无以运血，血行无力，血液的运行赖于元气的推动，气行则血行。气虚血行不畅，经脉痹阻，不通则痛；日久而致血瘀，气虚血瘀相互为因，日益加重，使经络阻塞；终致血脉瘀滞。病程日久进一步发展为阴阳两虚，阳虚寒凝，瘀阻脉道，气血运行不畅，经脉痹阻；阳气不达于四末，四肢失于温养，故见四肢厥冷不温，麻木疼痛。元阳亏损，温煦不足，肌肉筋脉失于温养发为本病。瘀血、痰浊痹阻伴随疾病发展的整个过程。

3. 辨脏腑

诸多医家在临床辨治消渴病痹证时，认为病变多累及肺、脾、胃、肝、肾，其中尤以肾为关键。肺为水之上源，主宣肃，如肺燥阴亏，津液不足，或津液失于输布，则皮毛失于濡润；脾主运化、主四肢，脾胃为后天之本，脾虚则气血生化不足、肢体无主；胃热则灼伤肺津，燥热由生；肾之阴阳为一身阴阳之根本，肾阴不足，肝失涵养，宗筋不利。

五、确立治疗方略

治疗当在辨证施治、遣方择药前提下，酌情选加化瘀通络之品，取其"以通为补"、"以通为助"之义。

发挥中医外治优势，补内治之不足，将内服汤剂煎后的药渣再煎后熏洗患处，以期达到内外同治、异曲同工的目的。

六、辨证论治

1. 气虚血瘀证

（1）抓主症：手足麻木，如有蚁行，肢末时痛，多呈刺痛，下肢为主，入夜痛甚。

（2）察次症：气短乏力，神疲倦怠，自汗畏风，易于感冒。

（3）审舌脉：舌质淡暗，或有瘀点，苔薄白，脉细涩。

（4）择治法：补气活血，化瘀通痹。

（5）选方用药思路：本病日久不愈，气阴两虚，气为血之帅，血为气之母，气行则血行，气虚则血瘀，瘀血闭阻经络，则手足麻木，故用补阳还五汤加减。方用生黄芪、当归尾、川芎、赤芍、桃仁、红花、地龙等。重用生黄芪，补益元气，意在气旺则血行，瘀去络通，则令气短乏力，神疲倦怠，自汗畏风，手足麻木改善；当归尾活血通络而不伤血，赤芍、川芎、桃仁、红花协同当归尾以活血祛瘀，改善手足麻木，如有蚁行，肢末时痛，多呈刺痛；地龙通经活络，力专善走，周行全身，以行药力。

（6）据兼症化裁：若病变以上肢为主加桑枝、桂枝尖；以下肢为主者加川牛膝、独活。

2. 阴虚血瘀证

（1）抓主症：腿足挛急，肢体麻木，酸胀疼痛，或小腿抽搐，夜间为甚。

（2）察次症：五心烦热，失眠多梦，皮肤干燥，腰膝酸软，头晕耳鸣；口干少饮，多有便秘。

（3）审舌脉：舌质淡暗，或有瘀点，苔薄白，脉细数或细涩。

（4）择治法：滋阴活血，柔筋缓急。

（5）选方用药思路：阴虚为本，燥热为标，阴虚燥热日久耗损津液，则血脉虚涩而成血瘀，故用芍药甘草汤合四物汤加味。方用白芍、甘草、地黄、当归、川芎、木瓜、牛膝、炒枳壳等。方中芍药酸寒，养血敛阴，柔肝止痛；甘草甘温，健脾益气，缓急止痛。二药相伍，酸甘化阴，调和肝脾，有柔筋止痛之功效，可缓解五心烦热，失眠多梦，皮肤干燥，腰膝酸软，头晕耳鸣，腿足挛急，肢体麻木，酸胀疼痛等阴虚之症。

（6）据兼症化裁：若患者腿足挛急，时发抽搐，加全蝎、蜈蚣；五心烦热者加地骨皮、胡黄连。

3. 寒凝血瘀证

（1）抓主症：肢体麻木不仁，四末冷痛，得温痛减，遇寒痛增，下肢为著，入夜更甚。

（2）察次症：神疲乏力，畏寒怕冷，倦怠懒言。

（3）审舌脉：舌质暗淡或有瘀点，苔白滑，脉沉紧。

（4）择治法：温经散寒、通络止痛。

（5）选方用药思路：日久失治，阴损及阳，阳虚则生寒，寒主凝滞，血得温则行，故方用当归四逆汤加减。方用当归、赤芍、桂枝、细辛、通草、干姜、制乳香、制没药、甘草等。方中当归甘温，养血和血；桂枝辛温，温经散寒，温通血脉；细辛温经散寒，助桂枝温通血脉；白芍养血和营，助当归补益营血；通草通经脉，以畅血行；大枣、甘草，益气健脾养血，又防桂枝、细辛燥烈太过，伤及阴血；甘草兼调药性。

（6）据兼症化裁：以下肢、尤以足疼痛为甚者，可酌加川断、牛膝、鸡血藤、木瓜等活血品；久寒、兼有水饮呕逆者，加吴茱萸、生姜。

4. 痰瘀阻络证

（1）抓主症：麻木不止，常有定处，足如踩棉。

（2）察次症：肢体困倦，头重如裹，昏蒙不清，体多肥胖，口黏乏味，胸闷纳呆，腹胀不适，大便黏滞。

（3）审舌脉：舌质紫暗，舌体胖大有齿痕，苔白厚腻，脉沉滑或沉涩。

（4）择治法：化痰活血、宣痹通络。

（5）选方用药思路：本病长期过食肥甘厚味，损伤脾胃，脾失健运，水湿内蕴，谷气下流，则痰湿内生，痰阻经络，脉络瘀阻，痰瘀互结，故治痰方用茯苓丸合黄芪桂枝五物汤加减。方中黄芪，甘温益气，补在表之卫气。茯苓健脾渗湿，与黄芪相配，既可消既成之痰，又绝生痰之路。枳壳理气宽中，使气顺则痰消；然痰伏中脘，流注肢节，非一般化痰药所能及，故而加入味咸而苦之风化硝，取其软坚润下，既荡涤中脘之伏痰，又助消融四肢之流痰；更以姜汁糊丸，取其制半夏之毒，又可化痰散结。桂枝散风寒而温经通痹，与黄芪配伍，益气温阳，和血通经。桂枝得黄芪益气而振奋卫阳；黄芪得桂枝，固表而不致留邪。芍药养血和营而通血痹，与桂枝合用，调营卫而和表里，两药为臣。生姜辛温，疏散风邪，以助桂枝之力；大枣甘温，养血益气，以资黄芪、芍药之功；与生姜为伍，又能和营卫，调诸药，以为佐使。《金匮要略论注》曰："此由全体风湿血相搏，痹其阳气，使之不仁。故以桂枝壮气行阳，芍药和阴，姜、枣以和上焦荣卫，协力驱风，则病原拔，而所入微邪亦为强弩之末矣。此即桂枝汤去草加芪也，立法之意，重在引阳，故嫌甘草之缓小。若黄芪之强有力耳。"

（6）据兼症化裁：若患者胸闷呕恶，口黏加藿香、佩兰，枳壳易枳实；肢体麻木如蚁行较重者加独活、防风、僵蚕；若疼痛部位固定不移加白附子、白芥子、延胡索、鸡血藤等。

5. 肝肾亏虚证

（1）抓主症：肢体痿软无力，肌肉萎缩，甚者痿废不用。

（2）察次症：腰膝酸软，骨松齿摇，头晕耳鸣。

（3）审舌脉：舌质淡，少苔或无苔，脉沉细无力。

（4）择治法：滋补肝肾、填髓充肉。

（5）选方用药思路：久病及肾，肝肾同源，肾阴亏损，则水不涵木，肝失濡养。故用壮骨丸加减。方中龟甲滋阴潜阳，使心火下交于肾，黄柏使肾火上交于心，二者相须为用，得水火既济之意；知母味苦寒，入肾经，养阴清热，龟板偏于滋阴，知母偏于降火，二药合用，壮水以制火：白芍养血柔肝，与龟板配伍，肝肾同治，滋水涵木；当归与白芍皆入肝经，补血活血，配伍熟地增加养血之功效；锁阳甘温，入肾经，补肾阳，益精血；虎骨强筋骨，牛膝下行补肝肾，二者合用有补肝肾，强筋骨之功效。

（6）据兼症化裁：若肾精不足明显加牛骨髓、菟丝子；若阴虚明显加枸杞子、女贞子。

七、中成药选用

1. 血府逐瘀胶囊

主证：瘀血阻络证。

组成：桃仁（炒）、红花、赤芍、川芎、枳壳（麸炒）、柴胡、桔梗、当归、地黄、牛膝、甘草。

用法：口服，每次 6 粒，每日 2 次，凡有以瘀血阻络痛为主者均可选用。

2. 筋骨痛消丸

主证：寒凝血瘀证。

组成：丹参、鸡血藤、香附、乌药、川牛膝、桂枝、威灵仙、秦艽、白芍、地黄、甘草。

用法：口服，每次 6g，每日 2 次，温开水送服，30 日为 1 个疗程。

3. 降糖通络片

主证：气阴两虚兼瘀证。

组成：黄芪、生地黄、当归、川芎、地龙、桂枝、荔枝核、鬼箭羽等。

用法：口服，每次 5 片，每日 3 次。

4. 糖脉康颗粒

主证：气阴两虚兼瘀证。

组成：黄芪、生地黄、赤芍、丹参、牛膝、麦冬、黄精等十一味药。

用法：口服每次 1 袋，每日 3 次。

5. 木丹颗粒

主证：气虚血瘀证。

组成：黄芪、延胡索（醋制）、三七、赤芍、丹参、川芎、红花、苏木、鸡血藤。

用法：口服，每次 1 袋，每日 3 次，4 周为 1 个疗程，可连续服用 2 个疗程。

6. 益肾通络胶囊

主证：气阴两虚兼瘀证。

组成：鹿茸、人参、地龙、黄芪、当归、水蛭、丹参、山药、蛤蚧、穿山甲。

用法：若空腹血糖 6.5～7.8mmol/L 时服用 4 粒；8～9mmol/L 时服 5 粒；10～11mmol/L 时服 6 粒；12～13.3mmol/L 时 8 粒。每日 3 次，30 日为 1 个疗程，连服 2 个疗程。

八、单方验方

1. 四藤一仙汤

主要组成：鸡血藤、络石藤、海风藤、钩藤各 15g，威灵仙 10g。本方通络止痛，用于治疗糖尿病周围神经病变症见四肢窜痛，皮肤灼痛者。

2. 甘芍苡仁汤

主要组成：白芍 30g，薏苡仁 30g，甘草 6g。本方通络止痛，用于治疗糖尿病周围神经病变症见肢体麻木，筋挛腿痛者。

3. 止消宣痹汤

主要组成：生黄芪 30g，生地黄 30g，当归 10g，川芎 10g，赤白芍各 30g，桂枝 6g，水蛭 6g，川牛膝 30g，生甘草 3g，生姜 3g。全方有益气养阴，养血活血，通络宣痹之功效。主治消渴病痹证不同阶段所致的手足或四肢凉、麻、痛、痿四大主症。本方用法上药首煎加水 800ml，浸泡 100min，武火煮沸后，文火煮 30min，滤出药汁约 250ml，再加水 600ml，煎煮 30min，滤出药汁约 250ml，两煎药汁 30min 分早晚两次饭后 2h 服。药渣加入白芥子 30g，干姜 30g，川椒 30g 入盆中煎煮 30min 之后，加 52°以上白酒 100ml，熏洗手足和双下肢，每次 30min，每日 2 次，以达内外合治、殊途同归、协同增效之目的。

4. 柔肝熄风通络汤

主要组成：白芍 20g，天麻 15g，当归 10g，川芎 10g，僵蚕 10g，丝瓜络 10g，白芥子 6g，丹参 20g，生甘草 6g。本方有柔肝熄风，化痰通络之功效。诸药合用，阴血得补，肝体得养，肝风得熄，湿痰瘀血得除，脉络畅通，诸症得除。

5. 血痹煎

主要组成：黄芪 35g，桂枝、白芍、地龙、木瓜、枸杞子各 15g，鸡血藤 30g，红花、丹参、牛膝、水蛭、秦艽、延胡索各 10g，甘草 6g。用法：每日 1 剂，水煎取汁 500ml 分早、中、晚 3 次服，1 个月为 1 个疗程。

6. 消渴通痹汤

主要组成：桃仁 12g，红花 8g，赤芍 12g，川芎 8g，牛膝 15g，当归 12g，熟地黄 12g。用法：水煎口服，每日 1 次。

九、中医特色技术

（一）针灸

1. 体针

气虚血瘀证取穴以气海、血海、足三里为主穴，可配合三阴交、曲池、内关。主穴施以平补平泻法，配穴按虚补实泻法操作。每日 1 次，10～15 日为 1 个疗程。

2. 粗针

取穴为神道透至阳、命门透阳关、中府、足三里、手三里、合谷、环跳，其中神道透至阳、命门透阳关用直径 0.8mm 粗针，留针 2h，余穴强刺激不针。

3. 耳针

取穴以肝、脾、肾、臀、坐骨神经、膝、神门、交感。每次选 2～3 穴，施中强刺激，留针 15～30min。

4. 电针

取穴为髀关透伏兔、风市透中渎、风市透伏兔、阳陵泉，用 26 号长针从髀关斜向伏兔穴，进针 3～4 寸；风市斜向中渎穴，进针 3～4 寸；从风市斜向伏兔穴进针 3～4 寸，阳陵泉直刺；并接上脉冲电流，选用疏密波，电流温度以患者能忍受为止，通电 15～20min。

（二）按摩

上肢麻痛拿肩井肌、揉捏臂臑、手三里、合谷部肌筋，点肩髃、曲池等穴，搓揉肩肌来回数遍。每次按摩时间 20～30min，每日 1～2 次。

（三）中频离子导入治疗

离子导入液：川乌、草乌、透骨草、白芥子、鸡血藤、赤芍、川牛膝、延胡索、红花，水液浓缩，取药液行中频离子导入治疗。

适应证：适用于各种证型，对气虚血瘀证、寒凝血瘀证疗效尤为显著。

（四）熏洗（蒸）法

组成：透骨草 30g，桂枝 18g，川椒 30g，艾叶 10g，木瓜 30g，苏木 50g，红花 12g，赤芍 30g，白芷 12g，川芎 15g，川乌 10g，草乌 10g，生麻黄 10g。

作用机理：舒筋活络，散寒止痛。

适应证：适用于各种证型，对寒凝血瘀证尤为适宜。

不良反应：烫伤、肢体肿胀、水疱、皮肤瘙痒、头晕不适，甚或晕厥。

注意事项：治疗期间需专人护理，控制水温、熏洗时间；既能达到适宜的温度以助药力又能确保安全，有条件者建议使用恒温桶设定药液温度。有对处方中中药成分过敏者须调整方剂，或停止该项治疗。皮肤破溃者禁用。

禁忌证：过敏体质、皮肤有破损者。

（五）新疗法

梅花针叩刺：在 DPN 常规治疗的同时给予梅花针叩刺，至皮肤微红或微出血，阴络和阳络交替叩刺，叩刺 6 周为 1 个疗程。

十、预防调护

（一）预防

1. 一般治疗

控制血糖，纠正血脂异常，控制高血压。

2. 定期进行筛查及病情评价

（1）在诊断糖尿病后应至少每年检查一次 DPN。

（2）对于糖尿病病程长，或合并有眼底病变、肾病等微血管病并发症的患者，应每 3～6 个月复查一次。

3. 加强足部护理

选择透气性良好质软的合脚的鞋袜，经常检查并取出鞋内异物，患者应每日洗脚，水温不宜过高，防止足部干裂。

（二）调护

1. 心理护理

关心开导患者，使患者对自己的病情有一个正确的认识，解除不必要的恐惧、焦躁和消极悲观情绪，树立战胜疾病的信心，积极配合治疗，控制血糖，减少此病的发生及发展。

2. 密切观察病情

糖尿病周围神经病变以对称性远端多发性神经病变较多，观察有无双足疼痛及感觉异常，夜间是否加重及有无肌肉无力和萎缩；四肢远端有无呈手套、袜套样感觉，如有以上症状，及时报告医生，给予对症治疗，防止疾病发展。

3. 加强足部护理

足部检查：每日观察双足，注意足部皮肤颜色、温度改变；检查趾间、趾甲、足底皮肤有无水肿、鸡眼、红肿、甲沟炎、溃疡、坏死等；评估足部感觉减退、麻木、刺痛的程度；足背动脉搏动有无减弱、皮肤是否干燥等。预防外伤：指导患者不要赤脚或穿拖鞋走路，以防扎伤；足部有疾患，应及时治疗。

十一、各家发挥

（一）从虚论治

糖尿病周围神经病变属于中医学的消渴病变证范畴，该病的发生与消渴病病程日久未得到有效控制直接相关。糖尿病痛性神经病变以气阴两虚为本，脉络瘀滞为标，本虚标实，虚实夹杂为特点。《临证指南医案》指出："凡痛证，初起在气伤经，当以治气理血为主；久病在血伤络，当以治血活血为先。"林兰教授指出糖尿病痛性神经病变是糖尿病周围神经病变中症状明显、并严重影响患者正常生活和工作的类型。林兰教授认为：诸痛之症，大凡因于寒者十之七八，因于热者不过十之二三而已。治疗当以补其不足，通其所滞，通补并行，采取益气养阴、活血化瘀法，配合温经祛湿通阳药物。林兰教授治疗糖尿病周围神经病变使用最多的是补虚药、活血化瘀药，其次为安神药、收涩药、理气药、化痰药、化湿药、平肝熄风药、清热药。在补虚药中以补血药和补气药为主，补阴药和补阳药为次。林教授常喜用如下药物：太子参、黄芪、山药、白芍、当归、川芎、丹参、茯苓、白术、枳实、檀香、生地黄、熟地黄、山茱萸、女贞子、枸杞子、川牛膝、桂枝、桃仁、土鳖虫等。而林兰教授根据多年临床实践经验拟定出以益气养阴、活血化瘀为主要作用的中药复方——糖痛方能通过改变凋亡相关基因、因子及 ICAM-1 的活化与表达来抑制高糖环境对细胞凋亡的影响，从而起到保护周围神经、预防和治疗糖尿病周围神经病变的作用。

（二）从瘀论治

消渴日久，阴津亏耗无以载气，或燥热亢盛，痰热郁滞，伤阴耗气，而致气阴两伤，经络失活，血液运行受阻，脉络失养，血脉失和导致肢体麻木、疼痛，甚则肢软无力、肌肉萎缩等。吕仁和教授将糖尿病周围神经病变定为消渴病痹痿病，既说明了本病由消渴病引起，又指出了本病的临床表现为痹证或痿证或两者并见。所以吕仁和教授指出本病治疗大法以益气养阴、通活经络为主，但尚须兼顾脾肾。拟通络止消方：太子参 30g，黄精 20g，狗脊 10g，川断 10g，桑寄生 30g，川牛膝 30g，卫矛 20g，猥皮 10g，蜈蚣 3 条，土鳖虫 10g。方中太子参、黄精益气养阴、健脾补肾；狗脊、川断、桑寄生、川牛膝补益肝肾，强筋壮骨，通活督、冲、任、带、足少阴肾、足太阳膀胱及足太阴脾经，其中川断、川牛膝兼具活血散瘀作用；

卫矛、猥皮活血化瘀。

（三）从病势论治

全小林教授依据糖尿病的发展变化将其分为郁、热、虚、损四个阶段，糖尿病周围神经病变属于糖尿病"郁、热、虚、损"四大阶段中的虚、损阶段。损指络脉损伤，包括脉损与络损，络脉损伤多饮消渴病日久，耗伤气阴，阴阳气血虚弱，营卫不调，气血运行不畅，血行瘀滞，脉络痹阻所致。由于"脾瘅"的核心病机是中满内热，病位在胃肠。长期的胃肠积热、脏腑功能亢进，日久必会耗伤脏腑气血。耗伤脏腑的精气之中，尤以脾气虚损为重点。一方面，脾气虚损，会加重脾不运化，水谷不化则土壅，土壅又会导致木郁，土壅、木郁均可化热，加重胃肠积热。土壅主要表现为胃肠热滞，临床上主要表现为消谷善饥、口干、口苦、便秘等；木郁主要表现为肝胆郁滞，临床表现为急躁易怒等。另一方面，脾气虚损，不能运化水谷精微化生精气，反聚而生痰、生湿，形成痰湿浊毒，壅滞于脉道，导致脉络瘀阻；同时脾阳虚、脾气虚，不能温达四末，导致四末失于温养，则寒凝而血瘀，遂成血痹，而成经络寒。因此，糖尿病周围神经病变脏腑热、经络寒总以脾虚为本，脾虚、胃热兼见。通补兼施、寒热并用，是全小林辨治糖尿病周围神经病变脏腑热、经络寒的治疗大法。全教授用温通经络、补益脾气黄芪桂枝五物汤治疗糖尿病周围神经病变，取其补经络之气血以疗久病经络之虚；辛温以散经络之寒，和营以通血痹，从而治疗络脉之空虚、血瘀、气滞、寒凝。此方中黄芪益气固表，偏走经络，先补经络气而后补脏腑气。此方中桂枝温经散寒，合黄芪既补脏腑阳气，又能鼓动阳气外达四末；加生姜温经通阳，合而温经络之寒，补经络之气。白芍养血通痹，合大枣充养血脉，与桂枝合用调和营卫，增强温通之力。临床应用时加入鸡血藤、夜交藤等以增强通络祛风疗痹之功。

（四）从脏腑经络辩证

糖尿病病机多从阴虚燥热立论，阴虚为本，燥热为标，辨别脏腑与肺、脾、肾相关，尤以肾为关键。糖尿病所见的神经病变多见于疾病发展的中后期，符合中医"久病及肾"理论，杨辰华教授认为周围神经病变虽然临床表现复杂多变，但病变累及部位多以下肢为甚，除麻木、疼痛、肌肉萎缩等共同见症外，多兼有腰酸膝软无力、畏寒肢冷、男子阳痿、女性性欲淡漠等肾虚表现，符合中医"腰者肾之府"、"腰膝以下，肾气主之"的理论。可见，肾虚是糖尿病及其神经并发症共同的病理基础。瘀阻血络为病变之标。故针对糖尿病周围神经病变肾虚瘀血阻络病机，杨辰华教授结合临证经验，拟定以下基本方：川续断、桑寄生、川牛膝、细辛、桂枝、黄芪、当归、赤芍、生地黄、甘草。该方川续断、桑寄生、川牛膝补肝肾、强筋骨；桂枝、细辛温经散寒，温通经脉；生地黄滋阴凉血并制约桂枝、细辛之燥；黄芪、当归、赤芍益气活血；甘草调和诸药，全方共奏补肾益气、活血通络之功效。临床上凡见糖尿病患者出现手足麻木不仁、疼痛、或热或凉、肌肉萎缩、腰膝酸软无力等征象者，均可应用本方。对于寒热错杂，或偏热偏寒，或单一症状明显者，可随证加减。

（任　那）

第六节　糖尿病肾病

糖尿病肾脏病（diabetic kidney disease，DKD）是糖尿病微血管并发症之一，又称糖尿病性肾小球硬化症，为糖尿病特有的肾脏并发症。西医认为本病的发生与慢性高血糖所致的糖代谢异常、肾脏血流动力学改变、脂代谢紊乱、血管活性因子、生长因子和细胞因子、氧化应激、遗传等因素有关，其基本病理改变为肾小球系膜基质增生、肾小球毛细血管基膜（GBM）增厚与肾小球硬化，DKD 的患病率为 10%～40%，目前，我国 DKD 在终末期肾病（ESRD）中占 16.40%。DKD 早期，通过严格控制血糖、血压，可有效阻止病情的进展。一旦发生临床期 DKD，则肾功能呈持续性减退，直至发展为终末期肾衰竭。

一、临床诊断要点与鉴别诊断

（一）临床诊断要点

我国目前无统一的糖尿病肾病诊断标准，2014 年版糖尿病肾病防治专家共识推荐用下列诊断标准，符合任何一项者可考虑糖尿病肾脏病变（适用于 1 型及 2 型糖尿病）。

1. 美国肾脏基金会肾脏病预后质量倡议（NKF-K/DOQI）

指南标准在大部分糖尿病患者中，出现以下任何一条者考虑其肾脏损伤是由糖尿病引起的：①大量白蛋白尿；②糖尿病视网膜病变伴微量白蛋白尿；③在 10 年以上糖尿病病程的 1 型糖尿病中出现微量蛋白尿。

2. 中华医学会糖尿病分会微血管并发症学组工作建议

大量白蛋白尿；糖尿病视网膜病变伴任何一期慢性肾脏病；在 10 年以上糖尿病病程的 1 型糖尿病中出现微量白蛋白诊断时，出现以下情况之一的应考虑其 DKD 是由其他原因引起的：①GFR 较低或迅速下降；蛋白尿急剧增多或有肾病综合征；顽固性高血压；尿沉渣活动表现；②其他系统性疾病的症状或体征；血管紧张素转换酶抑制剂（ACEI）或血管紧张素 II 受体拮抗剂（ARB）类药物开始治疗后 2～3 个月内肾小球滤过率下降超过 30%。

3. 糖尿病肾脏病诊断分期（2013 年版糖尿病防治指南）

（1）I 期：肾小球高滤过，肾脏体积增大。

（2）II 期：可出现间断微量白蛋白尿，患者休息时晨尿或随机尿白蛋白与肌酐比值（ACR）正常（男＜2.5mg/mmol，女＜3.5mg/mmol），病理检查可见 GBM 增厚或系膜基质轻度增宽。

（3）III 期：即早期糖尿病肾病期，出现持续性微量白蛋白尿，ACR 为 2.5～30mg/mmol（男），3.5～30mg/mmol（女），病理检查发现 GBM 增厚及系膜基质增宽明显，小动脉壁出现玻璃样变。

（4）IV 期：即临床糖尿病肾病期，显性白蛋白尿，ACR＞30mg/mmol，部分可表现为肾病综合征，病理检查肾小球病变更重，部分肾小球硬化，灶状肾小管萎缩及间质纤维化。

（5）V 期：肾衰竭期。

（二）鉴别诊断

1. 膜增生性肾炎和膜性肾病

膜增生性肾炎和膜性肾病与糖尿病并存者约占 20%，当出现以下情况时，应进一步做肾脏组织活检加以鉴别：1 型糖尿病患者在早期（6 年以内）出现蛋白尿；持续蛋白尿但无视网膜病变；肾功能急剧恶化；镜下血尿伴红细胞管型。

2. 功能性蛋白尿

剧烈运动、发热、原发性高血压、心功能不全等均可引起尿蛋白增加，可通过详细询问病史、临床表现及实验室等相关检查以协助诊断。

二、中医辨病诊断

（一）诊断依据

本病早期除糖尿病症状外，一般缺乏肾脏损害的典型症状；临床期肾病患者可出现水肿、腰酸腿软、倦怠乏力、头晕耳鸣等症状；肾病综合征的患者可伴有高度水肿；肾功能不全氮质血症的患者，可见纳差，甚则恶心呕吐、手足搐搦；合并心力衰竭可出现胸闷、憋气，甚则喘憋不能平卧。

（二）类证鉴别

1. 鼓胀

鼓胀以腹部膨隆，甚则腹大如鼓为主症。初起腹部略显胀大，按之柔软，随着病情加重，腹部逐渐胀大，或呈蛙腹，或坚实撑急，甚则脐心突起，初期四肢消瘦，后期可见四肢浮肿。

2. 呕吐

呕吐往往无所定时，或轻或重，吐出物为食物或痰涎清水，呕吐量或多或少，进食顺畅，病程较短，病情较轻。

3. 肺痨

肺痨具有传染性，是一个独立的慢性传染性疾患，有其发生发展及传变规律，以咳嗽、咳血、潮热、盗汗及身体逐渐消瘦为主症。

三、审析病因病机

古代虽无糖尿病肾脏病病名，但古代医家已认识到本病是由消渴迁延未愈而发的，并且根据其症状将其归纳为"水肿"、"胀满"、"尿瘀"、"关格"等范畴。

（一）先天禀赋不足

先天禀赋不足则五脏皆弱，正气不足，无以抗邪。

（二）饮食不当

素日饮食不宜，多食肥甘厚腻则中满积热，日久伤津，脾胃虚弱，进而致气血亏虚，引发糖尿病肾病。现代研究中，作为糖尿病肾病发病的环境因素之一，饮食不当、营养过剩与疾病的发展有着密切的关系。

（三）情志失调

情志不调日久则肝郁化火，燔灼肺胃肾脏阴液，阴虚及阳而发展为糖尿病肾病。

（四）劳逸失度

劳逸失度，过逸则脾肾亏虚，日久精气不足；过劳尤其房劳过度则肾精暗耗。气虚阴虚而内热，进而发展为糖尿病肾病。相反，过于安逸也可促进疾病的发生。

（五）六淫侵袭

六淫侵袭人体，既可直接损害脏腑机能，日久脏腑虚损，进而发为糖尿病肾病；也可在原已正气虚弱的消渴病体上，邪气内侵，脏腑愈竭，气血阴阳亏虚终可致糖尿病肾病。

（六）失治误治

失治误治使患病之体病情加重，愈发损耗五脏真阴，累及肾脏则肾阴肾气亏虚，进而发展为糖尿病肾病。现代医学研究表明，高血压及冠心病日久也可引起血糖升高，进而引发糖尿病，间接导致糖尿病肾病。

四、明确辨证要点

本病病位在肾，可涉及五脏六腑；病性为本虚标实，本虚为肝脾肾虚，五脏气血阴阳俱虚，标实为气滞、血瘀、痰浊、浊毒、湿热等。

五、确立治疗方略

分期治疗在糖尿病肾病的治疗中占很大比重，早期以气阴两虚为主，故应治以益气养阴；中期以脾肾阳虚为主，故应治以温肾健脾；晚期以肾阳亏虚及阴阳两虚为主，故应温补肾阳，佐以滋阴。并在主症基础上对其他兼症进行辨证论治。

六、辨证论治

本病基本特点为本虚标实、本虚为气（脾气虚、肾气虚）阴（肝肾阴虚）两虚，标实为痰热郁瘀，所及脏腑以肾、肝、脾为主，病程较长，兼症变症蜂起。

1. 气阴两虚证

（1）抓主症：尿浊，神疲乏力，气短懒言，咽干口燥，头晕多梦，或尿频尿多。

（2）察次症：手足心热，心悸不宁。

（3）审舌脉：舌体瘦薄，质红或淡红，苔少而干，脉沉细无力。

（4）择治法：益气养阴。

（5）选方用药思路：本病早期以气阴两虚为主，故应治以益气养阴，方用参芪地黄汤（《沈氏尊生书》）加减。方中黄芪、山药、白术益气健脾；地黄、山茱萸滋阴补肾；泽泻、茯苓淡渗利湿。

（6）据兼症化裁：若兼见头晕头痛，口苦目眩，脉弦有力，合镇肝熄风汤；若兼见舌色暗，舌下静脉迂曲，瘀点瘀斑，脉沉弦涩，合桃红四物汤。

2. 肝肾阴虚证

（1）抓主症：尿浊，眩晕耳鸣，五心烦热，腰膝酸痛。

（2）察次症：两目干涩，小便短少。

（3）审舌脉：舌红少苔，脉细数。

（4）择治法：滋补肝肾。

（5）选方用药思路：糖尿病日久，肝肾阴虚，精血不能上承于目而致两目干涩、视物模糊。用儿童杞菊地黄丸加减。即六味地黄丸加枸杞子、菊花。枸杞子性味甘平，补肝肾而明目；菊花性味甘苦微寒，能疏散风热，清肝明目。

（6）据兼症化裁：若兼见尿频、急迫、灼热、涩痛，舌苔黄腻，脉滑数，合八正散加减（《太平惠民和剂局方》）。

3. 气血两虚证

（1）抓主症：尿浊，神疲乏力，气短懒言，面色淡白或萎黄。

（2）察次症：头晕目眩，唇甲色淡，心悸失眠，腰膝酸痛。

（3）审舌脉：舌淡脉弱。

（4）择治法：益气补血。

（5）选方用药思路：肾阳衰败，浊毒内停，见气血亏损，五脏俱虚。方用当归补血汤（《兰室秘藏》）合济生肾气丸加减。黄芪补脾肺之气，当归益血和营。附子温肾化气，肉桂温肾补火，并助膀胱之气化，与附子同用则温阳补肾之功相得益彰；泽泻、车前子功擅利水渗湿，为治小便不利之良药，合桂、附可温阳利水，标本兼治；茯苓、山药益气健脾，熟地黄为滋肾填精要药，山茱萸补精助阳，合熟地可增其滋润之功。

（6）据兼症化裁：若反复发作，迁延难愈，无比山药丸加减。

4. 脾肾阳虚证

（1）抓主症：尿浊，神疲畏寒，腰膝酸冷，肢体浮肿，下肢尤甚。

（2）察次症：面色㿠白，小便清长或短少，夜尿增多，或五更泄泻。

（3）审舌脉：舌淡体胖有齿痕，脉沉迟无力。

（4）择治法：温肾健脾。

（5）选方用药思路：劳逸失度，过逸则脾肾亏虚，日久精气不足。方用附子理中丸和真武汤加减。附子温通心阳，助脉搏敛动而行心血。党参补气助阳，补心气而健脾胃，干姜味辛性热，固守中州，温通脾阳，其性守而不走，能助附子以温阳通脉，协党参补气助阳。炙甘草甘温扶阳，温补心气，和胃朴中，缓急止痛。茯苓气味俱淡，善利水道，使邪有去路，与白术相伍可助脾健运以利水行气。芍药入肝，能以木疏土，可使白术补而不滞。

（6）据兼症化裁：若兼阳事不举加巴戟天、淫羊藿；大便干结加火麻仁、肉苁蓉；血尿合用小蓟饮子（《济生方》）。

七、中成药选用

（1）附子理中丸，用于脾胃虚寒，脘腹冷痛，呕吐泄泻等。

（2）济生肾气丸，用于肾阳不足，水湿内停所致的肾虚水肿，腰膝酸重等。

八、单方验方

生脉饮，用于气阴两亏，心悸气短，脉微自汗等。

九、中医特色技术

1. 中药保留灌肠

DKD 后期脾肾衰败，浊毒潴留，上犯脾胃，出现严重胃肠道症状，可用中药灌肠治疗。例如，以生大黄、淡附片、丹参、蒲公英、煅牡蛎等，水煎浓缩至 100～200ml，高位保留灌肠，每日 1～2 次，适用于关格实证。

2. 针刺

DKD 患者行针刺治疗应严格消毒，注意水肿及皮肤护理。

气阴两虚证：肾俞、脾俞、足三里、三阴交、志室、太溪、复溜、曲骨，针刺用补法，行间用泻法。

肝肾阴虚证：肝俞、肾俞、期门、委中，针刺用补法。

阴阳两虚证：脾俞、肾俞、命门、三阴交、气海、关元，针刺用补法。

脾肾阳虚证：脾俞、肾俞、命门、三阴交、足三里、太溪、中极、关元，针刺用补法。

十、预防调护

DKD 患者应予优质低蛋白、富含维生素饮食，植物蛋白如豆类食品应限制摄入。水肿和高血压患者应限制钠盐的摄入。针对患者病情给予中医药膳，以平衡阴阳，调理脏腑，扶正祛邪。如肾阳虚者宜常食韭菜、羊骨、虾、肉桂等食物；肾阴虚者宜食枸杞子、桑椹、龟肉、木耳、银耳等食物；脾虚者宜食扁豆、薏苡仁、山药、莲子等；膀胱湿热者宜食马齿苋、鱼腥草、绿豆、赤小豆等。此外，亦可针对患者病情选用食疗方剂，如脾肾两虚可选用黄芪山药粥（黄芪、山药）；水肿可选用薏苡仁粥（薏苡仁、粳米）或黄芪冬瓜汤（黄芪、冬瓜）。

DKD 病变早期可采用太极拳、五禽戏、八段锦、鹤翔桩、强壮功等传统锻炼及适量活动，不宜剧烈运动；DKD 肾衰竭者应以卧床休息为主，活动量不宜过大，不可过劳，可选用气功疗法以平衡人体阴阳，调和气血，通畅经络，对病体康复有一定辅助作用。

十一、各家发挥

（一）分型论治

陈以平认为脾肾两虚，阴阳俱亏，痰浊、瘀血阻滞，虚实夹杂，是 DN 的基本病机，大量蛋白尿和血象的异常是 DN 的主要病理特征。将 DN 主要分成脾肾亏虚，气阴两虚，气虚血瘀，瘀浊内蕴三型进行治疗。王志伏等认为糖尿病日久，机体必虚，将糖尿病肾病分 4 型论治：①气阴两虚型：治宜养阴，清热，凉血，方用参芪地黄汤加减；②肝肾阴虚型：治宜滋肾补肝，育阴潜阳，方用杞菊地黄汤加减；③阴阳两虚型：治宜平补阴阳，固涩化浊，方用金匮肾气丸加减；④肾阳衰微型：治宜补肾助阳，方用参附汤加减。杨霓芝教授将消渴肾病分型与现代医学分期相结合进行论治：糖尿病肾病Ⅰ期及Ⅱ期为阴虚燥热型，治宜养阴清热润燥，方以白虎人参汤加味；早期糖尿病肾病期为气阴两虚型，治宜益气养阴，生津润燥，方以生脉散合六味地黄汤加减；临床糖尿病肾病期为脾肾两虚型，治宜健脾益肾，渗湿化浊。方以金匮肾气丸加减；糖尿病肾病终末期为肾阳虚衰，湿浊瘀阻型，治宜滋肾助阳，降浊化瘀，药用黄芪、陈皮、法半夏、淫羊藿、大黄、桃仁、益母草等。

（二）分期论治

林兰根据肾功能情况，将 DN 分为六期：肾小球硬化氮质血症期，以脾阳不振、水湿滞留居多，方用实脾饮加减；肾功能代偿期，主要表现为脾肾两虚、气血亏虚，方用大补元煎；糖尿病肾病综合征者，以肾阳虚亏、水湿泛滥多见，方用真武汤和苓桂术甘汤；糖尿病有高血压者，多见阴虚阳亢，方用杞菊地黄汤加减；肾衰竭期，以阳虚水泛、浊阴上逆为主，方用大黄附子汤；尿毒症后期，以肝肾阴虚、虚风内动为主，治以羚羊钩藤汤。张建伟将消渴肾病的中医证型变化与西医分期联系，将消渴肾病分为早期、临床期、终末期。早期用益气养阴、活血通络法，方选用参芪地黄汤加味；临床期细分三型：①蛋白尿为主，治以益气健脾、益肾固涩，方选补中益气汤合水陆二仙丹加减；②水肿为主，治以温阳健脾、化湿利水，方选实脾饮加减；③高血压为主，治以滋补肝肾，清利湿热，方选六味地黄汤合四妙散加减；终末期滋肾助阳、化瘀泄浊，方用真武汤合二陈汤加减。姜晓倩将糖尿病肾病前期多数辨证为气阴两虚型，治宜益气养阴，清热润燥，体现了中医学治未病的理念。糖尿病肾病早期多数辨证为气阴两虚兼血瘀型，治宜健脾补肾，活血化瘀；糖尿病肾病临床期多数辨证为阳虚血瘀型，当温阳利湿，益气活血；糖尿病肾病晚期多数辨证为阳虚水泛型，当益气补肾、清热滋阴、活血祛瘀、利尿消肿，扶正祛邪，标本兼顾，组方：黄芪、人参、生地黄、熟地黄、白术、当归、赤芍、川芎、益母草、五味子、生山楂、杜仲、枸杞子、地龙、知母、玉米须、淫羊藿。

（三）病机论治

叶传蕙教授认为消渴肾病的病位在肾，涉及肝、脾（胃）等脏，尤以肾、脾两脏为主，并十分重视活血化瘀药物的使用，一方面可以改善肾病患者的血液高凝黏稠状态，另外还可以减少因瘀血所产生的病理产物，对促进疾病的向愈具有重要意义。杨霓芝研究认为，消渴病的一般病机是阴津亏虚、燥热偏盛，消渴肾病是由消渴病发展而来，其病机证型也随之发生了改变，气虚血瘀证是消渴肾病的基本证型，且往往贯穿于 DN 的始终。益气活血法为治疗糖尿病肾病的基本治法，并应于糖尿病肾病治疗的全过程。李峰等认为，气虚、血瘀、湿毒是导致肾小球硬化的主要因素，过度疲劳、反复外感、过食高脂等则可诱使其发作，两者缠绵交错，长期反复的刺激使肾小球硬化病变，加重消渴肾病发生发展。并最终导致慢性肾衰竭。朱成英等认为脾气亏虚是消渴肾病始动因素；肾虚是导致消渴肾病发生发展的根本原因；气阴两虚，瘀血阻络贯穿了消渴肾病的始终。张岩认为消渴肾病病机根本为肾虚，血瘀为病机要点。吴以岭等总结消渴肾病的发病基础为气阴两虚，主要病理环节是络脉瘀阻，津凝痰聚，主要病理改变是络息成积。南征教授首提"毒损肾络说"，他认为消渴病迁延日久，脏腑经脉失养，同时伴诸邪蕴结不解化而为"毒"，毒邪阻滞于肾脏络道，郁久蕴毒，深入于浮络、孙络、别络，是消渴肾病病情缠绵、久治不愈的根本原因。所以治疗消渴肾病要针对"毒邪"这一病因病理因素，自始至终贯彻解毒、化毒、祛毒基本原则，根据"毒邪"的性质特点、蕴结部位、兼夹何证、病势的发展情况及正气虚实情况，综合考虑判断，立法组方，标本同顾。

（四）从脾论治

目前也有人认为糖尿病肾病不应拘泥于从肾论治，他们认为糖尿病肾病以"脾虚"为本，乃脾病传肾，脾为后天之本，气血生化之源，有升清、散精的作用，然而脾虚则其运化、升清、散精的作用不足，则体内水谷精微不能输布脏腑，濡养四肢，日积月累超过自身负荷，则随小便排出体外，发为消渴。先天不足，后天失养，随着肾受损逐渐加重，固摄愈发无权，精微持续下注，而出现蛋白尿，素体疲乏，无精打采，若病情仍然得不到有效控制，水湿泛滥、浊毒内闭，出现"关格"、"溺毒"等证则为糖尿病肾病的后期。邱晓堂提出早期糖尿病肾病从脾论治，用滋脾通络汤。组方：黄芪、山药、当归、怀牛膝、赤芍、鬼箭羽、水蛭、三七粉（冲）、生大黄（研末，冲）。纪璇等认为糖尿病肾病病本在脾，病理基础为脾病及肾，治疗应从调理脾胃入手，以后天养先天，可选用人参、黄芪、白术、山药、茯苓、粳米等甘味中药，达到治本的目的。由于该病的病理基础为脾病及肾，应加用熟地、山萸肉、牛膝、菟丝子等，力求脾肾同治。

（赵　娜）

第四章　肥　　胖

肥胖症（obesity）是一组常见的代谢症候群。当人体进食热量多于消耗热量时，多余热量以脂肪形式储存于体内，其量超过正常生理需要量，且达一定值时即演变为肥胖症。正常男性成人脂肪组织重量占体重的 15%～18%，女性占 20%～25%。随年龄增长，体脂所占比例相应增加。因体脂增加使体重超过标准体重 20%或体重指数[BMI：体重（kg）/（身高）^{2}（m^2）]大于 28 者称为肥胖症。如无明显病因可寻者称为单纯性肥胖；明确病因者称为继发性肥胖。

中医文献无肥胖的病名，根据其症状表现，多属于"痰证"、"水肿"、"虚劳"等范畴。本病是以形体发胖超乎常人，并伴困倦乏力等为主要表现的形体疾病。

一、临床诊断要点及鉴别诊断

（一）诊断标准

根据体重及体征即可诊断为肥胖病，但应排除由于肌肉发达或水分潴留的因素。此外，还可根据皮脂厚度、脂肪细胞测定及超声波检查诊断。可根据身高、体重，按体重质量指数计算，临床诊断根据所测指标与危险因素和病死率的相关程度，并参照人群统计数据而建议，目前国内外尚未统一。2003 年《中国成人超重和肥胖症预防控制指南（试用）》以 BMI 值≥24kg/m^2 为超重，≥28kg/m^2 为肥胖；男性腰围≥85cm 和女性腰围≥80cm 为腹型肥胖。2004年中华医学会糖尿病学分会建议代谢综合征中肥胖的标准定义为 BMI≥25kg/m^2。应注意肥胖症并非单纯体重增加，若体重增加是肌肉发达，则不应认为肥胖；反之，某些个体虽然体重在正常范围，但存在高胰岛素血症和胰岛素抵抗，有易患 2 型糖尿病、血脂异常和冠心病的倾向，因此应全面衡量。用 CT 或 MRI 扫描腹部第 4～5 腰椎间水平面计算内脏脂肪面积时，以腹内脂肪面积≥100/cm^2 作为判断腹内脂肪增多的切点，但须鉴别属单纯性或继发性肥胖。此外，常须注意是否有糖尿病、垂体疾病、动脉粥样硬化、痛风、胆石症等伴随病。

1. 症状

（1）轻型肥胖病者多无不良反应，中型和重型肥胖病者即出现症状，多表现为两下肢沉重感，活动时气促，体力劳动易疲倦，弯腰前屈困难，腰腿痛，怕热多汗，皮肤皱褶糜烂；嗜睡酣眠，多食善饥，喜食零食、糖果糕点等甜食，如不及时进食即感心悸、冷汗、手颤；月经稀少，甚至闭经不育。部分患者由于内分泌功能失调而水肿，也可因为脂肪过多或活动减少，下肢血液、淋巴液回流受阻而引起浮肿。

（2）肥胖者胸腹部脂肪过度堆积，呼吸时胸廓活动受限；又由于腹壁、大网膜、肠系膜中亦有大量脂肪堆积，使膈肌抬高，胸腔容积变小致使肺活量减低，同时影响心脏舒张功能，患者表现为心慌、气促。此外，心脏周围大量脂肪组织及心脏内脂肪沉积，降低心脏功能，减少每搏输出量。又由于大量脂肪体内堆积，更增加心脏负担，使得患者对运动耐量大大降低，不能胜任体力劳动及体育运动，甚至于影响日常生活，出现动则气喘，以及心慌、汗出、头晕等症。

男性脂肪分布以颈及躯干部、腹部为主，四肢较少；女性则以腹部、腹以下臀部、胸部及四肢为主；轻度肥胖者常无症状，中重度肥胖者可有下列症候群：

1）肺泡低换气综合征：由于大量脂肪沉积体内，体重过大，活动时消耗能量及氧气较多，故肥胖者一般不喜运动、少活动、嗜睡，一般活动或体力劳动后易疲乏无力，但每单位体表面积耗氧量并不多于正常人，故一般基础代谢率（BMR）正常，甚至偏低。病者如胸腹部脂肪较多时，腹壁增厚，横膈抬高，换气困难，故有 CO_2 滞留，PCO_2 常超过 6.40kPa（正常为 5.33kPa）而缺氧，以致 PO_2 降低，易气促，甚至发生继发性红细胞增多症，肺动脉压增高，形成慢性肺源性心脏病而致心力衰竭，如体重减轻后可恢复。平时由于缺氧倾向及 CO_2 滞留，呈倦怠嗜睡状称肺心（Pickwickian）综合征。

2）血流动力学改变：重度肥胖者可能由于脂肪组织中血管增多，有效循环血容量、心搏出量、输出量及心脏负担均增高，有时伴有高血压、动脉粥样硬化，并引起左心室肥大。同时心肌内外有脂肪沉着而易有心肌劳损，并可致左心衰竭与心脏扩大。周围循环阻力则正常或偏低，每单位体重供血量也减低，当肥胖减轻均可恢复。

3）内分泌代谢紊乱：空腹及餐后血浆胰岛素常增高，基值达 30uu/ml，餐后可达 300uu/ml，约为正常人的 2 倍。由于肥大的脂肪细胞对胰岛素不敏感，患者糖耐量常减低，血浆总胆固醇、三酰甘油及游离脂肪酸常增高，呈高脂血症与高脂蛋白血症，均为诱发糖尿病、动脉粥样硬化、冠心病、胆石症等病的基础。血浆氨基酸及葡萄糖都倾向于增高，形成刺激胰岛 B 细胞的恶性循环，加重肥胖。甲状腺功能一般正常，但如进食过多，T_3（三碘甲腺原氨酸）可偏高，反 T_3（rT_3）可偏低，基础代谢率可偏低。血中皮质醇及 24h 尿 17-羟皮质类固醇排出量可偏高，但地塞米松抑制试验及日夜周期改变正常，提示肾上腺皮质功能正常而前述变化由于肥胖所致。饥饿时或低血糖症中生长激素分泌减少，以致促进脂肪组织分解的作用减弱。女患者多闭经不育，提示性腺功能异常，有时伴多囊卵巢，月经减少或闭经，常不育及男性化。男性多阳痿，类无睾者常偏胖。

4）消化系统：胃纳多亢进，善饥多食，多便秘腹胀等症状，特别是糖尿病、胆石症者更明显。也可有慢性消化不良、胆绞痛等症状。肝脏脂肪变性、肝肿大多见，伴糖尿病者更常见。

5）其他：尚可有关节痛、腰背酸痛，伴冠心病和痛风等者可出现相应症状。皮肤上可有紫纹，分布于臀外侧、大腿内侧、膝关节、下腹部等处，褶皱处易磨损，引起皮炎、皮癣，平时多汗而怕热，抵抗力也较低，易继发感染。

2. 相关检查体重的增加是脂肪成分过多还是其他原因所致

肥胖的定义是机体脂肪成分过多，脂肪组织过多，故精确的诊断应以测量全身脂肪重量及所占比例为准，而不单纯依据体重的增加。

脂肪测定方法：①应用脂溶气体放射性核素 ^{85}Kr 密闭吸入稀释法直接测得人体脂肪量。

②应用人体密度（Dm）或比重测验计算，放射性核素 40K 或 42K 全身扫描及重水（D20）稀释法等方法间接测得人体脂肪量。③采用特制皮肤皱褶卡钳测量皮肤皱褶厚度，肩胛下区皮肤皱褶厚度男性为 9.1~14.3mm，平均为 13.1mm；女性为 9~12mm，平均为 11.5mm，如超过 14mm 可诊断肥胖。三角肌区男性为 7.9~17.8mm，平均为 12.3mm；女性为 13~25mm，平均为 18.1mm。如男性超过 23mm，女性超过 30mm 为肥胖。

脂肪细胞大小及数目测定：前一日晚餐后禁食，次晨空腹用针抽吸三头肌、腹部脐旁和臀部外上象限的脂肪，经处理，算出此三部位之脂肪细胞平均大小。在中年正常人每个脂肪细胞含 0.50~0.60uu 脂肪。总体脂可用同位素方法测定，总体脂量除以脂肪细胞平均大小，即为脂肪细胞数。正常中年人，脂肪细胞数约为 3.1×10^{10}。极度肥胖者可达（10~12）$\times 10^{10}$。

（二）鉴别诊断

1. 肾上腺皮质功能亢进性肥胖

肾上腺皮质功能亢进性肥胖脂肪分布呈向心性肥胖，四肢较细小，满月脸，腹大呈球形，水牛背，皮肤菲薄，易生青紫等出血倾向，24h 17-羟皮质类固醇明显增多，地塞米松抑制试验阳性。肾周围充气造影检查显示，肾上腺阴影增大。24h 尿游离皮质醇也明显高于正常的 8~10 倍。

2. 甲状腺功能减退性肥胖

甲状腺功能减退性肥胖脂肪堆积区主要分布在肩背、下腹部、臀髋部等处，皮肤苍白，粗糙，厚而干，有凹陷性黏液性水肿，表情呆板，鼻唇增厚，头发、眉毛脱落，舌大而发音不清，T_3、T_4 及 ^{131}I 吸收率降低。

3. 胰岛素分泌过多性肥胖

在糖尿病的早期，以及胰岛素分泌过多性低血糖症患者常因多食而肥胖。轻型糖尿病患者无明显症状，空腹血糖在 8.4mmol/L 以下；但在餐后或行葡萄糖耐量试验时，血糖可超过 8.96~10.08mmol/L。胰岛素分泌过多性低血糖症者多见于胰岛细胞瘤或功能性自发性血糖过低症，表现为饥饿、软弱、出汗、焦虑、紧张、面色苍白、心动过速、震颤等，稍进食物而症状缓解。胰岛细胞瘤者，常在清晨发作，血糖在 2.8mmol/L 以下。功能性自发性血糖过低症多有精神刺激史，早餐前无血糖过低，无症状。

4. 垂体性肥胖

脑垂体嫌色细胞瘤患者除肥胖外，可有嗜睡，食欲亢进，月经失调，闭经，基础代谢率降低，皮色淡干薄而细腻，毛发脱落，性欲减退等症状。颅脑 CT 或 MRI 显示蝶鞍增大，前后床突上翻及鞍底等骨质破坏。

5. 肥胖性生殖无能症

肥胖性生殖无能症临床表现除肥胖外，常伴有肘外翻或膝内翻畸形的特殊体征，生殖器官发育不良，闭经，不孕，性欲低下。此病的发病原因多认为是下丘脑-垂体邻近由感染、肿瘤或外伤等所致，有些人可能与遗传或先天性因素等有关。

6. 多囊卵巢综合征

此病患者可有肥胖，但多伴有多毛症，月经不调，月经渐进性减少，直至闭经、不孕，基础体温呈单相。盆腔充气造影及腹腔镜检查可发现双侧卵巢对称性增大。

7. 下丘脑性肥胖

下丘脑性肥胖患者有各种脑炎、脑膜炎、脑部损伤及肿瘤等病史，除有肥胖外，常伴有智力减退、尿崩症、性功能减退、睡眠节律反常，以及体温、血压、脉搏易变等。脑电图各导联阵发性出现 θ 波有助于诊断。

二、中医辨病诊断

（一）诊断依据

1. 超出标准体重

标准体重=[身高（cm）–100]×0.9，若实际体重超过标准体重 20%，排除肌肉发达或水分潴留因素，即可诊断肥胖。

2. 体重指数升高

体重指数>28 为肥胖症。

3. 伴随症状

肥胖症多有伴随症状，兼见神疲乏力、少气懒言、气短气喘、腹大胀满、苔厚腻、脉濡滑。

（二）类证鉴别

1. 肥胖与水肿相鉴别

水肿严重时，体重亦增加，也可出现肥胖的伴随症状，但水肿以颜面及四肢浮肿为主，严重者可见腹部胀满，全身皆肿，与本病症状有别。水肿经治疗，病理性水湿排出体外后，体重可迅速减轻，降至正常，但肥胖患者体重减轻则相对较缓。

2. 肥胖与黄胖相鉴别

黄胖由肠道寄生虫与食积所致，以面部黄胖肿大为特征，与肥胖迥然有别。

三、审析病因病机

（一）体质因素

中医学认为肥胖者为标实本虚之证。表面形体壮实，而实际为正气不足。肥胖多发于中年人，中年以后身体由盛转衰，活动减少，各脏腑功能渐弱，代谢功能降低故而发胖，如《素问·阴阳应象大论》说："年四十而阴气自半也，起居衰矣，年五十而体重……"此外因生活安逸，好坐好静，气血流行缓慢，脾胃消化功能减弱，水谷精微失输，化为膏脂和水湿积于肌肤，导致肥胖。饮食不节，人多于出，导致肥胖。肥胖多为衰老的表现，与肾气虚衰关系密切。肾为先天之本，又为水脏，能化气行水，先天禀赋不足或中年以后，肾气由盛转衰，水湿失运，痰瘀渐生，尤其是经产妇女或绝经期女性，肾气衰退，化气行水功能减退，致使湿浊内聚而发肥胖。

（二）过食肥甘

暴饮暴食，尤其是过食肥甘厚味是产生肥胖的原因之一，由于暴饮暴食肥甘厚味常可损伤脾胃，水谷运化失司，湿浊停聚体内，且肥甘又能滋生湿热，酝酿成痰，痰热湿浊聚集体内，引起体重增加，形成肥胖。《素问·奇病论》说："夫五味入口，藏于胃，脾为之行其精气，津液在脾，故令人口甘也。此肥美之所发也。此人必数食甘美而多肥……"金元四大家之一李东垣也提出"脾胃旺"的人能食而胖。过食也可伤脾，水湿内停，郁而化热，湿热溢于肌肤，表现为肥胖。

（三）缺乏运动

久卧久坐，缺少运动劳作，也是产生肥胖的重要原因。《金匮要略·血痹虚劳病脉证并治》曰："夫尊荣人骨弱肌肤盛。"《内经》有"久卧伤气，久坐伤肉"之说，伤气则气虚，伤肉则脾虚，脾气虚弱，运化失司，水谷精微不能输布，水湿内停，形成肥胖。

（四）久病正虚

久病之人可见气血阴阳虚衰，气虚运血无力，阳虚阴寒内生，血行涩滞，痰瘀湿浊内生，常形成肥胖，肥胖不仅能以单一病证出现，亦可表现为其他病证后的继发症状，如消渴病常伴有肥胖。

（五）情志所伤

五脏皆能藏神，情志过极必然影响脏腑的功能，如忧伤肺，怒伤肝，思伤脾，喜伤心，恐伤肾，七情所伤，脏腑气机失调，水谷运化失司，水湿内停，痰湿聚集，亦成肥胖。七情变化超出人体生理调节范围，必定影响饮食起居，引起脾胃运化功能障碍，功能过弱过亢均能导致肥胖。

本病形成多由过食肥甘、膏粱厚味之品，加之久卧、久坐、活动过少，致"形不动则精不流，精不流则气郁"，"久卧伤气"，气虚气郁必使运化无力，转输失调，膏脂痰湿内聚使人肥胖。或七情所伤，常致肝气郁滞，而使肝胆疏泄失于调畅，不仅影响脾之运气，气机之升降转输，而且胆汁不能正常泌输精汁，净浊化脂，则浊脂内聚而肥胖。由于脾肾气虚，肝胆失调，不仅造成膏脂、痰浊、水湿停蓄，也使气机失畅，脉道不利，而造成气滞或血瘀。总而言之，肥胖病的发病机理实为本虚标实，本为气虚，标为湿、痰、痰脂，临床上当据证而辨。

四、明确辨证要点

1. 辨标本虚实

中医药治疗本病，治病必求其本，抓住本虚标实，本虚以气虚为主，标实以膏脂、痰浊为主。

2. 辨脏腑病位

肥胖病变与脾虚关系尤为密切，表现为身体重着，神倦乏力，腹大胀满，头沉胸闷，或有恶心、痰多。但病久可累及于肾，引起腰膝疼痛、酸软，动则气喘，下肢水肿，夜尿频多。本病有时可以病及肝胆，出现胸胁胀闷，烦躁眩晕，口干口苦，大便秘结，脉弦等。亦可病及心肺，表现为心悸气短，少气懒言，神疲自汗等。

五、确立治疗方略

针对肥胖本虚标实的特点，治疗当以补虚泄实为原则。补虚常用健脾益气；脾病及肾，结合益气补肾。泄实常用祛湿化痰，结合行气、利水、消导、通腑、化瘀等法，以祛除体内多余的痰浊、水湿、痰热、瘀脂等。其中祛湿化痰法是治疗本病的最常用方法，用于本病治疗过程的始终。

六、辨证论治

1. 脾虚湿阻证

（1）抓主症：形体肥胖，肢体困重，少气懒言，倦怠乏力。

（2）察次症：嗜卧，纳呆呕恶，大便溏薄，甚则肢冷畏寒，痰饮内停，水湿泛溢。

（3）审舌脉：舌体胖大，苔白腻，质淡边有齿痕，脉虚或弱。

（4）择治法：健脾利湿。

（5）选方用药思路：本证为素体脾虚或嗜食肥甘厚味损伤脾胃，脾虚湿阻，故选防己黄芪汤合苓桂术甘汤加减。

方中重用黄芪补气固表为君；防己祛风行水为臣；白术健脾胜湿，助黄芪以益气固表为佐；甘草调和诸药，姜、枣调和营卫为使。诸药配伍，表虚得固，风邪得除，脾气健运，小便通利，则身重、浮肿诸证自愈。苓术功在利尿逐水，加于桂枝甘草汤中，则解表同时利水。

（6）据兼症化裁：肥胖伴浮肿者加泽泻、车前草以渗水利湿；乏力明显者加党参补气；腹胀而满加厚朴、枳壳以理气散结；纳差加佛手、生山楂理气开胃；如伴有气虚推动无力而致血瘀者当选加桃仁、红花、川芎、益母草以活血化瘀。肢肿甚者加大腹皮、桑白皮。畏寒肢冷者加肉桂。

2. 胃热湿阻证

（1）抓主症：形体肥胖，消谷善饥，肢重困楚怠惰。

（2）察次症：头胀头晕，口渴喜饮，大便秘结。

（3）审舌脉：舌苔腻微黄，脉滑小数。

（4）择治法：清热利湿。

（5）选方用药思路：本证为胃肠积热，痰湿中阻，故选防风通圣散。

方中防风、荆芥、麻黄、薄荷疏风透表，使邪气、浊垢从汗而解；大黄、芒硝通便泄热；石膏、黄芩、连翘、桔梗清解肺胃；山栀、滑石清热利湿，使里热宿垢从二便而出。再以当归、川芎、白芍养血活血；白术健脾燥湿；甘草和中，调和药性，清下而不伤里。诸药合用，有解邪热、泻宿垢、健腰身的作用。

（6）据兼症化裁：头胀明显时加野菊花；口渴加荷叶；大便秘结加芒硝。

3. 肝郁气滞证

（1）抓主症：形体肥胖，胸胁苦满，胃脘痞满。

（2）察次症：月经不调或闭经，失眠多梦。

（3）审舌脉：舌苔薄，舌质色暗，脉细弦。

（4）择治法：疏肝理气。

（5）选方用药思路：本证为肝郁气滞，输布失常，膏脂内聚，故选大柴胡汤加减。方中重用柴胡为君药，配臣药黄芩和解清热，以除少阳之邪；轻用大黄配枳实以内泻阳明热结，行气消痞，亦为臣药。芍药柔肝缓急止痛，与大黄相配可治腹中实痛，与枳实相伍可以理气和血，以除心下满痛；半夏和胃降逆，配伍大量生姜，以治呕逆不止，共为佐药。大枣与生姜相配，能和营卫而行津液，并调和脾胃，功兼佐使。

（6）据兼症化裁：气郁重时选加香附、郁金、川芎；腹胀重加茯苓；月经错后或闭经者，选加桃仁、川芎、乳香、没药；失眠多梦突出者加白薇、夜交藤。

4. 气滞血瘀证

（1）抓主症：形体肥胖，面黯唇绀，腹部胀满，皮肤可见瘀斑。

（2）察次症：胸闷气短，嗜卧，记忆力减退，妇女经行不畅或闭经、痛经。

（3）审舌脉：舌质紫暗，苔薄或滑腻，脉沉细涩。

（4）择治法：理气活血。

（5）选方用药思路：本证为气机不畅，血液运行不利，导致气滞血瘀，故选桃红四物汤。方中以强劲的破血之品桃仁、红花为主，力主活血化瘀；以甘温之熟地黄、当归滋阴补肝、养血调经；芍药养血和营，以增补血之力；川芎活血行气、调畅气血，以助活血之功。全方配伍得当，使瘀血祛、新血生、气机畅，化瘀生新是该方的显著特点。

（6）据兼症化裁：气滞为主者如胸胁胀痛、脘腹胀满选加香附、枳壳、柴胡、川楝；月经后错或闭经者改白芍为赤芍，选加乳香、没药、益母草；痛经者可加延胡索理气活血止痛，加甘草配白芍以缓急。瘀热内结，表现为心烦易怒，口干口苦，大便秘结，加茵陈、山栀子、大黄、黄芩。兼见湿热内停、纳呆脘痞，舌红苔黄腻，加虎杖、夏枯草、泽泻、防己。

5. 痰浊中阻证

（1）抓主症：肥胖，伴身体重着，脘腹胀满，恶心痰多，嗜睡口淡。

（2）察次症：平素喜食肥甘厚味，或过饮酒酪奶浆，常感头昏胸闷，神疲乏力。

（3）审舌脉：舌质淡红，苔白滑或腻，脉濡滑或迟缓。

（4）择治法：化痰祛湿。

（5）选方用药思路：本证为肥人多湿，湿浊中阻，故选温胆汤。方中以半夏为君，燥湿化痰，降逆和胃。竹茹为臣，清胆和胃，止呕除烦。佐以枳实、橘皮理气化痰，使气顺则痰自消；茯苓健脾利湿，俾湿去则痰不生。使以甘草，益脾和中，协调诸药。煎加生姜、大枣，和脾胃而兼制半夏之毒。综合全方，可使痰热消而胆胃和，则诸证自解。

（6）据兼症化裁：头晕胀重如裹，昏昏欲睡较重时可加藿香、佩兰、石菖蒲；食欲亢进加黄芩；畏寒者加桂枝；伴乏力明显时加生黄芪。痰浊化热，心烦不寐，舌红苔黄，脉滑数，加竹茹、黄芩、瓜蒌清化痰热。

6. 脾肾阳虚证

（1）抓主症：肥胖，神倦嗜卧，呼吸气短，动则喘气怔忡，腰膝酸软，形寒肢冷，下肢浮肿。

（2）察次症：夜尿频，便溏，性欲减退。

（3）审舌脉：舌质淡胖，苔薄白或滑，脉濡缓或弦滑。

（4）择治法：温肾健脾。

（5）选方用药思路：本证为脾肾阳虚，水湿运化不利，故选真武汤合防己黄芪汤加减。方用炮附子为君，温肾助阳，以化气行水，兼暖脾土，以温运水湿。白术、茯苓健脾益气，利水渗湿，使水邪从小便而去，共为臣药。生姜宣肺暖胃，既助附子温阳化气以行水，又助术、苓健脾以化湿；白芍酸甘缓急以治腹痛，并能制约附子、生姜辛热伤阴之弊，共为佐药。诸药合用，有温阳利水之功。黄芪补气固表，防己祛风行水，诸药配伍，表虚得固，风邪得除，脾气健运，小便通利，则身重、浮肿诸证自愈。

（6）据兼症化裁：腰膝酸软明显可加牛膝；动则喘作可重用黄芪，加泽泻。便溏腹胀突出者加佛手。若气短自汗，加人参、黄芪。尿少水肿者加猪苓、茯苓、大腹皮、泽泻。畏寒肢冷者加补骨脂、仙茅、淫羊藿、益智仁，重用附子、桂枝。

7. 阴虚内热证

（1）抓主症：形体肥胖，腰痛酸软，五心烦热。

（2）察次症：头昏、头胀、头痛。

（3）审舌脉：舌质尖红，舌苔薄，脉细数、微弦。

（4）择治法：滋阴清热。

（5）选方用药思路：本证为肝肾阴虚，肝气郁滞，故选一贯煎。方中重用生地黄滋阴养血，补益肝肾为君，内寓滋水涵木之意。当归、枸杞养血滋阴柔肝；北沙参、麦冬滋养肺胃，养阴生津，意在佐金平木，扶土制木，四药共为臣药。佐以少量川楝子，疏肝泄热，理气止痛，复其条达之性。该药性虽苦寒，但与大量甘寒滋阴养血药相配伍，则无苦燥伤阴之弊。诸药合用，使肝体得养，肝气得舒，则诸症可解。

（6）据兼症化裁：如热象明显可加黄柏、知母；气滞明显可加枳壳、山楂。

七、中成药选用

1. 防风通圣丸

主证：适用于肥胖且口苦或胸闷、腹胀、便秘者。

组成：防风、荆芥穗、薄荷、麻黄、大黄、芒硝、栀子、滑石、桔梗、石膏、川芎、当归、白芍、黄芩、连翘、甘草、白术（炒）。

用法：每次 6～10g，每日 2～3 次。

2. 金匮肾气丸

主证：适用于肥胖症并见腰酸腿软，四肢畏寒，或有下肢水肿，小便不利者。

组成：地黄、山药、山茱萸（酒炙）、茯苓、牡丹皮、泽泻、桂枝、附子（制）、牛膝（去头）、车前子（盐炙）。

用法：每次 1 丸，每日 2 次。

3. 启脾丸

主证：适用于肥胖症见疲倦乏力，胸闷气短或有便溏者。

组成：人参、炒白术、茯苓、甘草、陈皮、山药、莲子（炒）、炒山楂、六神曲（炒）、炒麦芽、泽泻。

用法：每次 1 丸，每日 3 次。

4. 新清宁片

主证：适合于肥胖症合并便秘患者。

组成：熟大黄。

用法：每次 3～5 片，每日 3 次。

5. 大黄蟅虫丸

主证：适合于肥胖症合并瘀血症患者。

组成：熟大黄、土鳖虫、水蛭、虻虫、蛴螬（炒）、干漆、桃仁、苦杏仁、黄芩、地黄、白芍、甘草等。

用法：每次 9g，每日 2 次。

6. 减肥降脂片

主证：适用于脾虚湿阻型和胃热湿阻型的肥胖。

组成：何首乌、葛根、枸杞子、丹参、茵陈、泽泻、大黄、菟丝子、三七、松花粉。

用法：口服 4～6 片，每日 3 次，饭前 30min，连服 2～3 个月为 1 个疗程。

7. 三花减肥茶

主证：适用于中医辨证为痰湿型者。

组成：玫瑰花、茉莉花、荷叶、桑叶、百合等。

用法：每日口服 1 包，用热开水泡饮 2 次，一般在晚上饮，亦可早晚各饮 1 包，连服 3 个月。

8. 减肥降脂胶囊

主证：适用于肝肾阴虚、痰瘀互阻证。

组成：何首乌、葛根、枸杞子、丹参、茵陈、泽泻、大黄、菟丝子、三七、松花粉。

用法：每日 3 次，每次 4 粒，饭前 40min 用温开水服用，服药后再饮温开水 2 杯，1 个月为 1 个疗程。

9. 减肥通圣片

主证：适用于湿热痰浊内阻证。

组成：苦参、昆布、大黄（酒制）、麻黄、元明粉、石膏、黄芩、滑石粉、栀子、当归、荆芥、川芎等。

用法：每次 3～4 片，饭前 30min 温开水送下，连服 1 个月为 1 个疗程，根据病情需要，可连用 2～3 个疗程。

10. 轻身消胖丸

主证：适用于脾虚湿盛证的单纯性肥胖者。

组成：罗布麻叶、泽泻、白术（麸炒）、薏苡仁、芒硝、防己、海藻、当归、川芎、荷叶、大黄、麻黄、玫瑰花、茯苓、滑石、山楂、黄芪、荷梗、木香。

用法：注意孕妇及哺乳期妇女禁服。口服，每次 30 粒，每日 2 次。

11. 滚痰丸

主证：适用于湿热老痰证。

组成：大黄、片黄芩、礞石、沉香。

用法：每次 6g，每日 2～3 次，饭前 30min 口服，每日保持大便 2～3 次。

八、单方验方

（1）取黑丑、白丑各 15g，炒决明子、泽泻、生白术、地肤子各 10g，生山楂 20g，丹参 30g，薏苡仁 15g，桑椹 15g，混合碎末为丸，如绿豆大，每次温水送服 20～30 丸，每日 1 次，隔日服；或随症加减改汤剂，每日 1 剂，水煎分 2 次空腹服。

（2）桃仁、红花、川芎、当归、泽兰、炒白术、苍术、泽漆、浮萍各 10g，益母草 15g，茯苓 30g，车前子 12g。水煎服，每日 1 剂，日服 2 次。连用 14 日。

（3）番泻叶 12g，半夏、荷叶各 10g，茯苓、泽泻各 15g，焦三仙 9g，大腹皮 6g。将上药研细末混匀，贮瓶备用。每取药末 15～30g，用大黄 15g 水煎取汁调成软膏状，敷于脐部，用纱布覆盖，胶布固定。每日换药 1 次。7 日为 1 个疗程，连用 2 个疗程。

（4）杏仁 12g，防己 15g，泽泻 20g，白芥子 10g，冬瓜皮 20g，荷叶 20g，人参 6g，苍术 10g，黄芪 20g，陈皮 10g，生蒲黄 15g，川楝子 12g，白豆蔻 6g，此方主治单纯性肥胖为痰湿体质之人，兼气虚证者亦可用。既可水煎服又可作散剂。

（5）桂枝、茯苓、猪苓、泽泻、甘草各等份为末，每次 5g，每日 2 次，开水冲服。适用于体态肥胖，而见乏力、腹胀、便溏者。

（6）大黄，每日 6～12g，水煎服，适用于肥胖且大便干燥、体质壮实者。

（7）草决明，炒熟研末，每日 2～3 次，温开水送服，每次 3～5g，适用于肥胖合并高脂血症者。

（8）柴胡 6g，白芍、乌梅、茯苓、荷叶、泽泻各 10g，水煎服，每日 1 剂，分两次温服。

（9）草决明炒熟研末冲服，每次 3～5g，每日 2～3 次。适用于肥胖合并高脂血症者。

（10）黄芪、防己、泽泻、山楂、丹参各等份，碾成细末压片，每片含生药 1g，每次 5 片，每日 3 次。适用于气虚痰积型肥胖者。

（11）荷叶、郁金、草决明、瓜蒌、昆布、海藻、枳实、莱菔子、柴胡、泽泻、茵陈、丹参、甘草。以上方 10 剂，研成粗末，每日用药末 50～100g 微煎，当饮料。并可用大黄 10g，前晚沸水浸泡，次日清晨空腹服 50ml。也可将大黄研成细末，每日清晨吞服 3～6g，以泻痰浊。主治肝胆疏泄失常、痰浊（兼瘀血）壅滞肥胖症，对全身肥胖伴血压高者较好。

九、中医特色技术

（一）外治疗法

1. 体针

针灸减肥取梁丘、公孙，每日针 1 次，交替使用两穴，针用泻法，在患者产生强烈针感后可接电针仪 20min。起针后在当日所针穴位上用麦粒型皮内针沿皮下刺入 1cm 左右，留针 3 日，10 日为 1 个疗程，连用 3 个疗程。对腹部肥胖明显者采用天枢、大横、气海、关元穴，每日 1 次，交替使用诸穴，每次可选 1～2 穴。

2. 耳针

取耳穴胃、脾、心、肺、内分泌、神门、饥点等穴位，每次用 2～3 穴，埋针。4～5 日更换 1 次，左右耳交替进行，5～7 次为 1 个疗程。

3. 灸法

点燃艾条，距百会穴约 3cm 处熏灸，每次 20min，每日 1 次，15～20 次为 1 个疗程。

4. 推拿调养法

（1）方法一：早起和晚睡前，先解小便，然后仰卧床上，腹部裸露。先以左手中食指按于脐上，右手中食指指腹按于左手两指上，顺时针方向按揉 100 圈，再反方向按揉 100 圈，先轻后重。按时身心必须放松，意念脐内发热，腹内脂肪在燃烧（命门内有热感为佳）。然后再以手掌重叠揉腹，先以左手在下，顺时针揉 72 圈，然后再以右手在下，反方向揉 12 圈。揉的范围以脐轮开始逐渐向外扩展，上至剑突下，下至耻骨，最后再逐渐缩揉到肚脐。也就是说，72 圈中要 36 圈揉出，再 36 圈揉回。后用双掌从两侧肋下推至肚脐，反复推 7 次，再用两手从耻骨上搓至肚脐 7 次，收功。每日早晚各练 1 次，每次 10～15min。

（2）方法二（点按法）：取坐位或站立位，双腿与肩同宽，全身放松，呼吸自然，用拇指点、按、揉中脘、下脘、天枢、气海、腹结穴，每穴约为 10s，最后点按双侧三阴交穴，时间约为 1min。切法：双手指微屈，沿右腹部外侧缓向下切至耻骨上缘，返回向内上间隔 5 分之距离切去，如此往复，沿腹部一圈直至左侧耻骨上缘，反复 25～30 次。叩揉法：右手握成空心拳以劳宫穴叩肚脐上，然后进行揉动，顺时针方向 50 次，逆时针方向 50 次。要以空心拳的四周旋转着力，当中不着力。脂肪多可加左手放在右手上加力运转。双手交叉推挤法：站立位，双手分别放在两侧肋骨下缘，然后一手用力从右推向左侧腹股沟处，另一手从左推挤到右侧腹股沟处，双手各做 50 次。取站立位，腰部涂少许润滑油或爽身粉，双脚叉开略宽于肩，双腿微屈。用一条新的长毛巾随腰部左右转运而牵拉，直至腰部皮肤发热红润。

5. 耳穴压籽法

方法一：取穴：内分泌、脑、肺、胃、口、饥点、零点。方法：将王不留行籽置于 0.5cm×0.5cm 的胶布上，贴敷于上述穴位，每日按压 3～5 次，每次以有酸沉麻木和疼痛为宜。3 日换药 1 次，10 次为 1 个疗程。

方法二：取穴：肺、脾、肾、三焦、内分泌；配穴：肝、胃、神门、皮质下、饥点。方法：每次主穴均用，配穴酌选 2～3 个。操作时先在耳穴部位的皮肤用 75%酒精棉球消毒。将中药王不留行籽放于 0.8cm×0.8cm 的氧化锌胶布中心，贴压在选定的穴位上。嘱患者每日每穴按压 4～8 次，每次每穴 5min，以微痛感为度，贴压 6 日为 1 次，休息 1 日后再贴压第 2 次。4 次为 1 个疗程。

方法三：取穴：内分泌、脑、肺、胃、口、饥点。方法：耳穴贴压王不留行籽。用拇、食指捻压得气后，留置 2～3 日，下次更换，10 次为 1 个疗程。

方法四：辨证取穴：食欲亢进者：饥点、渴点、脾、胃；嗜睡者：丘脑、神门；内分泌紊乱者：内分泌、丘脑、卵巢、脑点。方法：每次取 4～6 穴，用半粒绿豆按压穴位，每周 1 次，5 次为 1 个疗程。疗程之间间隔 1 周，治疗 1～3 个疗程。

6. 药浴法

冬瓜皮 500g，茯苓 300g，木瓜 100g，水煎后去渣，将煎取液倒入浴水中，沐浴每日 1 次，20～30 日为 1 个疗程。此法尤宜夏季使用，冬瓜皮取鲜品则效尤佳。

7. 中药蒸气浴法

用活血祛寒中药进行蒸浴，可以作为一种较好的辅助疗法。

（二）食疗法

（1）白茯苓 30g，薏苡仁 30g，山楂 15g，粳米 50g，煮粥常食。适用于脾虚痰盛的肥胖者。

（2）芹菜 250g，香菇 50g，加调料炒食。适用于肥胖伴高血压、高血脂者。

（3）荷叶茶：干鲜荷叶 25g，煎汤代茶，不拘时频频饮之，3 个月为 1 个疗程。

（4）白茯苓粥：白茯苓粉 15g，粳米 100g，同煮粥，可代替主食常食用。

（5）鲫鱼 500g，橘皮 6g，煮熟，加佐料调味食之。

（三）代茶饮

（1）山楂、泽泻、莱菔子、麦芽、六神曲、夏枯草、陈皮、炒二丑、草决明、茯苓、赤小豆、藿香、茶叶各 7g，水煎服，代茶。

（2）生何首乌 10g，夏枯草 10g，山楂 10g，泽泻 10g，莱菔子 10g，茶叶 10g，水煎代茶。

（3）白术 10g，泽泻 10g，云茯苓 10g，车前子 10g，猪苓 10g，防己 10g，茶叶 10g，水煎服，代茶。

（4）大黄 6g，枳实 20g，白术 10g，甘草 20g，茶叶 50g，水煎服，代茶。

（5）法半夏 5g，云茯苓 5g，陈皮 5g，川芎 5g，枳壳 5g，大腹皮 5g，冬瓜皮 5g，香附 5g，炒泽泻 5g，茵陈 5g，茶叶 5g，水煎服，代茶。

（6）荷叶、苏叶各 6g，山楂 10g，绿茶 3g，每日 1 剂，开水多次冲饮。适用于各种肥胖者。

十、预防调护

1. 预防

（1）预防本症常较治疗更易奏效而重要。必须强调适当控制进食量，特别是自觉避免高糖、高脂肪及高热量饮食；经常进行体力劳动和锻炼。积极开展卫生宣传教育，根据不同年龄、工作条件制订饮食结构标准、食量标准及活动量。

（2）提倡从新生儿开始就施行科学饮食，合理喂养和营养，并加以行为矫正，心理修复，运动锻炼，保持良好习惯，限制饮食，增加运动，限制长时间看电视。

（3）对单纯性肥胖无合并症者，积极进行饮食控制，加强运动，配合中、西药物及针灸、耳针、按摩、气功等措施，使体重逐渐降低，以每月减少 1kg 为合适。

（4）对肥胖已出现合并症者，在治疗肥胖病的基础上还应积极运用中西医结合用药治疗合并症，以免合并症的发展、恶化。凡儿童青春发育期、妇女产后及绝经期、男性中年以后或病后恢复期，特别有肥胖家族史者尤应注意，应自觉地长期坚持节食与运动的防治原则，避免依赖药物和滥用药物。

2. 调护

肥胖是由于每日摄入热能总量超过了机体消耗能量的总量，剩余的热能则以脂肪的形式储存于体内，从而引起肥胖。据此，肥胖的调护主要包括两个方面：即减少摄入，增加消耗。具体措施包括下面 3 个方面。

（1）饮食控制：就是限制每日能量的摄入。能量摄入减少，而日常活动不变，长此以往，即可使体重减轻。减肥的饮食有两种：极低热量饮食；低热量饮食。极低热量饮食是每日供应热量为 3000kJ。此种饮食可完全用流汁饮料，但含有供人体需要的最低的能量。用此种饮食治疗平均每周可使体重减轻 1.5～2.5kg；如果用此种饮食治疗 12～16 周，则体重可减轻约 20kg。此种饮食治疗方案虽然体重减轻较快、较明显，但也有其缺点：①患者顺应性差，难于坚持，故此种饮食治疗方案只能短期应用。②不适于伴有严重器质性疾病患者。③需要医生监护。④停止这种饮食治疗后 12 个月后 75% 的患者体重又增加，2 年后 85%～95% 的人增加到饮食治疗前的基础体重水平。由于肥胖者难于坚持此种饮食治疗，因此有人采用极低热量饮食与低热卡饮食交替，治疗 20 周，体重可减轻 9.5kg，比用极低热量饮食治疗体重减轻得少些，但较易被肥胖者接受和坚持。用极低热量饮食治疗过程中，随着体重下降的同时，极低密度的脂蛋白水平也降低，甚至血脂水平也有下降。有报道用这种饮食治疗 16 周，有 10% 的人发生胆石症。低热量饮食治疗是每日供给热量为 5000kJ，或者根据年龄、性别及体重计算每日所需热量的基础上减少 2000kJ，治疗 12 周，可使体重减轻 5kg，如果配合运动和教育则可使体重减轻更多些。此方法的优点为：①易为肥胖者接受；②体重减轻虽比极低热量减轻体重慢些，但能使体重得到保持。饮食治疗使体重减轻后，仍然须坚持饮食治疗，否则体重很快恢复到治疗前水平。普通人群，当 BMI＞30kg/m² 时则应采用饮食治疗。

（2）体力活动或运动活动：运动少者易得肥胖，增加活动和运动可使肥胖者体重减轻，体重减轻的程度与活动及运动的频率和强度有关。活动频数多，强度大，则体重减轻越多。如果运动与饮食治疗相结合，则体重减轻越明显，但如果用极低热量饮食再加上活动，则难以被肥胖者接受和坚持。活动不仅使体重减轻，而且能使减轻的体重得以维持。另外，运动还可使体脂减少。对一般健康人而言，体力活动或运动对健康也是有益的，同时可以减少因肥胖所带来的不良后果，如高血压、心血管疾病和高脂血症等。

（3）教育与行为治疗：包括营养教育、增加体力活动、社会支持、技艺营造、认知战略。国外减肥俱乐部进行肥胖的群体治疗时，安排 10 节课，观察了听课次数与体重减轻的关系，每日吃相同饮食（5000kJ），听了 8 节课者，体重减轻 5.4kg；只听了 7 节课者只减轻 3.8kg。肥胖妇女在减肥过程中丈夫参与的程度对体重减轻也有影响，丈夫完全参与者，体重减轻 4.94kg，部分参与减轻 4.67kg，丈夫不参与减轻 3.22kg，但 3 年随访后，体重减轻无差别。这一结果说明社会支持对减肥的重要性。教育和行为治疗还包括：自我训练、合理的情绪治疗、改变不正确的认识和饮食行为。

十一、各家发挥

（一）从脏腑学说论治

金小琴认为肥胖症总属阳气虚衰，痰湿偏盛。脾气虚弱，则运化转输无力，水谷精微失于布散，化为膏脂和水湿，留滞体内而成肥胖。肾阳虚衰，则血液鼓动无力，水液失于蒸腾气化，致血行迟缓，水湿内停，而成肥胖。而人体是一个由若干脏器和组织器官所组成的以五脏为中心的统一的有机整体。各脏器组织和器官在生理上相互联系，在病理上相互影响。任何一脏器的损伤，均可导致气机不畅，津液输布的异常，使痰湿内停而致肥胖。临床上可见各个脏腑兼加症状，各种病理因素相互作用的临床表现，治疗时应分清虚实及所及脏腑，结合症状特征综合治疗。

（二）从"肥人多痰、肥人多湿"的理论论治

杨国伟认为治疗肥胖症在控制饮食和加强运动的基础上，采用健脾祛湿化痰的中药（黄芪、山药、山楂、薏苡仁、丹参等）治疗明确诊断为单纯性肥胖的患者 24 例，2 个月为 1 个疗程。结果：治疗后患者的体重指数、腰围、腹围均有明显的下降，血脂等相关指标也有不同程度的改善，说明健脾祛湿化痰中药对单纯性肥胖的患者有确切的疗效。

（三）从内外合治论治

张祥碧采用内外合治治疗老年肥胖症，中药内服以消导为法，药用黄芪 30g，白术 15g，防己 15g，茯苓 15g，薏苡仁 15g，山楂 20g，丹参 20g，三七粉 9g，黑木耳 20g，莱菔子 20g，陈皮 15g，半夏 12g，砂仁 12g，谷芽 20g，泽泻 15g，牵牛子 15g，赤小豆 20g，3 日 1 剂，

日服 3 次；腹部推拿以疏通为法：每日早上起床前及每晚睡前平卧，双手在脘腹部以顺时针和逆时针方向按摩各 100 次，并点按脘腹的建里、中脘、神阙、水分、天枢、大巨、水道、气冲等穴位 5～8 遍。推拿点穴时，腹部放松，用力适中，以达到调中焦、通下焦、消瘀积、利痰湿、舒宗筋、散厥气之功。

（四）从标本兼顾论治

王立芹认为肥胖为本虚标实之症证。本虚多为脾肾阳虚、气阴两虚、肝肾阴虚。

脾肾阳虚治以补脾固肾，温阳化湿，方药为六君子汤加仙茅、枸杞子、覆盆子、菟丝子等。气阴两虚治以益气养阴，方药为生脉散加黄精、制何首乌、桑寄生、决明子、灵芝草、山楂、泽泻、柏子仁、荷叶等。肝肾阴虚治以滋补肝肾，方用首乌延寿丹加减，制首乌、女贞子、菟丝子、怀牛膝、生杜仲、桑椹子、黑芝麻、黄精、桑寄生、决明子等。标实主要指痰湿内阻。肥胖症多因恣食膏粱厚味及肥甘之品所致。临床表现为肥胖，乏力，头重如裹，浮肿，便溏脉滑，舌苔白腻等，治法以健脾利湿为主，方药为五苓散合茵陈蒿汤加减。组成猪苓、泽泻、茯苓、白术、薏苡仁、半夏、橘红、茵陈、荷叶等。属寒湿者治以温中化湿行气，方药为苓桂术甘汤加苍术、陈皮、海桐皮等；属湿热者治以清热利湿行气，方药为三仁汤加海金砂、防己、茯苓皮、海桐皮等。

（五）从祛邪论治

江幼李认为治疗肥胖当以祛邪为主，即化湿，用于脾虚湿聚之证，代表方为二术四苓汤、泽泻汤、防己黄芪汤；祛痰，用于痰浊内停证，轻者用二陈汤、平陈汤、三子养亲汤，重者用控涎丹；利水，微利用五皮饮，导水用茯苓汤等，逐水用舟车丸、十枣汤；通腑，用小承气汤、调胃承气汤或单味大黄长期服用；消导，用三消饮、保和丸。疏肝利胆，用温胆汤、疏肝饮、消胀散。

（六）从"浊结阳明，气郁血瘀"论治

衡先培认为肥胖的病因离不开饮食失节、年长体弱、先天禀赋、缺乏运动，并在其基础上提出"浊结阳明，气郁血瘀"的病机理论，主要采用"活血消浊，通腑行气"作为治疗法则对其进行辨证施治，以三棱、莪术、枳壳、大腹皮、桃仁、火麻仁、郁李仁、柏子仁、芒硝等组成基本方治疗。三棱、莪术为君，取其活血消积。三棱者，苦平泻降，有破血行气的功效；桃仁、柏子仁、郁李仁、火麻仁、芒硝共为臣，裁自五仁丸，改用火麻仁加用芒硝，上承君药以通为用之势治疗肥胖主症，下启佐药破气泻下之功；枳壳、大腹皮为佐，合而用之，消痞除满，配合君、臣药使胃肠气机通畅助破气降浊。此方以通为用，一般要求大便每日 2～3 次为佳，但同时需防止脱水危险。湿浊内盛，痰浊日重者，见胸满脘痞，大便不畅，加用瓜蒌 15g 化痰利气、润燥通便而不伤正；若仍大便燥结不通者，可加用大黄 6g，芒硝最大量至 30g，达泻下之功。攻下之药，易于耗气，若患者疲倦、乏力，加用黄芪 15g 补气护中；若气滞严重，胸胁闷痛者，加用香附 10g 理气疏郁；气郁化火，热扰心神，夜寐不安，加用知母 10g 清热降火，首乌藤 15g 养心安神；若舌苔透黄者，再加用黄柏 10g、栀子 10g，加大清热之力；若血瘀内重见月经稀少者，加用当归 6g 活血调经。

（七）从脏腑虚实论治

李振华认为肥人多气虚，易倦怠气短乏力；肥人亦多痰湿，腹大胀满，头重，四肢沉困甚至肢肿，呕吐痰涎，易便溏；痰热盛者，心烦，便秘；气机不畅久而血瘀者，肌肤坚实，面色紫暗，胸胁时痛，太息嗳气，腹胀便干；阳虚证多肌肤肿满，面白无华，自汗乏力，倦怠嗜睡，肤质虚浮，畏寒肢冷，腰膝酸软，便溏尿少；阴虚证多面色晦暗，头晕目眩，耳鸣健忘，动则气短，畏热烦躁，腰腿酸痛，食旺便秘，失眠盗汗。从脏腑辨证而言，肥胖多责之于脾，患者可见头沉胸闷，恶心、痰多，腹部胀满，四肢沉困，久病可累及肾，表现为腰膝酸软，夜尿频多，动则气喘，下肢浮肿；病及肝胆，可见胁肋胀痛，烦躁眩晕，口苦则症见心悸气短，神疲自汗。另外，李教授十分注意结合舌象辨证。舌淡胖边有齿痕，苔白，脉弦滑或濡缓者，为脾气虚；舌偏红苔黄腻者，多为痰湿化热；舌质暗，或者有瘀点、瘀斑，或者舌下静脉粗胀、青紫、曲张，多为血瘀。

（八）从气滞论治

罗四维认为气机阻滞，无力运化脂质，脂质停积日久不化，则生肥胖，人们常说"肥人多痰瘀"，然痰瘀致肥，皆由气渐生。临床上采用辨证论治。痰阻气滞除形体肥胖之外，常有痰湿内盛之征。治当以豁痰行滞为法。豁痰即通过疏通宣畅，气机通利，使痰浊滑利而无壅塞黏滞之患，以奏脂去肥减之功，罗四维常选用薤白、胆南星、瓜蒌、陈皮等。其中薤白辛温通阳，善散壅滞；胆南星清利化痰，"借胆以清胆气，星以豁结气"；瓜蒌化痰散结，"又洗胸膈中之垢腻"。肝郁气滞者，常与情志异常变化有关，治疗时常以疏肝利胆行滞为法。正如《血证论》云："木之性主于疏泄，而水谷乃化。"肝主疏泄，胆为中精之府，分泌精汁，能净脂化浊。药用柴胡、枳实、香附、白芍、决明子等。柴胡"能振举清阳，则大气斡旋，而积滞自化"为疏肝利胆之要药，加决明子以清泄肝胆郁热，配香附、枳实、白芍使疏肝解郁之功更佳。血瘀气滞者常以活血化瘀行滞之法。方选血府逐瘀汤加丹参等，用桃仁、红花、赤芍、川芎、当归、丹参以活血化瘀，从而抑制血小板凝集反应，减轻动脉内脂质浸润，以达消脂减肥功效。

（九）从脾功能失常论治

秦亮甫认为，脾的主要生理功能是主运化、升清，主肌肉、四肢。机体生命活动的持续和气血津液的生化，都有赖于脾的运化功能。"脾主运化"包括运化水谷和运化水液两方面，两者可分不可离。若脾运化功能减退，则机体消化吸收失常，导致水谷在体内的停滞，不能化生为人体所需的精微物质，而产生湿、痰、饮等病理产物蓄积于体内，出现肥胖等病症。秦教授认为本病治疗以健脾助运为主，佐以利水渗湿、理气通便为基本原则。自拟减肥方，方中茯苓、山楂、莱菔子健脾助运；生米仁、荷叶清热化湿；葫芦壳、茯苓皮、赤小豆、决明子、泽泻、大黄利水通便；诸药合用可平衡精微物质的转化和储存，从而预防和治疗单纯性肥胖症。另外可配合服用赤豆羹（赤小豆 30g，枸杞子 5g，红枣 5g），方中赤小豆又名赤豆、小豆、红豆，药性甘酸、微寒，归心、小肠、脾经。

（十）从不同年龄论治

徐云生认为儿童肥胖患者多由于先天禀赋不足，致肾阳无以温煦脾阳；或后天饮食不节，致脾虚无以运化水谷。小儿脏腑娇嫩，形气未充，脾常不足，肾常虚，若多食肥甘、少动，致使糟粕不归常化，水湿内停，聚湿生痰，痰从脂化，则膏脂积于体内发为肥胖。故徐云生临证期间对于儿童肥胖多以滋补脾肾之法，重视先天，培补后天。

现代社会节奏增快，造成青中年人群生活压力的增大，易致肝气疏泄不畅，而气行则津行，气滞则湿阻，久之则聚湿生痰。且肝对脾胃运化亦有促进作用，如肝疏泄不畅，则影响脾之健运，更加重脾虚，使水湿不化，郁结为痰饮，痰湿内生则发为肥胖。故徐云生临证之时，对于青中年肥胖患者，在健脾的同时亦注重调肝，健脾益气以治本虚，调畅气机以解肝郁，辅以化痰散瘀之品，以期标本同治，内生和谐。

老年肥胖多由青中年肥胖发展而来，责之于先天禀赋不足，素体多虚，除脾虚贯穿始终以外，随年龄增长，脏腑亏虚，精、气、血亏耗，肾精不足，阴液亏虚，不能濡养肝阴，肝阴不足又下劫肾阴，终致肝肾阴虚。老年气血衰减，加之运行日趋滞涩，而阴虚内热消烁津液，致瘀血痰浊内生，脏腑功能失调，水谷精微不归正化，形成膏脂。故治疗老年肥胖多在健运脾胃基础上佐以培补气血、滋养肝肾、化痰祛瘀之品，以得标本兼治，脂除病瘥。

（仲维莉）

第五章　下丘脑疾病

第一节　神经性厌食症及神经性贪食症

神经性厌食症（anorexia nervosa，AN）是一种慢性进食障碍疾病的临床表现。神经性厌食症的原意是精神性食欲丧失，此症的主要特点是特殊的精神心理变态、以瘦为美的躯体形象障碍，自我造成的拒食、导吐或腹泻，极度的营养不良和消瘦、闭经，甚至死亡。

神经性贪食症（bulimia nervosa，BN）是指具有反复发作的、不可抗拒的、冲动性的暴食和强烈的控制体重的愿望为特征的一组进食障碍。患者常采用自我导吐、导泻、利尿、禁食或过度运动等措施来抵消体重增加。神经性贪食可与神经性厌食交替出现，两者可能具有相似的病理心理机制及性别、年龄分布。多数患者是神经性厌食的延续者，发病年龄较神经性厌食晚。这些患者虽无原发性的内分泌疾病，但却伴有内分泌腺体的功能紊乱。

中医认为神经性厌食症属《素问·五常政大论》中"不食"或《素问·气厥论》中"食亦"的范畴。

一、临床诊断要点与鉴别诊断

（一）诊断标准

根据美国精神病协会 1994 年出版的《精神病的诊断与统计手册》第四版，神经性厌食症及神经性贪食症的诊断标准如下：

1. 神经性厌食症的诊断标准

（1）拒绝维持体重高于同年龄、同身高正常儿童及青少年的低限值，即在生长期中体重增加不够，致体重低于预期体重的 85%。

（2）虽体重不足，仍强烈惧怕体重增加或发胖。

（3）对人类应有的体重和体形的认识不正确，这种错误的自我评估严重影响其维持正常体重和体形，对自身体重过低的严重性不承认，虽明显过瘦，患者仍认为太胖。

（4）继发闭经，即连续 3 个月未自行来月经。

神经性厌食症还可分成两型，即约束型和贪食清除型，前者偶有而后者经常有贪食或清除胃肠容物的行为，如自行导吐，滥用泻药或利尿药，自行灌肠等。此二型患者的心理特征亦不同。

2. 神经性贪食的诊断标准

（1）反复发作的作乐性大吃，其特点是：①在固定一时期内（如在 2h 内）进食量远远多于同时期同情况下一般人的进食量。②发作期感到不能控制进食，即感到不能停止进食，或不能控制。

（2）反复使用不正当方法以防止体重增加，如自行导吐、滥用泻药、利尿药、灌肠或其他减肥药，有意识地挨饿，或过度锻炼。

（3）平均每周至少有两次贪食及不正当的清除胃肠容物行为，这种情况已持续 3 个月以上。

（4）由于对体形和体重的认识不正确，从而影响了其自我评估。

（5）在神经性厌食发作期，无上述神经性贪食的紊乱表现。

神经性贪食症也可分为两型，即清除型和非清除型，前者应用各种方法清除胃肠内容物，而后者多用挨饿或过度锻炼来消除多食的后果。若患者体重降至预期体重的 85% 以下，应属于神经性厌食症的贪食清除型。

北京协和医院于 1989 年分析了该院 1957～1986 年的 15 例住院神经性厌食症患者的临床表现和内分泌功能改变，提出我国神经性厌食症的诊断标准：①年龄多为 <25 岁的女性；②慢性精神刺激及工作学习过度紧张而发病；③厌食使日进食量 <150g 及体重减轻 20% 以上；④伴有严重营养不良及低代谢的临床表现；⑤无其他使体重严重减轻的内科及精神科疾病。

（二）鉴别诊断

1. 神经性厌食鉴别诊断

（1）躯体疾病引起的体重减轻：某些躯体疾病，特别是慢性消耗性疾病，可导致明显的体重减轻，但患者很少有怕胖的超价观念及体像障碍，通过相关检查可以排除。神经性厌食患者普遍存在内分泌紊乱，应注意与原发性内分泌疾病相鉴别。

（2）抑郁症：神经性厌食症患者可伴发抑郁症状，抑郁症患者也常常存在食欲减退，但抑郁症患者以情绪症状为主导，同时有思维、行为的改变及抑郁症自身的生物学规律，没有对体重增加的过分恐惧，单纯改善体重后仍会有抑郁发作。少数患者两者可以并存。

2. 神经性贪食鉴别诊断

（1）神经系统器质性病变：间脑病变可出现贪食，但还可有嗜睡，体温调节障碍，水电解质代谢紊乱或伴有精神症状。颞叶癫痫可出现暴食，但常伴有抽搐史或精神自动症的表现，脑电图或 CT 有特殊改变。

（2）精神分裂症：暴食为精神症状所继发，以精神病性症状为首发症状。

（3）神经性厌食：神经性厌食与神经性贪食均有催泻行为，但两者的区别在于后者的体重在正常范围内，患者主动寻求帮助，愿意求治。若已明确诊断为神经性厌食，或交替出现的经常性厌食与间歇性暴食症状，只诊断神经性厌食症。

二、中医辨病诊断

（一）诊断依据

1. 主症
本病以有意地、反复、长期地不食、食少或多食、暴食或上诉症状交替出现为主症。

2. 关键

本病与脾胃虚弱、禀赋不足、情志不舒等因素有关，尤以情志不舒最为关键。

3. 临床表现

本病常伴有面色萎黄、形体消瘦、呕吐、女子月经不调、气血津液不足等临床表现。

（二）类证鉴别

1. 虚劳

虚劳是五脏诸虚不足而产生的多种疾病的概括。凡先天不足，后天失调，病久失养，正气损伤，久病不复，表现各种虚弱证候的，都属虚劳范围。其病变过程，大都由积渐而成。虚劳和本病虽有虚象，但虚劳无有意地、反复、长期地不食、食少或多食、暴食。

2. 反胃

反胃多系脾胃虚寒，胃中无火，难于腐熟，食入不化所致，表现为食饮入胃，滞停胃中，良久尽吐而出，吐后转舒。即古人称"朝食暮吐，暮食朝吐"。而本病呕吐多受情志影响，有意而为之。

三、审析病因病机

1. 食积壅滞

过食肥甘厚味，积滞胃肠，胃不受纳，则不思饮食；食积不化，气机不利，则脘腹胀满，嗳腐酸秽。

2. 七情所伤

"怒则伤肝"，肝气郁结，横逆脾胃，则两胁胀满，不饥不食；肝主疏泄失常，则精神抑郁，或焦虑烦躁，失眠多梦。

3. 脾胃虚弱

后天失调，脾胃虚弱，则运化无权，不思饮食；偏脾胃阳虚，则脘腹冷痛，大便完谷不化；偏胃阴虚，则胃脘灼热，大便秘结；偏脾胃气虚，则脘腹胀满，大便稀溏。

4. 胃伏火邪

胃火伏于气分，多食而脾虚，食物入腹，移精不能生髓，髓不能生血，精血不能互生，则多食而不生肌肤。

若饮食不节、七情所伤，使脾胃运化、受纳功能失调；肝失疏泄，横逆脾胃，消化功能就会低下；肝气郁结，肝郁化火，胃热壅盛，食已如饥从而产生纳呆、厌食、腹胀等临床症状。因此饮食不节、七情所伤、脾胃虚弱、肝失疏泄，是本病的主要病因病机。

四、明确辨证要点

1. 辨肝脾不调和及肝胃不和

肝脾不调者，多见神情忧郁、默默寡欢、不思饮食、口淡乏味、神疲困倦、经行色淡、带下频多、大便溏薄，舌淡红苔薄白、脉弦缓等证。肝胃不和者，多见胸胁胀满，默默不欲饮食，嗳气或恶心欲呕，甚则心烦易怒，夜不安卧。

2. 辨病位

病在脾者，多脾气（阳）虚弱，常见纳谷无馨、少气懒言、精神恍惚、忧思寡欢、神疲倦怠、大便溏薄、经行色淡、淋漓难净等证。病在胃者，多胃阴亏虚，常见纳食乏味、食则干呕、口干不欲饮，伴心烦不寐、五心烦热、大便干；胃伏火邪于气分，多食而脾虚，食物入腹，移精不能生髓，多食而不生肌肤，脉细弱无力等证。

五、确立治疗方案

1. 清胃热

初期多为胃热，此时患者表现为多食易饥与中消多相类似，治疗上多以清胃热为主，但此期持续时间较短，在临床上很难见到。随着病情进展，饮食不节而伤脾，导致脾虚，患者脾虚索食以自救，临床表现仍以多食易饥为表现，但是此时不宜再用清热之法治疗，否则苦寒清热之品进一步损伤脾阳导致病情缠绵难愈。

2. 补脾

本病多脾气（阳）虚弱，此期持续时间较长，故临床上见到的多以此期为主，在治疗上多采用补脾治疗为主，在健脾的同时要佐以消食之品，以促进脾之运化，减轻脾之负担。

3. 疏肝

肝之疏泄调达功能有助于脾之运化升清，同样脾之运化升清功能也有助于肝之疏泄调达，当脾之转运升清功能失常，导致肝之疏泄失常，而出现土壅木郁之症，进而出现精神症状。女子以肝为先天，肝为藏血之脏，肝失疏泄，血行不畅，在女子则表现为月经的紊乱，乃至闭经。因此在治疗本病时除以健脾为主外还应注意佐以疏肝治疗，当患者出现月经紊乱时，要注意疏肝理气活血以调经治疗。

六、辨证论治

（一）不食的辨证论治

1. 肝脾不调证

（1）抓主症：神情忧郁、默默寡欢、不思饮食、口淡乏味、神疲困倦。

（2）察次症：经行色淡、带下频多、大便溏薄。

（3）审舌脉：舌淡红苔薄白，脉弦缓等证。

（4）择治法：疏肝健脾以助运化。

（5）选方用药思路：常用方为逍遥散、柴芍六君子汤等。肝主疏泄，调情志而助脾胃运化。若忧思恼怒、悲怀不已，所欲不遂，七情内伤，肝气郁结，疏泄失常，必然影响脾胃运化而出现厌食诸证。脾胃虚弱运化失常，气血化生无源，则经行色淡、带下频多。方中柴胡疏肝解郁，使肝气得以调达；当归甘辛苦温，养血和血；白芍酸苦微寒，养血敛阴，柔肝缓急。白术、茯苓健脾祛湿，使运化有权，气血有源，炙甘草益气补中，缓肝之急。薄荷少许，疏散郁遏之气，透达肝经郁热。

（6）据兼症化裁：积滞者，可酌加佛手、麦芽、谷芽等理气消食之品。

2. 肝胃不和证

（1）抓主症：多见胸胁胀满，默默不欲饮食。

（2）察次症：脘胀嗳气或恶心欲呕，甚则心烦易怒，夜不安卧。

（3）审舌脉：舌边尖红，苔薄白，脉弦或数等证。

（4）择治法：疏肝和胃。

（5）选方用药思路：常用方如四逆散、柴胡疏肝散、小柴胡汤等。性情不宁，久则肝气郁滞不舒，多见胸胁胀满，默默不欲饮食，肝气横逆犯胃，胃失和降，脘胀嗳气或恶心欲呕。柴胡功善疏肝解郁，用以为君。香附理气疏肝而止痛，川芎活血行气以止痛，二药相合，助柴胡以解肝经之郁滞，并增行气活血止痛之效。陈皮、枳壳理气行滞，芍药、甘草养血柔肝、缓急止痛，黄芩清泄邪热，法半夏和胃降逆，甘草调和诸药。

（6）据兼症化裁：肝郁化火者，可加牡丹皮、栀子等凉肝清热。

3. 脾气虚弱证

（1）抓主症：常见纳谷无馨，少气懒言，神疲倦怠。

（2）察次症：面黄少华，肌肉消瘦，经行色淡，淋漓难净，大便溏薄，小便清长。

（3）审舌脉：舌淡苔薄白，脉缓弱等证。

（4）择治法：健脾益气。

（5）选方用药思路：常用方如参苓白术散、归脾汤、补中益气汤等。外感六淫，内伤七情，饮食劳倦都可伤及脾胃，导致脾胃运化机能减弱而谷无馨，少气懒言，神疲倦怠。脾为后天之本，脾气不足，卫气营血无以化生，则见面黄少华，肌肉消瘦，经行色淡等症。黄芪味甘微温，入脾肺经，补中益气，升阳固表。配伍人参、炙甘草、白术，补气健脾。当归养血和营，协人参、黄芪补气养血；陈皮理气和胃，使诸药补而不滞。少量升麻、柴胡升阳举陷。

（6）据兼症化裁：脾虚气弱不受补者，不宜大补甘温厚味之品以滞其清阳之气，可用甘淡健脾稍佐升清降浊之品治疗，如党参、淮山药、扁豆、茯苓、莲子、薏米、荷叶、苦丁茶等。

4. 胃阴亏虚证

（1）抓主症：常见纳食乏味，食则干呕，知饥而不能受纳。

（2）察次症：心烦不寐，五心烦热，口干不欲饮，大便干，溲短黄。

（3）审舌脉：舌红苔花剥少津或光剥，脉细弱无力等证。

（4）择治法：甘凉养胃。

（5）选方用药思路：常用方如沙参麦冬汤、益胃汤等。胃属阳土，喜润恶湿，气郁化火，热伤胃津，或瘀血积留，新血不生，阴津匮乏，均可致胃阴不足。阴津亏损则胃络失养，故见纳食乏味、食则干呕。若阴虚有火，则见心烦不寐，五心烦热，口干不欲饮。胃津亏虚则受纳失司，故知饥而不能受纳。重用生地黄、麦冬，味甘性寒，功擅养阴清热，生津润燥，为甘凉益胃之上品。北沙参、玉竹养阴生津，加强生地黄、麦冬益胃养阴之力。冰糖濡养肺胃，调和诸药。

（6）据兼症化裁：若甘凉濡润之法无效，可试用酸甘化阴法，常以白芍、乌梅、木瓜、石斛、百合、山楂、甘草等治疗，多有效验。津伤明显时加芦根、天花粉、乌梅等以生津养液；大便干结者，加火麻仁、郁李仁、瓜蒌仁等润肠之品。若兼肝阴亦虚，症见脘痛连胁，可加白芍、枸杞、生地黄等柔肝之品。

5. 邪浊中阻证

（1）抓主症：纳食呆少，尤厌油腻，胃中痞闷嘈杂。

（2）察次症：恶心欲呕，嗳气吞酸，大便干或溏泄，溲色淡黄。

（3）审舌脉：舌红苔薄白或黄浊腻，脉濡数或弦滑等证。

（4）择治法：疏肝理气，消食导滞。

（5）选方用药思路：常用方如半夏泻心汤、连朴饮等。脾胃同属中焦，为人体气机升降之枢纽。肝气不疏，饮食积滞，痰浊中阻或湿热内蕴，则纳食呆少，尤厌油腻，胃中痞闷嘈杂。邪浊中阻影响气机的升降则恶心欲呕，嗳气吞酸。半夏散结消痞、降逆止呕；干姜温中散邪，黄芩、黄连苦寒，泄热消痞；人参、大枣甘温益气，补脾气；甘草调和诸药。

（6）据兼症化裁：若邪浊消散，脾气不醒而犹厌食者，可考虑用微辛微苦醒脾法，药如杏仁、枇杷、茯苓、扁豆、陈皮、麦芽、谷芽、苍术、厚朴、桔梗等。药量宜少勿多，取其微辛微苦之性。除疏肝理气、消食导滞、化痰祛浊、清热化湿之品外，应注意苦辛通降法的运用。因邪浊中阻，最易导致升降失常，寒热互结，出现此时，如单执寒凉之品以清热，则寒邪愈结；如单执温热之品以散寒，则热邪愈炽。唯有辛开苦泄法使互结寒热之邪得以分解。

（二）食亦的辨证论治

1. 脾胃虚弱，肝郁血滞证

（1）抓主症：心情抑郁，形体消瘦，多食善饥，食不知饱，食后胃脘不适。

（2）察次症：呃逆，满闷，乏力，停经，便秘，时有眼睑浮肿，浮肿时尿少而色深。

（3）审舌脉：舌尖红质润，苔薄白，脉沉细无力。

（4）择治法：健脾为主，行气消食活血。

（5）选方用药思路：常用方香砂六君子汤加减。过度节食，损伤脾胃，脾胃虚弱，饮食自救；脾主四肢，脾运失司，水谷不化精微，四肢肌肉失养；脾虚无以化生气血加之土壅木郁，肝失疏泄而见停经；肝气不疏则情志抑郁。周身肿胀乃气机运化失常之表现。柴胡气质轻清，能疏解少阳之郁滞；厚朴、枳实理气畅中；当归养血活血；建曲、麦芽、山楂健胃消食，化积调中；甘草调和诸药。上药合用，共成健脾益气、调中和胃之剂，能调节胃肠功能，缓解胃脘痞满、闷胀不舒、嗳气不爽等症状。治疗应注意不可急于求成，往往欲速则不达。

（6）据兼症化裁：若脾阳虚弱，畏寒怕冷者，可加附子、干姜、吴茱萸以温脾阳；若气虚失运，满闷较重者，可加木香、枳实、佛手佐以理气；若气滞血瘀，经行不畅者可加益母草、丹参、桃仁、赤芍以活血化瘀；若情绪抑郁，肝失调达者可加白芍、柴胡以疏肝解郁。始终抓住脾胃损伤这一病机重点，调理脾胃，以恢复脾胃运化之功，同时配合疏肝活血之品而获得较好的疗效。

2. 胃伏火邪，脾肾气虚证

（1）抓主症：多食善饥，腰膝酸软，神疲乏力。

（2）察次症：面浮肢肿，形神疲惫，五更泄泻，下利清谷，月经不能按时而下。

（3）审舌脉：舌淡苔白，脉弱。

（4）择治法：健脾益气，滋补肝肾。

（5）选方用药思路：常用方六味地黄丸合四君子汤加减。胃伏火邪于气分，故能食；脾虚，食物入腹，移精不能生髓，肾精匮乏，则形神疲惫；下利清谷是脾肾气虚不能运化水谷的表现，脾肾阳虚，主水制水不利，水湿泛溢肌肤，故面浮肢肿；脾虚无以化生气血，则月经不能按时而下。六味地黄丸可滋补肝肾，方中熟地黄，滋阴补肾，填精益髓，为君药。山茱萸补养肝肾，并能涩精；山药补益脾阴，亦能固精，共为臣药。三药相配，滋养肝脾肾。

配伍泽泻利湿泄浊，并防熟地黄之滋腻恋邪；牡丹皮清泻相火，并制山茱萸之温涩；茯苓淡渗脾湿，并助山药之健运。四君子汤可健脾益气，人参甘温益气、健脾养胃。白术苦温健脾燥湿，加强益气助运之力；佐以甘淡茯苓健脾渗湿。

（6）据兼症化裁：血瘀者，加益母草、泽兰、红花化瘀行水；五更泄泻者合用四神丸温脾暖肾，固肠止泻；如脾虚下利清谷不止者，加党参、薏苡仁、扁豆、砂仁，以及罂粟壳、草豆蔻、乌梅以健脾渗湿，固肠止泻。

七、中成药选用

（1）香砂养胃丸

主证：脾气虚弱证。

组成：木香、砂仁、白术、陈皮、茯苓、半夏（制）、醋香附、枳实（炒）、豆蔻（去壳）、姜厚朴、广藿香、甘草。

用法：口服，每次9g，每日2次。

（2）健脾疏肝丸

主证：肝郁不调证。

组成：党参、山药、赤芍、郁金。

用法：口服，每次9g，每日2～3次。

（3）香砂六君子丸

主证：脾气虚弱证。

组成：广木香、西砂仁、炒党参、炒白术、茯苓、炙甘草、炒广皮、制半夏。

用法：口服，每次6g，每日2～3次。

（4）参苓白术丸

主证：脾气虚弱证。

组成：人参、茯苓、白术（麸炒）、山药、白扁豆（炒）、莲子、薏苡仁（炒）、砂仁、桔梗、甘草。

用法：口服，每次6g，每日3次。

（5）附子理中丸

主证：脾阳虚弱证。

组成：附子（制）、党参、白术（炒）、干姜、甘草。

用法：口服，每次9g，每日2～3次。

（6）健脾丸

主证：脾气虚弱证。

组成：党参、白术（炒）、陈皮、枳实（炒）、山楂（炒）、麦芽（炒）。

用法：口服，每次9g，每日2次。

（7）保和丸

主证：邪浊中阻证。

组成：山楂（焦）、六神曲（炒）、半夏（制）、茯苓、陈皮、连翘、莱菔子（炒）、麦芽（炒）。

用法：口服，每次6g，每日2次；小儿酌减。

（8）补中益气丸

主证：脾气虚弱证。

组成：黄芪（蜜炙）、党参、甘草（蜜炙）、白术（炒）、当归、升麻、柴胡、陈皮、生姜、大枣。

用法：口服，每次 3g，每日 3 次。

（9）人参健脾丸

主证：脾气虚弱证。

组成：人参、白术（麸炒）、茯苓、山药、陈皮、木香、砂仁、炙黄芪、当归、酸枣仁（炒）、远志（制）。

用法：口服，每次 12g，每日 2 次。

（10）归脾丸

主证：脾气虚弱证。

组成：党参、白术（炒）、黄芪（炙）、茯苓、远志（制）、酸枣仁（炒）、龙眼肉、当归、木香、大枣（去核）、甘草（炙）。

用法：口服，每次 9g，每日 3 次。

（11）逍遥丸

主证：肝郁不调证。

组成：柴胡、当归、白芍、白术（炒）、茯苓、炙甘草、薄荷、生姜。

用法：口服，每次 6～9g，每日 1～2 次。

（12）小柴胡颗粒

主证：肝郁不调证。

组成：柴胡、姜半夏、黄芩、党参、甘草、生姜、大枣。

用法：每次 10g，每日 3 次。

八、单方验方

（1）舒心健食汤：柴胡、郁金、枳壳、陈皮、石斛、炒白术、佛手、炒麦芽、茯神各 15g，龙齿 20g，浮小麦 30g，甘草 6g。水煎，每日 1 剂，早晚 2 次服用。

（2）资生汤加味：山药 30g，玄参 15g，白术 10g，鸡内金 10g，牛蒡子 10g，生地黄 30g，茯苓 15g，当归 15g。水煎，每日 1 剂，早晚 2 次服用。

（3）健胃消食汤：神曲 10g，茯苓 12g，淮山药 10g，麦芽 10g，山楂 10g，鸡内金 10g，陈皮 5g，砂仁 5g，连翘 6g。水煎，每日 1 剂，早晚 2 次服用。

（4）自拟清宁饮：百合、生地黄、姜竹茹、合欢花、佛手，水煎，每日 1 剂，7 剂为 1 个疗程，连服 1～3 个疗程。必要时配合丙米嗪 25mg，每日 2～3 次。

（5）滋阴解郁膏：取阿胶、荆花蜜各 100g，鹿角胶、鳖甲胶各 60g，大枣 30g，黄酒 250ml，将大枣去核，剖成两半，将阿胶放入黄酒中浸泡 1 日，用水煎煮 30min，倒入鳖甲胶和鹿角胶，放入蒸锅内蒸熟烊化。然后，将此药液用小火熬煮 15min，调入大枣片和荆花蜜即成（可放入冰箱中保存），可每次服 2 匙（每匙约 10ml），每日服 2 次。

九、中医特色诊疗技术

1. 穴位贴敷

解郁膏（含香附、郁金、石菖蒲、延胡索、半夏、白术、茯苓、柴胡、当归、香附、生麦芽，研细末，姜汁调为 1.5cm×1.5cm 大小丸状）贴敷于肝俞、膈俞、膻中、内关、太冲等穴位，7 日贴 1 次，每次贴 3～4h。

2. 针灸

本病可取足三里、公孙、内关、太冲、神门为主穴；还可根据其具体临床症状选取脾俞、胃俞、梁门等健运脾胃，选取支沟、期门、行间等疏肝解郁，选取心俞、少海等养心安神；选取支沟、天枢等通调大便；选取血海、膈俞、三阴交等养血调经。留针 30min，每隔 5～10min 捻针 1 次，每日或隔日治疗 1 次，以期达到疏肝解郁、调畅情志、健脾和胃、调和五脏的作用。

十、预防调护

饮食方法是开始时在维持体重所需热量的基础上，每日加 2.13kJ（510cal）热量的食物。在体重增长期和维持期，每日每公斤体重可能分别需要 292.9～418.4kJ（70～100cal）及 167.3～251kJ（40～60cal）的能量。若患者所需量大于此，说明患者仍暗中在锻炼、呕吐或丢弃食物。另一方法是在维持体重所需热量上加 10%～20%。但需注意的是患者的营养不良使其基础能量需要量下降，而计算出的基础热量需要是超过营养不良患者的实际需要量的。给患者液体食物可使其多进热量，对严重营养不良及可能危及生命的患者，可用鼻饲进行被动进食。

在体重增加阶段，尤其是严重营养不良患者，应特别注意患者会产生水肿，而使体重迅速增加，并导致心力衰竭或血磷及血锌水平迅速下降等生化改变。体重增加的目标是恢复月经和防止骨脱钙，轻症患者可在体重尚未恢复至理想体重时，月经即恢复。另些患者体重应增加的慢些，需给心理治疗使患者能耐受体重的增长。

休息睡眠的调护。睡眠是增加体重的必要条件。部分患者饭后即不停地活动，且没有午休习惯，全天睡眠时间不足约 8h。这类患者体重往往不会增加，反而还会下降，应提示患者睡眠的重要性，劝其多注意休息，尽量减少活动量，减少体力消耗。

保持心情舒畅，避免精神刺激，对于青年女性有精神压力及心理变态者，应给予心理治疗解除其精神压力。

十一、各家发挥

（一）从肝论治

李珑认为患者"情志失调"是因"恶食"是果。治当调肝解郁、疏畅气机。在其长期应用的经验方宁心解郁汤的基础上，加减化裁为舒心健食汤。方以柴胡、郁金、枳壳疏肝理气，浮小麦、石斛、甘草解郁除躁，龙齿、茯神舒心安神。这是因为脾主运化，胃司受纳，同为气血生化之源，肝藏血，主疏泄，脾胃受纳运化，升降有序，有赖于肝疏泄功能的正常。肝之疏泄功能正常，则脾胃调和，气机畅达，升降有序，水液输布正常，脏腑经络生理活动才得以协调平衡。在此基础上，辅以白术、陈皮、佛手等和中开胃之品，诸药合用以理气解郁，健胃增食，方可取得良好疗效。如能与常规的心理治疗合用则会相得益彰。

（二）从脾胃论治

明·李中梓的《医宗必读》中关于"不能食而瘦"发病特点与现代医学中神经性厌食症的临床特点基本一致，李氏曰："脾胃者，具坤顺之德，而有乾健之运……盖有见乎土强则出纳自如，火强则转输不息"，并重点强调："夫脾为五脏之母，土为万物之根，安谷则昌，绝谷则亡"，认为"不能食而瘦"的病机是脾胃俱虚，真阳衰弱，不能上蒸脾土，中州不运，以致饮食不进。李氏提出"虚则补之，用和以壮火，挟郁宜开，则膈开能食矣"的治法，并使用资生丸加减治疗。同时，结合李氏文中"不能食，不可全作脾治，或胀满痞塞，滞痛不消，须知补肾，挟郁宜开"来看，"不能食而瘦"应在补脾胃的同时，注重脾、肝、肾三经同调。资生丸全方共18味中药，方中人参、白术、茯苓益气健脾渗湿，配伍白扁豆、薏苡仁、莲肉、山药健脾，山楂肉、麦芽、神曲消食和中，藿香醒脾健胃化湿，泽泻渗湿，橘红燥湿利气，芡实健脾益肾，更用少量的川黄连（姜汁炒枯）止呕，全方组方严谨，方中治脾胃之品用量极重，在补脾胃同时又兼顾肝肾，脾胃健运，肾阳充足，肝气得疏，有助于更好地达到"开能食矣"的目的。

（杜丽坤）

第二节　尿　崩　症

尿崩症（diabetes insipidus，DI）是由于下丘脑抗利尿激素（antidiuretic hormone，ADH）[又称精氨酸加压素（arginine vasopressin，AVP）]合成分泌不足，或肾脏对 AVP 反应缺陷（抵抗）或 AVP 降解过快而引起的一组临床综合征。主要表现为多尿、烦渴、多饮和低渗尿。病变在下丘脑-神经垂体者称为中枢性尿崩症，遗传性中枢性尿崩症的病因为 AVP 受体 2（V2R）或水孔蛋白-2（AQP-2）基因突变。本病以青壮年多见，男女之比为 2∶1。病变在肾脏者称为肾性尿崩症，遗传性肾性尿崩症多见于儿童。AVP 降解过快见于妊娠期，是暂时性尿崩症中的一种特殊类型。

根据本病烦渴多饮、多尿的临床特征，相当于中医学的"消渴"、"燥证"等范畴。

一、临床诊断要点与鉴别诊断

（一）诊断标准

1. 临床表现

中枢性尿崩症可见于任何年龄，通常在儿童期或成年早期发病，男性较女性多见。一般起病日期明确。大多数患者均有多饮、烦渴、多尿，夜尿显著增多。一般尿量常＞4L/d，最多有达 18L/d 者，但也有报道达 40L/d 者。尿比重比较固定，呈持续低比重尿，尿比重＜1.006，部分性尿崩症在严重脱水时可达 1.010。口渴常很严重。一般尿崩症患者喜冷饮。遗传性尿崩症者常于幼年起病，因渴觉中枢发育不全，可引起严重脱水和高钠血症，常危及生命。肿瘤和颅脑外伤及手术累及渴觉中枢时，除了定位症状外，也可出现高钠血症。严重高钠血症表现为谵妄、痉挛、呕吐等。当尿崩症合并腺垂体功能不全时尿崩症症状会减轻，糖（盐）皮质激素替代治疗后症状再现或加重。

肾性尿崩症典型表现为多饮、多尿。患者若为幼儿，可表现为呕吐、窒息、恶心、进食差、便秘或腹泻、生长障碍、不明原因发热、萎靡，甚至脱水的临床症状，血 ADH 高而尿比重低，且对外源性 ADH 反应差，多在出生 1 年内确诊。低盐饮食和噻嗪类利尿药可使尿量明显减少。获得性较先天性者多，严重程度较低。原因包括锂剂治疗、低血钾、感染、尿路梗阻等。

2. 实验室检查

（1）尿比重：尿比重常低于 1.006，尿渗透压降低，常低于血浆渗透压。血钠增高，严重时血钠可高达 160mmol/L。垂体性尿崩症：血浆为正常高限或增高，尿渗透压为低渗。肾性尿崩症：血渗透压正常，尿渗透压为低渗。精神性多饮：血和尿渗透压均为低渗。

（2）禁水-加压试验：比较禁水后与使用血管加压素后的尿渗透压的变化，正常人禁水后血浆渗透压升高，循环血量减少，两者均刺激 ADH 释放，使尿量减少，尿渗透压增高，尿比重升高，而血浆渗透压变化不大。

禁水试验要求：禁水时间可根据病情确定，一般先禁水 6h，如患者耐受良好，则可进行较长时间（12～16h）的禁水试验。

方法：禁水 6～16h。中等强度多尿患者的禁水试验可以从夜间开始，重度多尿者的禁水试验应在白天，在医生严密观察下进行。试验前测定体重，血压，血、尿渗透压和尿比重。禁水开始后，每小时测定一次上述指标。当连续 2 次尿量和尿比重变化不大，尿渗透压变化 <30mOsm/L；或体重下降 3%时，于皮下注射水剂血管加压素 5U，注射后 60min 测定血、尿渗透压，尿量和尿比重。

注意事项：试验过程中应密切观察病情，先尽可能将饮水量和尿量维持在 4000～5000ml。

结果判断：

1）正常：禁水后尿渗透压增高 2～4 倍，抗利尿激素使尿渗透压增高 <9%，达到最大尿浓度时间为 14～18h。

2）完全性尿崩症：ADH 水平和活性低，尽管血渗透压达到峰值，尿不能浓缩，而使用抗利尿激素后，尿渗透压增高 >50%。

3）肾性尿崩症：ADH 正常或升高，肾脏对外源性 ADH 无反应。

4）部分性尿崩症患者：在禁水后血浆渗透压偏高，尿渗透压不能显著升高，仍明显低于血浆渗透压。在注射加压素后，尿渗透压升高，且超过血浆渗透压。

5）精神性多饮患者：禁水后血渗透压正常，尿渗透压高于血渗透压，注射加压素后尿渗透压可稍增加，但 <9%。

（3）血浆 ADH 测定：中枢性尿崩症，ADH 水平降低；肾性尿崩症，ADH 正常。

（4）影像学检查：利用影像学检查对进一步确定中枢性尿崩症患者下丘脑-垂体部位有无占位性病变具有重要价值。垂体磁共振检查正常人可见垂体后叶部位有一个高密度信号区域，中枢性尿崩症患者该信号消失，而肾性尿崩症和原发性多饮患者中，该信号始终存在。有时垂体磁共振还可见垂体柄增厚或有结节，提示原发性或转移性肿瘤。因此，垂体磁共振可作为鉴别中枢性尿崩症、肾性尿崩症和原发性多饮的有效手段。

（二）鉴别诊断

（1）糖尿病：常有多饮、多尿、多食、消瘦症状，血糖升高，尿糖阳性，易鉴别，需注意有个别尿崩症病例合并糖尿病。

（2）高尿钙症：见于原发性甲状旁腺功能亢进症、结节病、维生素 D 中毒、多发性骨髓瘤、癌肿骨转移等病，应根据原发病鉴别。

（3）高尿钾症：见于原发性醛固酮增多症、失钾性肾病、肾小管酸中毒等。

（4）高渗性多尿：尿比重＞1.020，尿渗透压＜280mOsm/L。见于糖尿与尿素升高（高蛋白、高能营养）及尿钠升高（肾上腺皮质功能减退症）等情况。

（5）低渗性多尿：尿比重＜1.006，尿渗透压＜280mOsm/L。见于急性肾衰竭多尿期、失钾性肾病等。

（6）老年性多尿：老年人多尿的原因较复杂，一般表现为夜尿增多。夜尿增多的原因可能与高血压或动脉硬化等原因引起的肾损害和尿浓缩功能减退或 AVP 作用障碍有关，又称为老年性尿崩症，可能属于一种轻型的肾性尿崩症。

二、中医辨病诊断

（一）诊断依据

（1）临床可见口渴，口唇干燥，渴喜冷饮，心烦躁扰，夜卧不安，肌肤枯燥，手足心热，大便燥结，同时并见尿量频多，色清如水，昼夜尿量可达 4000ml 以上，面色少华，容颜憔悴，精神疲惫，倦怠乏力，腰膝酸软等症。

（2）结合相关检查及病史作出诊断。

（二）类证鉴别

（1）口渴症：是指口渴饮水的一个临床症状，可出现于多种疾病过程中，尤以外感热病多见。但这类口渴各随其所患病证的不同而出现相应的临床症状，不伴多尿等消渴的特点。

（2）瘿病：瘿病中气郁化火、阴虚火旺的类型，以情绪激动，多食易饥，形体日渐消瘦，心悸，眼突，颈部一侧或两侧肿大为特征。其中的多食易饥、消瘦，类似消渴病的中消，但眼球突出，颈前生长瘿肿则与消渴病有别，且无消渴病的多饮、多尿等症。

三、审析病因病机

（一）禀赋不足

先天禀赋不足主要表现为气血亏虚，气虚则无力摄水，血虚则无以生津，气血虚弱导致各脏腑功能失调，各脏脏腑不尽责其功，精气血津液不能正常的化生、输布，易诱发尿崩症。

（二）饮食不节

脾为后天之本，主运化水谷精微，为气血生化之源，长期过食肥甘，醇酒厚味，辛辣相燥，损伤脾胃，致脾胃运化失司，积热内蕴，化燥伤阴，损伤阴液，口渴，多饮，多尿。

（三）情志不畅

情志不遂，导致肝的疏泄功能失常，则肺失宣肃，津液失于输布则欲饮水自救，表现为口渴多饮，水津不得输布而直趋膀胱，则小便频数。

（四）跌仆外伤

跌仆外伤主要见于颅脑受伤，或开颅手术者。盖脑为髓之海，髓海受创则肾精受损，肾阳亦衰，不能固摄，尿崩作矣。

上述诸多病因，不论情志不畅、跌仆外伤，还是饮食外伤均导致脏腑虚弱而成尿崩，盖五脏属阴，主藏精，五脏脆弱则藏精不力，阴津有亏。在阴虚的基础上，邪热炽烈，或七情五志化火，或高粱之变内热壅盛，均进一步导致热盛津伤，故尿崩证者初起大都偏于阴虚燥热，然病久阴损及阳，导致阴阳两虚，形成永久性尿崩症而成难治之症。

四、明确辨证要点

1. 辨病位

消渴病的三多症状，往往同时存在，但根据其表现程度的轻重不同，而有上、中、下三消之分，以及肺燥、胃热、肾虚之别。通常把以肺燥为主，多饮症状较突出者，称为上消；以胃热为主，多食症状较为突出者，称为中消；以肾虚为主，多尿症状较突出者，称为下消。

2. 辨标本

本病以阴虚为本，燥热为标，两者互为因果，常因病程长短及病情轻重的不同，而阴虚和燥热之表现各有侧重。一般初病多以燥热为主，病程较长者则阴虚与燥热互见，日久则以阴虚为主。进而由于阴损及阳，可见气阴两虚，并可导致阴阳俱虚之症。

3. 辨本症与并发症

多饮、多食、多尿、乏力、消瘦为消渴病本证的基本临床表现，而易发生诸多并发症为本病的另一特点。本证与并发症的关系，一般以本证为主，并发症为次。多数患者，先见本证，随病情的发展而出现并发症。

五、确立治疗方略

病初津液大伤，阴虚燥热为主者，故治当以养阴清热润燥为治则。先天禀赋不足，素体虚弱，常表现为肾气不足，下元虚冷使膀胱功能失职，而造成多尿，大病久病之后，失于调养，致使脾肺气虚，不能约束水道，而患多尿。也可进一步累及肾，导致肾气不足，膀胱失养，约束失职，造成多尿。故以益气健脾补肾为主要治疗原则。

六、辨证论治

1. 肺胃热盛证

（1）抓主症：烦渴，多饮，多尿。

（2）察次症：消谷善饥，便秘。

（3）审舌脉：舌红，苔燥黄，脉洪数或细数。

（4）择治法：清胃泻火，养阴生津。

（5）选方用药思路：本证为肺胃热盛，方药选用白虎汤加减。方中以石膏辛甘大寒，善于清解阳明经热邪，透热出表，除烦止渴，故重用为君药。知母苦寒质润，苦寒可助石膏清泄肺胃实热，质润能滋阴润燥以救阴，为臣药。君臣相须为用，既可大清气分之热，又能滋阴生津，功效倍增。炙甘草、粳米益胃和中，并防石膏、知母大寒伤胃，为佐使药。四药合用，使热邪得清，津液得复，诸证自愈。

（6）据兼症化裁：烦渴不止，神疲乏力者，加人参，以益气生津；多食易饥者，加黄连、栀子，以苦寒清胃火；便秘者，加生地黄、玄参，以清润通便；多尿者，加桑螵蛸、金樱子、覆盆子，以益肾固涩。

2. 气阴两虚证

（1）抓主症：消瘦乏力，自汗气短，口干舌燥，多饮多尿。

（2）察次症：腰酸或五心烦热，大便秘结。

（3）审舌脉：舌嫩红，苔薄白少津，或少苔，脉细弱。

（4）择治法：益气养阴，生津止渴。

（5）选方用药思路：本证为气阴两虚，方药选用生脉散合六味地黄丸加减，方中人参甘温，益元气，补肺气，生津液，故为君药。麦冬甘寒养阴清热，润肺生津故为臣药。人参、麦冬合用则益气养阴之功益彰。五味子酸温，敛肺止汗，生津止渴，为佐药，三药合用，一补一敛一润，益气养阴，生津止咳，敛阴止汗使气复津生，汗止阴存，气充脉复。方中重用熟地黄滋阴补肾，填精益髓为君药，山茱萸补养肝肾，涩精，取"肝肾同源"之意；山药补益脾阴，亦能固肾，共为臣药。三药配合，肾肝脾三阴并补，视为三补。泽泻利湿而泄肾浊，并能减熟地黄之滋腻；茯苓淡渗脾湿，并助山药之健运，与泽泻共泄肾浊，助真阴得其复位；牡丹皮清泄虚热，并制山茱萸之温涩，此三药为三泻，六味合用三补三泻，以补为主。

（6）据兼症化裁：多汗、心悸者，加龙骨、牡蛎各 30g，以敛汗镇心；口渴烦热者，加石膏 30g（先下）、知母 9g，以清热生津除烦；大便秘结者，加玄参 15g，以滋阴润肠；气虚甚者，加人参 9g、黄芪 15g，以补元气。

3. 中阳虚弱证

（1）抓主症：面白少华，口渴多饮，小便频数，溲清如水。

（2）察次症：腰酸，乏力，纳呆。

（3）审舌脉：舌淡，苔白腻，脉细弱。

（4）择治法：通阳化气，健脾生津。

（5）选方用药思路：本证为中阳虚弱，方药选用五苓散加减。方中以茯苓、猪苓甘淡，入肺而通膀胱为君；泽泻甘咸，入肾与膀胱，利水渗湿为臣；佐以白术健脾燥湿；使以桂枝外解太阳表邪，内助膀胱气化。配合成方，既能健脾祛湿，又能化气利水。

（6）据兼症化裁：倦怠乏力明显者，加人参，以益气健脾；肢冷便溏者，加附子、干姜，以温中健脾。

4. 肾阴亏虚证

（1）抓主症：尿频量多，混浊如脂膏，或尿甜，腰膝酸软。

（2）察次症：乏力，头晕，耳鸣，口干，唇燥，皮肤干燥、瘙痒。

（3）审舌脉：舌红少苔，脉细数。

（4）择治法：滋阴补肾，润燥止渴。

（5）选方用药思路：本证为肾阴亏虚，方药选用六味地黄丸加减。方中重用熟地黄滋阴补肾，填精益髓为君药。山茱萸补养肝肾，涩精，取"肝肾同源"之意；山药补益脾阴，亦能固肾，共为臣药。三药配合，肾肝脾三阴并补，视为三补。泽泻利湿而泄肾浊，并能减熟地黄之滋腻；茯苓淡渗脾湿，并助山药之健运，与泽泻共泄肾浊，助真阴得其复位；牡丹皮清泄虚热，并制山茱萸之温涩，此三药为三泻，六味合用三补三泻，以补为主。

（6）据兼症化裁：阴虚火旺而烦躁，五心烦热，盗汗，失眠者，可加知母、黄柏滋阴泻火。尿量多而混浊者，可加益智仁、桑螵蛸、五味子等益肾缩泉。气阴两虚而伴困倦，气短乏力，舌质淡红者，可加党参、黄芪、黄精补益正气。

5. 阴阳两虚证

（1）抓主症：小便频数，混浊如膏，甚至饮一溲一，面容憔悴，耳轮干枯，腰膝酸软。

（2）察次症：四肢欠温，畏寒肢冷，阳痿或月经不调。

（3）审舌脉：舌苔淡白而干，脉沉细无力。

（4）择治法：温阳滋阴，补肾固摄。

（5）选方用药思路：本证为阴阳两虚，方药选用金匮肾气丸加减。方中以附子、桂枝为主药，意在补亏虚的肾中阳气，补命门之火；再辅以地黄等六味药物滋补肾阴，促生阴液；阴阳并补，本药还配伍了牛膝、车前子以清热利尿、渗湿通淋、引血下行，治疗水肿胀满、小便不利、腰膝酸软等肾阳虚水肿症状。

（6）据兼症化裁：对消渴而症见阳虚畏寒者，可酌加鹿茸粉 0.5g，以启动元阳，助全身阳气之气化。本症见阴阳气血俱虚者，则可选用鹿茸丸以温肾滋阴，补益气血。上述两方均可酌加覆盆子、桑螵蛸、金樱子等以补肾固摄。

消渴多伴有瘀血的病变，故对上述各种证型，尤其是对于舌质紫暗，或有瘀点瘀斑，脉涩或结或代，以及兼见其他瘀血证候者，均可酌加活血化瘀的方选。如丹参、川芎、郁金、红花、山楂等，或配用降糖活血方。方中用丹参、川芎、益母草活血化瘀，当归、赤白芍养血活血，木香行气导滞，葛根生津止渴。

七、中成药选用

1. 金匮肾气丸

主证：肾阳虚证。

组成：地黄、山药、山茱萸（酒炙）、茯苓、牡丹皮、泽泻、桂枝、附子（制）。

用法：每次 6g，每日 3 次。

2. 知柏地黄丸

主证：阴虚火旺证。

组成：知母、熟地黄、黄柏、山茱萸（制）、山药、牡丹皮、茯苓、泽泻。

用法：每次 6g，每日 3 次。

八、单方验方

1. 甘草泽泻煎剂

组成：甘草 10g，泽泻 10g。

功效：健脾益气，固肾制水。

用法：煎成水剂 200ml，早晚各 1 次，每次 100ml 症状明显减轻后，剂量减半至症状消失，或继服 1 周巩固治疗。

2. 芪杞汤

组成：生黄芪 50g，枸杞子 20g，生山药 30g，石斛 25g，党参 15g，麦冬 15g，天花粉 20g，女贞子 25g，五味子 10g，砂仁 5g，麦芽 20g。

功效：健脾益气，滋阴生津。

用法：将上药用水浸泡 20min，再煎 30min。每日 1 剂，分 2 次服。

3. 尿崩方

组成：制首乌 120g，山药 60g，黑芝麻 120g，红枣 120g，黑枣 60g，黑毛小母鸡 1 只。

功效：补肾填精。

服法：先将鸡去脏去毛，洗净纳诸药，小火炖 6～12h，分多次服汤吃肉。

九、中医特色技术

1. 针灸

取穴：分 3 组，交替使用。第 1 组：肺俞、风池、风府穴；第 2 组：肾俞、足三里、期门穴；第 3 组：三焦俞、通里、三阴交、百会穴。

加减：畏寒、发热、头痛者加大椎、曲池、合谷穴清热止痛；烦渴多饮者，加中脘、合谷穴清胃热；心悸失眠者，加心俞、神门穴养心安神；形寒肢冷、夜尿多、便溏者加关元、命门温肾阳。

2. 耳针

（1）取穴：脑点、交感、神门、肾、膀胱穴。每次刺 2～3 穴，留针 20～30min 或埋针。

（2）取穴：肺、肾点，脑点；配穴：阳陵泉、太溪。操作：耳穴埋针，辅以维生素 B_1 50mg 口服，每日 2～3 次。双侧阳陵泉、太溪穴注射。耳穴消毒针埋针，每次取一侧，左右交替。每周 2 次。

十、预防调护

1. 预防

心理保健：避免长期精神刺激。长期精神刺激（如恐吓、忧伤、焦虑或精神紧张等）可引起大脑皮质功能紊乱，进而引起内分泌失调，使抗利尿激素分泌更加不足，尿量更多从而加重病情，患者应保持精神舒畅，思想开朗，乐观积极。

2. 调护

（1）饮食保健：首先要避免食用高蛋白、高脂肪、辛辣和含盐过高的食品及烟酒。因为这些可使血浆渗透压升高，从而兴奋大脑渴觉中枢，并且易助火生热，化燥伤阴，加重本病烦渴等症状。忌饮茶与咖啡，因茶叶和咖啡中含有茶碱和咖啡因，能兴奋中枢神经，增强心肌收缩力，扩张肾及周围血管，而起利尿作用，使尿量增加、病情加重。

（2）调摄护理：帮助患者减轻患病的心理压力，树立信心。对本病患者宜执行内分泌护理常规，并与辨证施护相结合。记录每日出入量，测定尿相对密度。准备充足的水，随时饮用，维持出入量平衡，适当限制摄盐量，防止水中毒，保持大便通畅。

十一、各家发挥

（一）从胃论治

王永才认为尿崩症属胃火炽盛，胃阴不足之证，治以滋养胃阴，清泄胃热为主。张友安认为本病是因肺胃热盛，魄门大开，水液从尿而出，故治以清热养阴，用玉女煎加减治疗。

（二）从肾论治

本法主要根据患者多尿的症状而论治。杜义斌认为肾司二便，本病责之肾精亏虚，封藏失司，治疗以补肾固精为治法，采用固精缩泉方，药物组成：熟地、山萸肉、淮山药、桑螵蛸、龟板、枸杞子、当归、丹皮、乌药、五味子、煅牡蛎。周秀云以补肾固摄为主，佐以健脾，药用益智仁、巴戟天、覆盆子、菟丝子、桂枝、知母、茯苓、泽泻、熟地、薏苡仁、芡实、甘草等。林有岳等认为尿崩症的病机系阴虚燥热，故以滋阴、清燥二法是治疗尿崩症的主法，且二者相互为用。滋阴之法，可补益肾阴，以治其本，但若燥热炽盛者，用清燥之药，解其烦渴之症，治其标，是为滋阴法配用，二法有机配伍。孙治平认为本症是由于肾阴亏耗，精气虚损，摄纳不固，故尿频而多。用六味地黄汤加减具有较强的滋阴固肾之功效，紧扣病机，证法相符，治疗本病可取得满意效果。彭建认为尿崩症临床表现为腰痛脚软，四肢不温，酸软无力，舌质淡胖，脉沉细等，均为肾阳亏虚的症状，故治以温补肾阳。

（三）从脾论治

本法立足于脾主运化，为水津输布之枢机而设。王健认为尿崩症患者多为先天禀赋不足，气不化津，脾不能为胃行其津液，故口渴多饮，饮水多而渴不止，气虚不能固摄水液，膀胱失约，故小便频数而量多。其病机主要为中气不足。用补中益气汤益气养阴，调补中气，恢复体内水液的正常输布和调节，故可奏摄尿疗崩、生津止渴之效。

（刘春燕）

第六章　甲状旁腺疾病

第一节　甲状旁腺功能亢进症

甲状旁腺功能亢进症（hyperparathyroidism，简称甲旁亢）是由于甲状旁腺分泌过多的甲状旁腺素（PTH）所引起的临床综合征。甲状旁腺功能亢进症可分为：①原发性甲状旁腺功能亢进症，简称甲旁亢，是由甲状旁腺肿瘤（大多数为腺瘤，少数为腺癌）或增生致甲状旁腺激素（PTH）分泌过多而引起的全身性钙磷及骨代谢的疾病。②继发性甲状旁腺功能亢进症主要由于长期肾病、吸收不良综合征或维生素D缺乏与羟化障碍等疾病引起血钙过低刺激甲状旁腺所致。临床上血钙可低、可高或正常，由原发病因及病理生理等情况而定。③三发性甲状旁腺功能亢进症在长期继发性甲状旁腺增生基础上产生腺瘤伴功能亢进，常见于肾脏移植后。④假性甲状旁腺功能亢进症等四种。根据临床症状及中医文献记载，甲状旁腺功能亢进症属于中医学"郁证"范畴，又有"瘿病"、"侠瘿瘤"等名称，侠瘿瘤是由多种原因导致阴阳气血失调，痰气瘀血互结于喉之旁所致。以颈前结节性肿块生长，疲乏，反应迟钝，食少便秘，多尿，腰痛，尿血，骨骼疼痛、畸形，甚至骨折为主要表现的瘿病类疾病。

一、临床诊断要点与鉴别诊断

（一）诊断标准

1. 病史

现有疲乏无力，嗜睡健忘，食少便秘，或恶心呕吐等症，继则多尿，口渴多饮，腰痛，尿涩痛，血尿，行动困难，甚则骨骼疼痛并有压痛，足不任身，骨骼畸形，极易骨折等。颈前或可扪及结节性肿块，生长缓慢。但因其被瘿所覆盖，故一般不易扪及。多有反复发作的尿路结石、顽固性溃疡等病史。

2. 症状

本病以20～50岁者较多见，女性多于男性。起病缓慢，有以屡发肾结石而发现者，有以骨痛为主要表现者，有以血钙过高而呈神经官能症症群起病者，也有以多发性内分泌腺瘤病而发现者，有始终无症状者。临床表现可归纳为下列三组：

（1）高血钙低血磷症群

1）消化系统：可有胃纳不振、便秘、腹胀、恶心、呕吐等症状。部分患者伴有十二指肠溃疡病，可能与血钙过高刺激胃黏膜分泌胃泌素有关。如同时伴有胰岛胃泌素瘤，如卓-艾综合征（Zollinger Ellison syndrome），则消化性溃疡顽固难治。部分患者可伴有多发性胰腺炎，原因未明，可能因胰腺有钙盐沉着，胰管发生阻塞所致。

2）肌肉：四肢肌肉松弛，张力减退，患者易于疲乏软弱。心动过缓，有时心律不齐，心电图示 QT 间期缩短。

3）泌尿系统：由于血钙过高致有多量钙自尿排出，患者常诉多尿、口渴、多饮，尿结石发生率也较高，一般在 60%～90%，临床上有肾绞痛，血尿或继发尿路感染，反复发作后可引起肾功能损害甚至可导致肾衰竭。本病所致的尿结石的特点为多发性、反复发作性、双侧性，结石常具有逐渐增多、增大等活动性现象，连同肾实质钙盐沉积，对本病具有诊断意义。肾小管内钙盐沉积和实质钙盐沉着可引起肾衰竭，在一般尿结石患者中，有 2%～5%由本病引起。除上述症群外，尚可发生肾实质、角膜、软骨或胸膜等处的异位钙化。

（2）骨骼系统症状：初期有骨痛，可位于背部、脊椎、髋部、胸肋骨处或四肢，伴有压痛。下肢不能支持重量，行走困难，常被误诊为关节炎或肌肉病变；病久后渐现骨骼畸形（部分患者尚有骨质局部隆起等骨囊表现）。身长缩短，可有病理性骨折，甚而卧床不起。

（3）其他症群：少数患者可出现精神症状如幻觉、偏执病、多发性内分泌腺瘤 I 型（胃泌素瘤、垂体瘤，伴甲状旁腺腺瘤有时伴胃肠类癌瘤，称 Wermer 综合征）或 II 型（Sipple 综合征：嗜铬细胞瘤，甲状腺髓样癌伴甲状旁腺功能亢进症）。

3. 实验室检查

（1）血钙过高和（或）血磷过低症状

1）倦怠、软弱无力、嗜睡、健忘、肌力减退、心动过缓、心律失常、幻觉、狂躁。

2）食欲不振、便秘、腹胀、恶心、呕吐、顽固性十二指肠溃疡（卓-艾综合征）。可伴发胰岛胃泌素瘤（多发性内分泌瘤 I 型）。可发生急、慢性胰腺炎。

3）多尿、口渴、尿频、血尿、肾绞痛、尿路感染、甚或肾衰竭。

4）常有骨痛（背、脊椎、髋、肋骨、四肢）、局部压痛、行走困难、骨骼畸形、病理性骨折。

（2）血钙反复多次测定均升高，尤其是离子钙浓度高（正常人离子钙浓度为 1.1～1.2mmol/L 即 4.48～4.92mg/dl）。血磷多次小于 1.0mmol/L（3.0mg/dl），但肾衰竭时血磷升高。血清碱性磷酸酶增高，血氯升高大于 102mmol/L（102mEq/L）。

（3）尿钙、磷及 cAMP 增多，低磷（＜150mg/24h）饮食 3 日后，24h 尿钙大于 5mmol（200mg）；或在普食下，尿钙大于 6.25mmol/24h（250mg/24h）。

（4）甲状旁腺功能试验

1）血清甲状旁腺素（h-PTH）增高（正常＜100U/ml），糖皮质激素试验后，血钙不下降。

2）磷廓清率增高（正常：6.3～15.5ml 血浆/分钟）。

3）肾小管磷重吸收率下降（正常：84%～96%）。

4）钙快速滴注抑制试验（10%葡萄糖酸钙 20ml，加于 5%葡萄糖液 200ml 内；10～15min 内快速滴注），不能抑制（尿磷/尿肌酐比值不下降或反而升高）。

（5）B 型超声检查、CT、红外线温度扫描、放射性核素（75 硒-甲酰氨基酸）扫描等定位诊断阳性。

（6）心电图示 Q-T 间期缩短。X 线片可见骨膜下皮质吸收（指骨内侧明显），颅骨斑点状脱钙，牙槽骨吸收、骨折、畸形、囊肿样变化，肾结石、肾钙化，胃肠钡餐可见十二指肠溃疡征象。

（7）除外其他原因引起的高血钙症：继发性甲状旁腺功能亢进，异位甲状旁腺激素分泌瘤（肺、肝、肾癌等），慢性肾衰竭，骨软化症等。

4. 影像诊断

（1）X 线表现：多见于晚期病例，其主要表现有：

1）骨骼系统：有骨病变者均有不同程度广泛性脱钙，以胸腰椎、扁骨、肋骨、掌指骨最明显。表现为密度减低、骨小梁稀少，皮质变薄，呈不均匀的层板状；或骨小梁粗糙，呈网状结构。头颅呈一致性毛玻璃状骨密度减低。颅板分界不清，失去锐利边缘，典型改变为颗粒状或斑片状密度减低的阴影。进行性甲旁亢多有骨质吸收。骨膜下骨质吸收，表现为骨皮质内外缘不光滑，呈条纹状或花边状，尤以中指指骨桡侧缘及指骨末节最多见。牙槽骨骨板多吸收，锁骨的肩峰端、胸骨端和耻骨联合等部位可有软骨下骨质吸收，表现为骨端模糊不清，皮质不规则、关节间隙增宽。晚期病例在下颌骨、面骨及四肢长管状骨有囊样改变，呈单发性或多发性囊状透明区，有些膨胀性，边缘锐利，与周围骨质分界清楚，亦称褐色瘤。此外病理性骨折及骨质软化较多见，少数病例可出现骨硬化。

2）泌尿系统：主要为肾结石和钙化性肾功能不全，可继发肾盂肾炎、肾盂积水等。

3）软组织钙化：较少见，于膝关节和肩关节软骨、耻骨联合等部位较多。

4）骨针吸活体检查：诊断困难者可作此检查。一般在髂骨嵴作环钻活检，有时须在胸骨或肋骨作较大块活检。骨标本作不脱钙切片，然后用显微镜观察，并作微放射摄影术测骨密度，用四环素标记技术了解骨体积的改变。甲旁亢骨活检的组织学改变有骨质疏松、纤维骨炎及骨形成和骨破坏增加。

（2）CT 检查：CT 平扫检查，腺瘤呈卵圆形、圆形或类三角形肿块，边缘清楚，密度多均一，类似颈部大血管密度。造影增强检查，腺瘤密度明显增高，但颈部大血管强化更明显，可资区别。

（3）B 超和同位素检查：10MHz 的 B 型超声波检查和同位素检查或 ^{99m}Tc 甲状旁腺扫描为较好的甲状旁腺疾病的影像诊断方法。

5. 实验室诊断

甲状旁腺功能试验：①皮质醇试验：皮质醇具有抗维生素 D 作用，抑制肠道吸收钙。口服皮质醇（氢化考的松）100mg 或泼尼松 30mg，连续 10 日，本病患者血清钙不下降。②钙负荷试验：10% 葡萄糖酸钙 20ml 加入 5% 葡萄糖盐水 200ml 中 10～20min 静脉滴注完毕，正常反应者血钙增高，PTH 分泌受抑制，甲旁亢者无此反应。③低钙摄入试验：每日摄入钙＜3.75mmol，3～6 日，尿钙排出＞50mmol/24h，对甲旁亢诊断有帮助。④氢氯噻嗪试验：氢氯噻嗪 50～100mg，每日 2 次，连服 4 日，甲旁亢者血清钙可高于 2.75mmol/L。

6. 血液

（1）血清钙（Ca）：正常人血清钙为 2.20～2.58mmol/L。若反复 3 次以上超过 2.65mmol/L，应视为可疑病例，超过 2.75mmol/L 则诊断意义更大。

（2）血清无机磷（P）：正常值 0.80～1.60mmol/L，本病患者常低于 0.9mmol/L。血磷诊断意义不如血钙增高明显。

（3）血碱性磷酸酶（AKP）：甲旁亢有骨病变者 AKP 升高（正常值 30～120U/L）。

（4）血清甲状旁腺素（PTH）：可较直接反映甲状旁腺功能。正常人血清 PTH 水平在白天较为恒定，下午 20 时以后升高。原发性甲旁亢者 PTH 持续高于正常（正常值为 20～90ng/L。N 端为 230～630ng/L，C 端为 430～1860ng/L），且昼夜节律消失。PTH 浓度与高血钙、病程及瘤体大小成正比。

7. 尿液

（1）尿钙、磷：原发性甲旁亢患者 90%以上有高尿钙，正常人普通饮食时尿钙排出小于 2.5～7.5mmol/24h。本症患者尿磷排出增高（正常值为 32.3mmol/24h）。

（2）尿羟脯氨酸及 cAMP：本症患者排出量均增多（cAMP 正常值为 2.5～7.8μmol/24h）。

（二）鉴别诊断

应与其他原因引起的高钙血症鉴别。

（1）噻嗪类利尿剂：该药可增加 PTH 对骨和肾的作用，并降低尿钙的排泄，因而可引起轻度的高血钙。但若用药后血钙显著增高，停药后血钙又不能迅速降低，应疑有轻度的甲旁亢存在。

（2）维生素 D 中毒：可促进肠钙及骨的吸收而引起高血钙。诊断有赖于维生素 D 的摄入史（一般＞10 000U/d）、伴高血磷及轻度代谢性碱中毒，糖皮质激素抑制试验有助于鉴别；有条件时可测定维生素 D 或其羟化物的血中浓度。

（3）恶性肿瘤引起的高钙血症：恶性肿瘤引起的高钙血症，是甲旁亢鉴别诊断中最多见的一类高钙血症。其中尤以多发性骨髓瘤最易与本病混淆，患者有广泛的溶骨性骨破坏、骨痛、高血钙、高尿钙及肾功能损害，但碱性磷酸酶正常或仅轻度增高，血磷正常，血中 PTH 正常或降低，且有特异性的免疫球蛋白增高、尿中本-周蛋白大多阳性，血沉增快，骨髓活检有骨髓瘤细胞。其他许多恶性肿瘤（常见的有肺、乳腺、肝、肾、肾上腺、前列腺、卵巢等恶性肿瘤）可发生溶骨性转移，也易发生血钙增高，但四肢尤其远端罕有受侵犯者。此外，还有一类假性甲旁亢，系由于肿瘤细胞分泌 PTH 样物质（测 iPTH 增高）、生长转化因子（TGF-β）、前列腺素、白细胞介素-2（IL-2）、破骨细胞激活因子（OAF）或 1, 25-（OH）$_2$D$_3$ 等体液因子，引起高血钙，而非溶骨性骨转移，一般血氯正常或降低，可呈轻度代谢性碱中毒，常有贫血及血沉增快，病程进展快，有原发肿瘤的局部及全身症状，切除原发肿瘤后血钙可恢复正常。

（4）特发性高尿钙症：此症尿钙明显增高，但血钙正常。

（5）家族性良性高钙血症：其特征是无症状或轻度高钙血症、高镁血症、低钙尿症，血清 PTH 正常或低水平。近年来发现本病并不少见，属常染色体显性遗传性疾病。本病由于肾源性 cAMP 对 PTH 高敏，可能是功能性甲旁亢的一种形式。临床上虽有酷似 PHPT 的高血钙、低血磷、尿磷及尿中 cAMP 增高，但患者的钙与镁清除率低于 PHPT 时，尿钙大多＜2.5mmol/24h（100mg/24h）；仅少数患者尿钙因继发于高血钙而偏高，并可有多发性草酸钙结合，但很少有高血钙综合征，也无甲旁亢的骨损害，血中 PTH 正常或降低，甲状旁腺正常或增生，不应误行甲状旁腺切除术治疗。

（6）应与有关骨病鉴别：代谢性骨症如骨质疏松症、软骨症、肾性骨营养不良、骨纤维异常增殖症（fibrous dysplasia of bone）、变形性骨炎（Paget 病）等，可借助生化及 X 线的特征加以鉴别。

（7）应与其他原因所致的有关肾脏表现或肾脏本身疾病鉴别。

二、中医辨病诊断

（一）诊断依据

（1）反复发作的肾绞痛（肾或输尿管结石）或肾钙盐沉着者。

（2）不明原因的腰腿疼痛、自发性骨折、骨质疏松者（尤其是年轻人）。

（3）长骨骨干、肋骨、颌骨、锁骨巨细胞瘤，特别是多发者。

（4）原因不明的恶心、呕吐、久治不愈的消化性溃疡、顽固性便秘和反复发作的胰腺炎。

（5）无法解释的精神症状，尤其是伴有口渴、多尿和骨痛者。对于高危人群，应多次检测血清钙进行初步筛选，因为 PHPT 血钙升高，有时是间歇性的。

（6）多见于女性，以离海较远的山区发病较多。

（二）类证鉴别

1. 瘰疬

瘰疬鉴别的要点，一是患病的具体部位，二是肿块的性质。瘿病的肿块在颈部正前方，肿块一般较大。正如《外台秘要·瘿病》说"瘿病喜当颈下，当中央不偏两旁也"；而瘰疬的患病部位是在颈项的两侧，肿块一般较小，每个约胡豆大，个数多少不等，如《外科正宗·瘰疬论》描述说："瘰疬者，累累如贯珠，连结三五枚。"

2. 消渴

瘿病中阴虚火旺的证型，常表现为多食易饥的症状，应注意和消渴病相鉴别。消渴病以多饮、多食、多尿为主要临床表现，三消的症状常同时出现，尿中常有甜味，但颈部无肿块。瘿病的多食易饥虽类似中消，但不合并多饮、多尿而颈部有瘿肿为主要特征，且伴有比较明显的烦热、心悸、急躁易怒、眼突、脉数等症状。

三、审析病因病机

1. 情志内伤

由于长期忿郁恼怒或忧思郁虑，使气机郁滞、肝气失于条达。津液的正常循行及输布均有赖气的统帅。气机郁滞，则津液易于凝聚成痰。气滞痰凝，壅结颈前，则形成瘿病。其消长常与情志有关。痰气凝滞日久，使气血的运行也受到障碍而产生血行瘀滞，则可致瘿肿较硬或有结节。

2. 饮食及水土失宜

饮食失调，或居住在高山地区，水土失宜，一则影响脾胃的功能，使脾失健运，不能运化水湿，聚而生痰；二则影响气血的正常运行，痰气瘀结颈前则发为瘿病。在古代瘿病的分类名称中即有泥瘿、土瘿之名。

3. 体质因素

妇女的经、孕、产、乳等生理特点与肝经气血有密切关系，遇有情志、饮食等致病因素，常引起气郁痰结、气滞血瘀及肝郁化火等病理变化，故女性易患瘿病。另外，素体阴虚之人，痰气郁结之后易于化火，更加伤阴，易使病情缠绵。

由上可知，气滞痰凝壅结颈前是瘿病的基本病理，日久引起血脉瘀阻，以致气、痰、瘀三者合而为患。部分病例，由于痰气郁结化火，火热耗伤阴津，而导致阴虚火旺的病理变化，其中尤以肝、心两脏阴虚火旺的病变更为突出。

四、明确辨证要点

（一）辨证候之虚实

瘿病以气、痰、瘀壅结颈前为主要病机，所以一般属于实证，其中应着重辨明有无血瘀。病程久后，由实致虚，常出现阴虚、气虚的病变及相应的症状，其中以心、肝阴虚尤为多见，从而成为虚实夹杂的证候。

（二）辨火热

无瘿病日久易郁而化火，应综合症状和舌脉辨别其有无火热，若有，则应辨别火热的程度。

五、确立治疗方略

目前中医药在改善患者的症状和体征，减缓本病的发展过程、缩短疗程等方面确实有良好的效果。中医将辨病辨证相结合，对本病的病因分析包括情志内伤、饮食及水土失宜、体质因素3方面，三者相互作用、相互影响而成本病，故病机上包括脏腑功能活动障碍，以气、痰、瘀壅结颈前为主要病机，中医辨证呈虚实夹杂状态，因此在治疗上对方案选择呈现多样性，或疏肝健脾，或活血化瘀，或利水通淋，清热泻火等。充分体现了中医药的个体化治疗的优势，也最大限度地弥补了西医在药物治疗本病方面上的缺陷。

六、辨证论治

1. 肝郁气滞证

（1）抓主症：胸膈痞闷，脘腹胀痛，吞酸嘈杂。

（2）察次症：嗳气呕恶，抑郁嗜睡。

（3）审舌脉：舌苔白腻，脉弦。

（4）择治法：疏肝和胃，行气解郁。

（5）选方用药思路：若情志不遂，木失条达，则致肝气郁结，经气不利，故见胁肋疼痛，胸闷，脘腹胀满；肝失疏泄，则情志抑郁易怒，善太息；脉弦为肝郁不舒之征。遵《内经》"木郁达之"之旨，治宜疏肝理气之法。用柴胡疏肝散加减治疗。柴胡10g，陈皮（醋炒）10g，川芎15g，芍药15g，枳壳（麸炒）15g，甘草（炙）5g，香附15g。方中以柴胡功善疏肝解郁，用以为君。香附理气疏肝而止痛，川芎活血行气以止痛，二药相合，助柴胡以解肝经之郁滞，并增行气活血止痛之效，共为臣药。陈皮、枳壳理气行滞；芍药、甘草养血柔肝，缓急止痛，均为佐药。甘草调和诸药，为使药。诸药相合，共奏疏肝行气、活血止痛之功。

（6）据兼症化裁：若胁肋痛甚者，酌加郁金、青皮、当归、乌药等以增强其行气活血之力；肝郁化火者，可酌加山栀、黄芩、川楝子以清热泻火。

2. 瘀血内阻证

（1）抓主症：腰背痛如针刺，疼痛有定处，压之痛甚，或行走困难，甚或卧床不起。

（2）察次症：身材矮小，或发生自发性骨折。

（3）审舌脉：舌紫或有瘀斑，脉涩。

（4）择治法：活血化瘀，理气止痛。

（5）选方用药思路：瘀血内阻，不通则痛，故腰背痛如针刺。故用失笑散加减治疗。方中当归、丹参、延胡索养血活血，祛瘀止痛；乳香、没药活血化瘀，行气止痛；续断补肝肾，强筋骨，利关节，疼痛剧时加九香虫、川楝子。

（6）据兼症化裁：若瘀血甚者，可酌加赤芍、川芎、桃仁、红花等以加强活血祛瘀之力；若兼见血虚者，可合四物汤同用，以增强养血调经之功；兼气滞者，可加香附、川楝子，或配合金铃子散以行气止痛；兼寒者，加炮姜、艾叶、小茴香等以温经散寒。

3. 瘀滞石郁证

（1）抓主症：小便艰涩，或小便癃闭，甚则阻塞不通。

（2）察次症：小腹胀满疼痛，痛向大腿内侧放射。

（3）审舌脉：舌暗，脉弦、涩。

（4）择治法：利水通淋，清热泻火，化瘀止痛。

（5）选方用药思路：湿热下注，煎熬尿液，结为砂石，瘀血停滞，故小便艰涩，甚则阻塞不通，故用清热利湿通淋的八正散加减治疗。现代用法：散剂，每服6～10g，灯心草煎汤送服；汤剂，加灯心草，水煎服，用量根据病情酌定。方中瞿麦、萹蓄、木通等利水通淋；大黄清泻下焦湿热；金钱草、海金砂排石通淋；生地黄滋补肾阴；桃仁活血化瘀。久病气血两虚，加黄芪、当归、丹参补养气血；兼有血尿可吞服参三七、琥珀末以化瘀止血。

（6）据兼症化裁：本方苦寒清利，凡淋证属湿热下注者均可用之。若属血淋者，宜加小蓟、白茅根以凉血止血；石淋，可加石韦等以化石通淋；膏淋，宜加草薢、石菖蒲以分清化浊。

4. 气虚痰结证

（1）抓主症：颈前出现结节性肿块，生长缓慢，疲乏无力，嗜睡健忘。

（2）察次症：不欲饮食，大便秘结，或见恶心呕吐，尿频尿多。

（3）审舌脉：舌淡，苔薄白，脉细无力。

（4）择治法：补气祛痰。

（5）选方用药思路：气能生津，气能行津，气能摄津，气虚则推动无力，津液凝聚为痰，颈前出现结节性肿块，疲乏无力，故用益气生津的人参养营汤加减治疗。白芍9g，当归、肉桂、炙甘草、陈皮、人参、炒白术、黄芪各30g，五味子、茯苓各22.5g，炒远志15g，研成粗末，每次12g，加生姜3片，大枣1枚，水煎服。近代各适量，作汤水煎服。炼蜜为丸即"人参养营丸"，每服10g，每日2次，开水送下。

（6）据兼症化裁：心悸，恶心加牡蛎、法半夏等。

5. 气虚血瘀证

（1）抓主症：颈前结节性肿块，生长缓慢，疲乏无力。

（2）察次症：腰部酸痛，或血尿，骨骼疼痛，或畸形甚至骨折。

（3）审舌脉：舌淡暗或有紫斑，脉沉涩。

（4）择治法：益气活血。

（5）选方用药思路：气为血之帅，血为气之母，气虚无力鼓动血液运行，则瘀血阻滞，颈前肿块滋生，疲乏无力，舌质暗淡，脉细涩无力，故用气血双补的八珍汤加减治疗。人参、白术、白茯苓、当归、川芎、白芍、熟地黄、甘草（炙）各30g。上㕮咀，每服9g，水一盏半，加生姜五片，大枣一枚，煎至七分，去滓，不拘时候，通口服。现代用法：或作汤剂，加生姜3片、大枣5枚，水煎服，用量根据病情酌定。本方所治气血两虚证多由久病失治、或病后失调、或失血过多而致，病在心、脾、肝三脏。心主血，肝藏血，心肝血虚，故见面色苍白、头晕目眩、心悸怔忡、舌淡脉细。脾主运化而化生气血，脾气虚，故面黄肢倦、气短懒言、饮食减少、脉虚无力。治宜益气与养血并重。方中人参与熟地黄相配，益气养血，共为君药。白术、茯苓健脾渗湿，助人参益气补脾。当归、白芍养血和营，助熟地黄滋养心肝，均为臣药。川芎为佐，活血行气，使地、归、芍补而不滞。炙甘草为使，益气和中，调和诸药。

（6）据兼症化裁：若以血虚为主，眩晕心悸明显者，可加大生地黄、芍药用量。以气虚为主，气短乏力明显者，可加太子参、白术，兼见不寐者，可加酸枣仁、五味子。

6. 湿热瘀阻证

（1）抓主症：疲乏嗜睡，恶心呕吐，口渴多饮。

（2）察次症：腰痛，尿赤涩痛，或为血尿，骨骼疼痛并有压痛。

（3）审舌脉：舌红或有斑点，苔黄腻，脉弦涩。

（4）择治法：清热祛湿、活血化瘀。

（5）选方用药思路：脾失健运，湿热蕴结，则疲乏嗜睡，湿热下注则尿赤涩痛甚则为血尿，故用清热利湿之萆薢渗湿汤加减治疗，萆薢、薏苡仁各30g，赤茯苓、黄柏、牡丹皮、泽泻各15g，滑石30g，通草6g。方中萆薢利水，分清化浊，为主药。薏苡仁利水渗湿，泽泻渗湿泄热，赤茯苓分利湿热，滑石利水通淋，通草清热利水，共为辅佐药，使下焦湿热自小便排出；再配以清热凉血、活血化瘀的牡丹皮，清膀胱湿热、泻肾经相火、解毒疗疮的黄柏，以加强清利湿热的效力。全方共奏导湿下行、清热利水的功效。

（6）据兼症化裁：血尿，加三七。便秘者，加大黄12～15g（后下）。湿热较盛者，加龙胆草、栀子各12g。

7. 气郁痰阻证

（1）抓主症：颈前正中肿大，质软不痛；颈部觉胀，胸闷。

（2）察次症：喜太息，或兼胸胁窜痛。

（3）审舌脉：苔薄白，脉弦。

（4）择治法：理气舒郁，化痰消瘿。

（5）选方用药思路：气机郁滞，痰浊壅阻颈部，故致颈前正中肿大，质软不痛，颈部觉胀。因情志不舒，肝气郁滞，故胸闷、太息，胸胁窜痛，且病情常随情志波动。故用理气舒郁、化痰消瘿的四海舒郁丸加减治疗。方中陈皮理气化痰；海蛤粉、海带、海藻、昆布清热化痰，软坚散结；海螵蛸破血消瘿。合用共奏行气化痰，软坚消瘿之效。黄药子凉血降火，消瘿解毒，煮酒内服，能治瘿瘤结气，在愈后继服，可以根除气瘿。

（6）据兼症化裁：胸闷、胁痛者，加柴胡、郁金、香附理气解郁。咽颈不适加桔梗、牛蒡子、木蝴蝶、射干利咽消肿。

8. 痰结血瘀证

（1）抓主症：颈前出现肿块，按之较硬或有结节，肿块经久未消。

（2）察次症：胸闷，纳差。

（3）审舌脉：苔薄白或白腻，脉弦或涩。

（4）择治法：理气活血，化痰消瘿。

（5）选方用药思路：气机郁滞，津液成痰，痰气交阻，日久则血循不畅，血脉瘀滞。气、痰、瘀壅结颈前，故颈前肿块较硬或有结节，经久不消。故用理气活血，化痰消瘿的海藻玉壶汤加减治疗。每日1剂，水煎温服。方中以海藻、昆布、海带化痰软坚，消瘿散结；青皮、陈皮、半夏、贝母、连翘、甘草理气化痰散结；当归、川芎养血活血，共同起到理气活血、化痰消瘿的作用。

（6）据兼症化裁：结块较硬及有结节者，可酌加黄药子、三棱、莪术、露蜂房、山甲片、丹参等，以增强活血软坚、消瘿散结的作用。胸闷不舒加郁金、香附理气开郁。郁久化火而见烦热、舌红、苔黄、脉数者，加夏枯草、牡丹皮、玄参以清热泻火。纳差便溏者，加白术、茯苓、淮山药健脾益气。

9. 肝火炽盛证

（1）抓主症：颈前轻度或中度肿大，一般柔软、光滑，烦热，性情急躁易怒，眼球突出，手指颤抖，面部烘热。

（2）察次症：口苦，咽干，易出汗。

（3）审舌脉：舌质红，苔薄黄，脉弦数。

（4）择治法：清肝泻火。

（5）选方用药思路：痰气壅结颈前，故出现肿块。郁久化火，肝火旺盛，故见烦热、急躁易怒、面部烘热等症。火热迫津外出，故易出汗。故用清肝泻火的栀子清肝汤合藻药散加减治疗。栀子清肝汤中，以柴胡、芍药疏肝解郁清热；茯苓、甘草、当归、川芎益脾养血活血；栀子、牡丹皮清泻肝火；配合牛蒡子散热利咽消肿。藻药散以海藻、黄药子消瘿散结，黄药子且有凉血降火的作用。

（6）据兼症化裁：肝火亢盛，烦躁易怒，脉弦数者，可加龙胆草、夏枯草清肝泻火。风阳内盛，手指颤抖者，加石决明、钩藤、牡蛎平肝熄风。兼见胃热内盛而见多食易饥者，加生石膏、知母清泄胃热。

10. 心肝阴虚证

（1）抓主症：瘿肿或大或小，质软，病起缓慢，心悸不宁，心烦少寐，易出汗。

（2）察次症：手指颤动，眼干，目眩，倦怠乏力。

（3）审舌脉：舌质红，舌体颤动。脉弦细数。

（4）择治法：滋养阴精，宁心柔肝。

（5）选方用药思路：火热伤阴，心阴亏虚，心失所养，故心悸不宁，心烦少寐。肝阴亏虚，筋脉失养，则倦怠乏力。故用滋养阴精，宁心柔肝的天王补心丹加减治疗。人参（去芦）、茯苓、玄参、丹参、桔梗、远志各15g，当归（酒浸）、五味子、麦冬（去心）、天冬、柏子仁、酸枣仁（炒）各30g，生地黄120g。上为末，炼蜜为丸，如梧桐子大，用朱砂为衣，每服二三十丸（6～9g），临卧，竹叶煎汤送下。现代用法：上药共为细末，炼蜜为小丸，用朱砂（水飞）9～15g为衣，每服6～9g，温开水送下，或用桂圆肉煎汤送服；亦可改为汤剂，用量按原方比例酌减。方中以生地黄、玄参、麦冬、天冬养阴清热；人参、茯苓、五味子、当归益气生血；丹参、酸枣仁、柏子仁、远志养心安神。肝阴亏虚、肝经不和而见胁痛隐隐者，可仿一贯煎加枸杞子、川楝子养肝疏肝。虚风内动，手指及舌体颤动者，加钩藤、白蒺藜、白芍药平肝熄风。

（6）据兼症化裁：脾胃运化失调致大便稀溏，便次增加者，加白术、薏苡仁、淮山药、麦芽健运脾胃。肾阴亏虚而见耳鸣、腰酸膝软者，酌加龟板、桑寄生、牛膝、菟丝子滋补肾阴。病久正气伤耗、精血不足而见消瘦乏力，妇女月经少或经闭，男子阳痿者，可酌加黄芪、山茱萸、熟地黄、枸杞子、制首乌等补益正气、滋养精血。失眠重者，可酌加龙骨、磁石以重镇安神；心悸怔忡甚者，可酌加龙眼肉、夜交藤以增强养心安神之功；遗精者，可酌加金樱子、煅牡蛎以固肾涩精。

七、中成药选用

（1）排石冲剂

治疗：瘿病之湿热郁结证。

组成：连钱草、车前子、忍冬藤、石韦、徐长卿、瞿麦、滑石、冬葵子、木通。

用法：每次1包，每日3次，用于甲状旁腺功能亢进症伴泌尿系结石。

（2）五苓散

治疗：瘿病之水气泛溢证。

组成：茯苓、泽泻、猪苓、桂枝、白术。

用法：水煎服，用于尿少，小腹胀。

八、单方验方

膏药疗法：阳和解凝膏，敷贴患处。

九、中医特色技术

中西医结合综合治疗方案应根据病变性质、患者的全身情况，作全面综合性考虑，选择最佳治疗方案。本病以手术治疗为主，术前、术后可辅以西药或中药治疗，为进行手术创造条件和巩固手术疗效。对轻微高血钙症或年老体弱患者、或出现肾衰竭等不能进行手术者，可采用内科或中医治疗。在西药治疗的同时，可根据中医辨证辅以中药治疗，可提高疗效。对于晚期病例，或术后有复发、或患者不愿作手术或西药治疗者，则以中药治疗为主。

十、预防和调护

1. 预防

原发性甲旁亢时出现以下情况是危重的征象，应迅速纠正高血钙，争取尽早手术：①有长期高血钙的病变，如肾结石，肾衰竭，纤维性囊性骨炎，驼背，身高缩短，假性杵状指（提示末端指骨有严重骨炎）；有严重的肌病，转移性钙化（包括肺、肾、血管、关节的钙化及带状角膜病，结膜磷酸钙沉积引起的"红眼睛"），贫血（因过多的PTH可诱发骨髓纤维化及造血功能降低）。②有严重高血钙的征象，如血钙＞3.5mmol/L（14mg/dl），以及有神经精神症状。

原发性甲旁亢由于是甲状旁腺增生或腺瘤、腺癌所致，其病因未明，或与遗传有关，目前尚缺乏有效的预防措施。对出现高血钙症者，伴有骨质变化和肾脏病变，尤其是有肾结石反复发作的病例，应高度怀疑本病并及早明确诊断，及时进行治疗，以防止病情进一步发展。继发性甲旁亢者需及时处理原发疾病。

2. 调护

（1）注意适当休息，勿过劳掌握动静结合，休息好，有利于疲劳的恢复；运动可以增强体力，增强抗病能力，两者相结合，可更好的恢复。

（2）继续服用药物，做好护理。

（3）保持良好的心态非常重要，保持心情舒畅，有乐观、豁达的精神，坚强战胜疾病的信心。不要恐惧，只有这样，才能调动人的主观能动性，提高机体的免疫功能。

（4）适当的营养供给，在如今的生活条件下，不宜过多强调高糖、高蛋白、高维生素及低脂肪饮食。但营养的搭配要平衡，荤素搭配，多吃蔬菜、水果、肉类、蛋奶类等，其摄入量依人的胖瘦来决定，严禁烟酒。

（5）日常保健：手术后并非整个治疗的结束，如果术前甲旁亢十分严重或合并严重的骨损害，术后很容易导致阶段性低钙血症，出现肢体麻木、抽搐、呼吸道痉挛，同样有生命危险，应在医生的指导下逐步恢复。

（6）对于合并严重肾功能障碍等其他病症者仍须相应治疗。要适当补钙，根据情况安排适量运动等。

（7）宜食热量高的食物；宜食蛋白质含量丰富的食物；宜食维生素含量丰富的食物；适当补充钙和磷。

（8）忌辛辣、油腻、温燥、油炸食物；慎食碘含量高的食物；禁烟酒及刺激性饮料。

十一、各家发挥

（一）从痰浊论治

痰浊阻滞型甲旁亢，治法为化痰软坚、消瘿散结，首选软坚散结类药物如海藻、昆布、海带等。金代《儒门事亲》记载用海带、海藻、海蛤、昆布、连翘等药物制作化瘿丹；宋代《太平圣惠方》记载使用了海带、昆布、海藻等制成"治瘿气经久不消，神效方"；元代《卫生宝鉴》的用含海带、贝母的海带丸治瘿气久不消；明代《证治准绳》曰"治瘿瘤结硬，守瘿丸"亦用到海藻、昆布。可见此法已被各代医家认可。《神农本草经》提出海藻有治疗瘿瘤的功效；《本草经疏》中记载昆布"东垣云：瘿坚如石者，非此不除，正咸能软坚也"，此盖为医家选药之理论！此类方中所含药物经现代研究多数为高含碘中药，如海带（含碘 4271 ppm），海藻（含碘 570 ppm），昆布（含碘 142 ppm）。

（二）从肝郁论治

肝郁气滞型甲旁亢治法为疏肝理气消瘿，当用陈皮、柴胡、槟榔、青皮、香附、木香等疏肝理气药。治疗瘿气，古有"顺气为先"之训，即疏肝气，健脾运。如《外台秘要》疗瘿方、深师苏子膏疗气瘿方；《外科正宗》提及"瘿瘤初起，元气实者海藻玉壶汤"；忧郁伤肝，思虑伤脾而生气瘿肉瘤用十全流气饮。以上方剂中均用了理气药，旨在治疗肝气郁滞不通的气滞痰凝类瘿病。

（三）从痰血瘀结论治

痰血瘀结证甲旁亢治法为理气活血、化痰消瘿，方中多用当归、川芎、青皮、陈皮等理气活血化痰药物。《外科正宗》的海藻玉壶汤中用当归养血、川芎活血，青皮理气、陈皮化痰，共同起到消除瘿之结肿的作用；《外台秘要》范汪疗五瘿方中的倒挂草；《外科正宗·瘿瘤论》用白芍、当归、川芎、红花等养血、活血、散瘀类药物组成的活血散瘀汤中，均为此法理的体现。

（四）从肝火论治

肝火旺盛型甲旁亢治法为清肝泻火、消瘿散结，古代医家喜用苦寒药物如龙胆草、黄芩、栀子、夏枯草等以泻其火，同时配用清热解毒药如白蔹、白头翁、连翘、水牛角、松萝等来消痈散结，用以治疗肝火旺盛，烦躁易怒型瘿病。如《普济方》中记载使用白头翁、通草、玄参、连翘子、白蔹等药物组成必效主气瘿方；《太平圣惠方》记载使用含有木通、松萝、白蔹等药物的木通散方给颈部生结囊，将要成瘿的患者服用。

《外科正宗》指出用清肝芦荟丸治恼怒伤肝，遇怒则痛型瘿瘤。《本草纲目》指出黄药子有"凉血降火，消瘿解毒"的功效，并使用"常把镜自照，觉消便停饮""以线逐日度之，乃知其效也"的方法观察疗效。

（五）从阴虚论治

心肝阴虚型甲旁亢治法为滋阴降火、宁心柔肝，选药多为滋阴降火散结类。如《神农本草经》载玄参有清热凉血，泻火解毒，滋阴的功效；《证类本草》亦言"玄参，一名逐马，味苦，散瘤瘿瘰疬"；《外科正宗》用芩连二母丸治瘿病；《典术》有"服食天门冬治瘿除百病"。

（六）从气阴两虚论治

气阴两虚型甲旁亢治法为益气养阴，用药多为人参、黄芪、茯苓。《圣济总录》记载用人参、茯苓等药物组成的茯苓汤治瘿气咽喉肿塞；用含黄芪的通气丸治瘿病；《外科正宗》中顺气归脾丸茯神、白术、黄芪、人参，均体现益气生血，健脾益气法治瘿病。现代临床研究的芪夏消瘿合剂中亦用黄芪、炒白芍、玄参等药益气健脾，养阴柔肝来消瘿；根据此法，在临床上运用补中益气汤加减治疗桥本甲状腺炎，取得了显著疗效。

（栗　明）

第二节　甲状旁腺功能减退症

甲状旁腺功能减退症（hypoparathyroidism）（以下简称甲旁减）系指甲状旁腺激素分泌缺少和（或）PTH 结构不正常，或靶器官对 PTH 反应缺陷而使其生物效应减低等所致的一组疾病。临床常见类型有特发性甲旁减、继发性甲旁减、低血镁性甲旁减，少见类型包括假性甲旁减等。其表现以手足搐搦、癫痫样发作、低血钙、高血磷为主要特征。长期服用钙剂和维生素 D 可使病情得以有效控制。

甲旁减属于中医学"痉证"、"抽搐"范畴。

一、临床诊断要点与鉴别诊断

（一）诊断标准

本病常有手足搐搦反复发作史，Chvostek 征与 Trousseau 征阳性。实验室检查血清钙降低、血清磷增高，在排除肾功能不全后，则基本可作出临床诊断。如果血清 PTH 测定结果明显降低或不能测得，或滴注外源性 PTH 后尿磷与尿 cAMP 显著增高，可以明确诊断。特发性甲状旁腺功能减退症临床上查询不到明显病因，可有家族史，手术后甲状旁腺功能减退症常有甲状腺手术切除或甲状旁腺手术病史；假性甲状旁腺功能减退症常伴有其他发育畸形。

（二）鉴别诊断

（1）假性甲旁减（pseudohypoparathyrodism，PHP）：是一种具有以低钙血症和高磷血症为特征的显性遗传性疾病，分为假性甲状旁腺功能减退 Ⅰa 型、Ⅰb 型、Ⅱ型和假性甲状旁腺功能减退症。一般患者血循环中 PTH 浓度正常或升高，且具有正常的生理活性；但由于体内某种缺陷，靶细胞对 PTH 不反应或敏感性降低，以致发生血磷高、血钙低等甲旁减的生化及临床特征。有些患者伴多种内分泌激素抵抗或感觉器官功能异常。多数患者伴发特征性的 Albright 遗传性骨营养不良（AHO）的躯体畸形，表现为身材矮胖、脸圆、颈短、盾牌样胸廓、短指趾畸形。短指趾畸形最常影响第 4、5 指趾，可累及单侧手或足，也可双侧受累。大拇指末节短而宽，其指甲横径大于长径。由于 PTH 受体或受体后缺陷，周围器官对 PTH 无反应或 PTH 抵抗而致甲状旁腺增生，PTH 分泌增加，易与特发性甲旁减鉴别。

（2）低镁血症：严重低镁血症（血镁浓度小于 0.4mmol/L）患者，也可出现低钙血症和手足搐搦，血 PTH 可降低或测不出。但缺镁纠正后，低钙血症迅速恢复，血清 PTH 也随之增加。手足搐搦也可由其他原因所致低钙血症引起，如代谢性或呼吸性碱中毒，维生素 D 缺乏，慢性腹泻等，应加以鉴别。

（3）癫痫：部分甲旁减可有癫痫样发作，在癫痫发作停止后，应检查 Chvostek 及 Trousseau 征，必要时查血钙、磷。但如果甲旁减患者长期服苯妥英钠，血磷也可低或正常，鉴别时应注意。

（4）其他：如代谢性或呼吸性碱中毒、维生素 D 缺乏、肾功能不全、慢性腹泻、钙吸收不良等，应加以鉴别。

二、中医辨病诊断

（一）诊断依据

（1）可因气候突变、情志失调、饮食不当等诱发。

（2）首先出现口周和指端麻木、刺痛，手足与面部肌肉痉挛，继之出现手足搐搦；典型表现为双侧拇指内收，掌指关节屈曲，指间关节伸屈，腕、肘关节屈曲，形成助产士手。同时，双足也呈强直性伸展，膝关节与髋关节屈曲。

（3）发病突然，反复发作，发作时有肢体抽搐。

（二）类证鉴别

1. 痫症

痫症是一种发作性的神志异常的疾病，其大发作的特点为突然仆倒，昏不知人，口吐涎沫，两目上视，四肢抽搐，或口中如作猪羊叫，大多发作片刻即可自行缓解，醒后一如常人。鉴别要点是痫症多为突然发病，其抽搐、痉挛症状发作片刻可自行缓解，既往有类似病史。

2. 痉证

痉证的抽搐、痉挛发作多呈持续性，不经治疗难以自行恢复，痉证多有发热、头痛等伴发症状。

3. 厥证

厥证是以突然昏倒、不省人事、四肢逆冷为主要表现的一种病证。厥证以四肢逆冷，无项背强急、四肢抽搐等为特征。

4. 中风

中风以突然昏仆，不省人事，或不经昏仆而表现为以半身不遂，口舌歪斜为主要特点。痉证无偏瘫症状临床特点。

5. 破伤风

破伤风发痉多始于头面部，肌肉痉挛，逐渐延及四肢或全身，伴有苦笑面容，病前有外伤不洁病史。

三、审析病因病机

1. 先天禀赋不足

先天之血不足，或脾虚失运，气血生化乏源，加上肾精不足，筋脉失养，血虚生风，肝风内动而发为本病。

2. 外邪致病

本病主要是由于外感风、寒、热、湿之侵袭，导致筋脉失养，血虚生风，肝风内动而发为本病。

3. 体质因素

中医学认为先天禀赋的不同决定体质的差异，禀赋有阴阳，脏气有强弱。脾虚运化失常，痰浊内聚，肾虚水无所主，泛而生痰，此时或遇肝肾阴虚以致肝风内动，或遇心肝郁热引动肝风，痰则随风而动，风痰上扰，蒙闭心神清窍，闭塞经脉脉络，形成神昏、谵妄、全身抽搐、口吐涎沫等痫样发作。

本病病在筋脉，由风痰上扰，蒙闭心神清窍，闭塞经脉脉络所致。

四、明确辨证要点

（一）辨外感与内伤

临床辨证中，首先要根据痉证的特征，确定患者是属于外感致痉，还是内伤致痉。外感致痉多有恶寒、发热、脉浮等表证，即使热邪直中，可无恶寒，但必有发热；内伤致痉者多无恶寒、发热等表证。

（二）辨虚与实

颈项强直，牙关紧闭，角弓反张，四肢抽搐频繁有力而幅度较大者，多属实证；手足蠕动，抽搐无力，或抽搐时休时止，神疲倦怠，多属虚证，或虚实夹杂。

（三）辨脏腑

本病主要病位在"脾"、"肝"、"心"。其证候主要为脾气虚、心肾脾阳虚、肝肾阴虚、心血虚等。导致这几个病位的出现主要是本病的病因，即五脏之间相互统一、相生相克、相互依存，各脏腑之间紧密联系，其成因主要是由虚而致。先天禀赋不足，过食醇酒肥甘损伤脾胃，脾虚不能运化水液而生；脾虚则气血生化乏源，肝肾阴血不足，也因肝之气易于受损，使肝气逆乱，神不守舍皆可导致本病的发生。

五、确立治疗方略

本病以温中健脾，柔肝熄风，涤痰熄风，滋阴益肾为总的治则。在本病发展过程中，各种原因导致的邪热炽盛，均能深入厥阴，袭足厥阴而动风生痉，侵手厥阴而心神内闭而厥，风热交炽，相互肆虐，痉厥成焉。故治疗时，缓肝之急以熄风，滋肾之液以驱热，以芳香走窜药物辟秽化浊，宣畅气机而通关开窍。

六、辨证论治

1. 肝肾阴虚证

（1）抓主症：肢麻震颤，手足蠕动，甚而四肢抽搐、两手如鹰爪状。

（2）察次症：心烦失眠，心悸，腰膝酸软，头晕耳鸣目眩。

（3）审舌脉：舌质红，脉弦细。

（4）择治法：滋补肝肾，育阴熄风。

（5）选方用药思路：本证为阴虚风动，阳浮于外，应选用大定风珠，方用白芍、阿胶、熟地补血养血，柔肝滋阴；鳖甲、麦冬滋阴潜阳，生津润燥；煅牡蛎镇惊安神，平肝潜阳；炙甘草、茯神调和诸药，宁心安神。

（6）据兼症化裁：若阴虚火旺，兼见五心烦热、口干舌燥、便秘、溲赤者，加黄柏、知母、天花粉、玄参以清热泻火，凉血解毒，酌加肉桂温经通脉，引火归原；若外风引动内风见全身抽搐、牙关紧闭、烦躁不安者，可配服止痉散；若虚烦少寐者，加酸枣仁、柏子仁养心安神。

2. 血虚生风证

（1）抓主症：搐搦不安，发作不定时，面色苍白，神疲倦怠。

（2）察次症：纳差，汗多乏力，心悸气短，皮肤粗糙，指甲脆软。

（3）审舌脉：舌质淡，苔薄白，脉迟弱。

（4）择治法：健脾益气，养血熄风。

（5）选方用药思路：本证为血虚生风，肝阳偏亢，应选用四物汤合天麻钩藤饮。方用熟地、当归、白芍滋肾补血，补精益髓；川芎、天麻祛风止痛，疏经活络；钩藤熄风镇痉；怀牛膝补肝肾，强筋骨，散瘀血；代赭石、生龙骨、生龟甲、生牡蛎凉血止血，滋阴降火，益肾健骨，宁心安神。

（6）据兼症化裁：若项背强急者，加葛根以解肌；惊厥加蜈蚣、全蝎、白僵蚕以熄风止痉；视力下降，加枸杞子、青葙子补肝明目。

3. 肝风痰浊证

（1）抓主症：眩晕，视物模糊，心慌胸闷，全身乏力。

（2）察次症：发作时全身抽搐，牙关紧闭，口吐涎沫，或喉中痰鸣，或有尖叫，二便失禁，昏不识人。

（3）审舌脉：舌苔白腻，脉弦滑。

（4）择治法：涤痰熄风，开窍定痫。

（5）选方用药思路：本证为痰涎内结，肝风夹痰上逆；应选用定痫丸。方用竹沥、川贝母、半夏、胆南星燥湿化痰，祛风利窍；天麻、石菖蒲熄风止痉，开窍醒神；琥珀、茯苓、茯神镇惊健脾，宁心安神。

（6）据兼症化裁：若平素肝胆火盛，兼见口苦、易怒、舌红苔腻、脉弦滑者，可用钩藤饮或温胆汤加石菖蒲。一般发作后不宜过早投补腻之剂，以免助邪；待病情稳定后，则应扶正固本，兼顾其标。

七、中医特色技术

临床多取肩、曲池、合谷、环跳、阳陵泉、足三里，毫针刺用泻法，不留针，寒湿阻滞经脉者加灸；如热甚致痉发作后，针对患者采取护理措施，可用泻法针刺大椎、曲池、合谷及十宣穴（放血）降温，以防再发；痉后四肢活动不利，可采用按摩或针灸疗法，以通经活络。

八、预防调护

1. 饮食调护

暂时性甲状旁腺功能减退症用内科保守治疗预后一般良好,但要防范治疗造成的高血钙、高尿钙、心律失常及肾结石的形成。在发生抽搐时，应暂禁食。如发数日不止，应及早鼻饲，以保证营养供给。一般发作初止者，食欲不佳，应给半流食或软食。待痉止后再根据病情分别给予相宜饮食。对于低钙血症间歇期应长期补充以碳酸钙为主的钙剂，饮食中注意摄入高钙、低磷食物。症状较重患者则必须加用维生素 D 制剂及其衍生物作为甲状旁腺功能减退症低钙血症的二级用药，对伴有低镁血症者，应立即补充镁。低镁血症纠正后，低血钙症也可能随之好转。

2. 环境调护

邪壅经络者，病室宜向阳、温暖、安静，避免一切噪音，尤其是突然发生的强噪音，注意预防外感，定时监测体温、脉搏、呼吸、血压，以及观察舌象、脉象；热甚发痉者，病室宜设在阴面，室内应凉爽湿润，使患者感到清爽，心静。若病情较重者应住单间，室内光线需暗，避免强光刺激，以利于患者休息和治疗，从而减少发痉次数。痉证发作时，尽量避免打扰患者，应立即将其平卧，头偏向一侧，解开衣领纽扣，使呕吐物顺利排出，确保呼吸通畅。抽搐较重者，可用裹以纱布的压舌板塞入上下白齿间，以防患者咬破舌头。尽量避免不必要的操作，并遵医嘱给患者使用镇静药或针刺止痉。患者抽搐较重时，可加设床栏，以防患者坠床跌伤，切忌强压约束，以免造成骨折。热甚发痉后，可用冰袋冷敷、乙醇溶液或中药煎汤擦浴；对便秘的患者，遵医嘱灌肠，可通腑泻热。阴血亏虚者，病室应温暖舒适，光线柔和，空气新鲜，保证患者充分休息，在痉证刚发作后应绝对卧床休息，以减少气血的耗损。平时患者常有紧张、恐惧心理，应耐心劝慰开导，保持心情舒畅。注意劳逸结合，加强锻炼，提高机体抗病能力。

九、各家发挥

（一）从肝论治

吴鞠通在《温病条辨》中言："以久病致痉而论，其强直背反瘛疭之状，皆肝风内动为之也。"其认为肝风内动是导致痉证发生的主要因素，故治疗时熄风为第一要务。肝为风木之脏，体阴而用阳，其性刚烈，肝气易于亢逆，肝阳易升动，阳亢则伤阴，内外因素干及肝脏，均可致肝风。在临床辨证肝风致痉时重用熄风止痉类，羚羊角、钩藤、天麻、白蒺藜等为首选药物，体现了历代医家在对痉病治疗时一方面针对热盛动风的病机，另一方面针对肝风内动发痉的病位。

（二）从湿论治

薛生白在《温热经纬》提到"湿热证，三四日即口噤，四肢牵引拘急，甚则角弓反张，此湿热侵入经络脉隧中。宜鲜地龙、秦艽、威灵仙、滑石、苍耳子、丝瓜络、海风藤、酒炒黄连等"。治疗上以地龙、秦艽、威灵仙、苍耳子、丝瓜藤、海风藤，重在祛风胜湿、疏通经络为主；以滑石、黄连利湿清热为辅，体现其祛风药能胜湿的原则（薛氏曰："一则风药能胜湿，一则风药能疏肝。"）。初起采用瓜蒌桂枝汤加芳香化湿之品，重用瓜蒌根（天花粉）味苦寒入阴，清热生津，滋润筋脉；桂枝汤调和营卫，使经气畅通；佐用佩兰化湿，加石菖蒲、郁金化痰以醒脾。后期湿热并盛加用利湿之薏苡仁、苦寒之大黄。最后给予健脾利湿之法调理。

（李永华）

第七章　肾上腺疾病

第一节　库欣综合征

库欣综合征（Cushing syndrome）为各种病因造成肾上腺分泌过多糖皮质激素（主要是皮质醇）所致病症的总称，其中最多见者为垂体促肾上腺皮质激素（ACTH）分泌亢进所引起的临床类型，称为库欣病（Cushing病，Cushing disease）。库欣综合征又称皮质醇增多症。

1912年，由 Harvey Cushing 首先报道。本征是由各种病因引起的以高皮质醇血症为特征的临床综合征，主要表现为满月脸、多血质外貌、向心性肥胖、痤疮、紫纹、高血压、继发性糖尿病和骨质疏松等。

中医学中库欣综合征属于"水肿"、"肾虚"等范畴。肝肾阴虚或气阴两虚在本病中表现尤为突出，湿热、血瘀亦是本病发病机制的重要环节，病本皆属虚，病标多夹邪。中医认为糖皮质乃阳刚之品，大剂量使用会致阳亢阴损，产生阴虚火旺的证候。

一、诊断要点与鉴别诊断

（一）诊断标准

皮质醇症的诊断分三个方面：确定疾病诊断、病因诊断和定位诊断。

1. 确定疾病诊断

确定疾病诊断主要依据典型的临床症状和体征。如向心性肥胖、紫纹、毛发增多、性功能障碍、疲乏等。加上尿 17-羟皮质类固醇排出量显著增高，小剂量地塞米松抑制试验不能被抑制和血11-羟皮质类固醇高于正常水平并失去昼夜变化节律即可确诊为皮质醇症。早期轻型的病例应与单纯性肥胖相鉴别。

2. 病因诊断

病因诊断区别是由肾上腺皮质腺瘤、腺癌、垂体肿瘤引起的皮质增生、非垂体肿瘤或异源性 ACTH 分泌肿瘤引起的皮质增生。

3. 定位诊断

定位诊断主要是肾上腺皮质肿瘤的定位，以利手术切除。但定位的同时，也常解决了病因诊断。

（二）鉴别诊断

（1）酗酒兼有肝损害者可出现假性 Cushing 综合征，包括临床症状，血、尿皮质醇分泌增高，不能被小剂量地塞米松抑制，在戒酒 1 周后，生化异常即消失。

（2）抑郁症患者尿游离皮质醇、17-羟皮质类固醇、17-酮类固醇可增高，也不能被地塞米松正常地抑制，但无 Cushing 综合征的临床表现。

（3）2 型糖尿病患者也常有高血压、肥胖、糖耐量减低、24h 尿 17-羟轻度升高等表现，但没有典型的库欣综合征的表现，血皮质醇节律正整。

（4）典型的多囊卵巢综合征可表现为闭经，多毛，肥胖，月经不规则，出血量多；部分患者还可出现高血压，糖耐量减低等；大多数患者有雄激素增多的表现，如痤疮，多毛，皮肤油腻，秃顶。患者 24h 尿 17-OHCS 升高，但血皮质醇一般不高，且保持正常的昼夜节律，对小剂量的地塞米松实验呈正常反应。

二、中医辨病诊断

（1）临床可见体型肥胖，面色垢浊，皮肤痤疮，头晕、疲倦、眠差、乏力、头痛、纳差等，女性患者可伴有月经紊乱，闭经等；男性表现为性功能低下，阳痿等。

（2）结合相关检查及病史作出诊断。

三、审析病因病机

（一）情志内伤

由于情志内伤，郁怒伤肝，使气血循行失常，气滞血瘀，日久不愈，或由气及血，或伤五脏六腑，导致本病发生。

（二）素体阴血不足

素体阴虚，气机瘀滞，肝火内炽。阴血不足，阴损及阳，久病不愈，形成虚损之证。

（三）饮食劳倦

饮食劳倦伤脾，均致脾气虚损。脾居中土，主运化水湿，脾虚湿郁化热，湿热内盛，故见胸背肥胖，满月脸，皮肤痤疮。湿热化火，煎熬津液，津血俱亏，且脾主四肢，脾虚失运，津血不能充养四肢，则四肢消瘦无力。

（四）医药之过

中医学认为，激素药性偏阳，归肾经。其治疗作用有"少火生气"之意。在外源性激素超生理量长期使用的情况下，则变为"壮火"，因其"归肾经"而首先损伤肾阴，阳盛则阴病，其次耗散元气（壮火食气），另外还能抑制机体内源性"少火"的生成，从而导致气阴两虚，从五行生克关系看，本病早期表现为水不涵木，母不顺子，由肾及肝，使之相生关系逆乱，乃至出现阴虚阳亢的证候。

总之，由于饮食劳倦，情志内伤，均可导致脾不健运，蕴生痰湿，气血亏虚，然肝失条达，郁而化火，或素体阴血不足，虚火内生，渐出现气火亢盛之征。病久及肾，肾实之证又可见前后不通，下焦壅闭，水湿不运，湿郁热壅，故大便干结；痰湿内聚，而成向心性肥胖，"肥人多痰湿"之症在此表现得较为突出。肾精既壅，痰湿又聚，气机郁滞，郁而化火，而成邪火，痰热互结，瘀阻于局部皮肤，影响气血运行，热壅血瘀而成疮疖。相火既旺，伤阴在先，壮火食气，相火遂为元气之贼，日久导致脾肾阳虚或为阴阳俱虚。病机转变从早中期的以实为主，晚期辨证以虚为主或虚中夹实。激素初治阶段多表现为阴虚内热证，而在减量和维持阶段多可表现出明显的气阴两虚或阳气虚衰，也就是说，激素具有类似"壮火"不良反应。根据物象盛衰的道理，机体由于外来激素的"加强"作用，导致"太过"，从而使五行"偏颇"。

四、明确辨证要点

（一）辨标本虚实

中医药治疗本病，须辨别标本虚实，本虚以脾肾虚弱为主，标实以气滞、痰浊、血瘀为主。

（二）辨脏腑

本病主要辨所主脏腑。中医认为本病在疾病发展的不同阶段，病机所涉及脏腑不同。病之初，由于饮食劳倦伤脾，脾不健运，若脾虚湿郁化热，湿热内盛，故见胸背肥胖，满月脸，皮肤痤疮等症。蕴生痰湿日久，气血亏虚，则表现为体型肥胖、面色垢浊、恶心呕吐、头晕、全身乏力等脾虚之象。然肝失条达，郁而化火，或素体阴血不足，虚火内生，渐出现气火亢盛之征，表现为烦躁失眠、颜面潮红、皮肤痤疮、血压升高、头痛等肝郁化火之象；病久及肾，引动相火，暗耗阴精，阴损及阳，导致肾阴阳两亏，出现性欲减退，男子阳痿，女子闭经等肾虚症状。然脾虚、肝郁、肾虚者之间又常互相兼夹，互为因果。至于医源性皮质醇增多症者，若系使用 ACTH，促使肾上腺皮质增生，仍呈肾精壅聚、痰湿蕴积之象，若系使用肾上腺皮质激素，则可导致肾上腺皮质萎缩，其早期虽呈痰湿蕴积、阴虚火旺、热毒瘀结之证，后期则出现肾亏阳虚或脾肾阳虚之证候。

五、确立治疗方略

本病虚实夹杂，治疗上应辨明标本虚实而治之。根据华佗《中藏经》中云"虚则补之，实则泻之"，故虚则健脾、益肾、滋阴补阳，实则祛湿、化痰、清热、疏肝、平肝潜阳。根据不同证型采取不同治法：湿热蕴结型宜清热泻实，除湿祛瘀；郁热痰瘀型宜解郁清热，化痰祛瘀；阴虚内热宜清泻内热，滋阴益肾；肾亏阳虚宜补肾温阳。

医源性皮质醇增多症应临床分阶段（型）论治：①在激素用药的初期阶段，应用滋阴泻火之品，药用生地黄、黄柏、牡丹皮等。②在减量阶段，应用补气滋阴之法，药用生黄芪、白术、人参、熟地黄、枸杞子、黄精等。③在维持量及停药后阶段，应用温阳益气之法，药用生黄芪、白术、补骨脂、淫羊藿、仙茅、黄精、鹿角片、肉桂等。医源性皮质醇增多症临床具有瘀血的特点，可针对性采用祛湿药和活血药，临床收效显著。

六、辨证论治

1. 湿热蕴结证

（1）抓主症：形体丰满，面部潮红，形如满月，皮肤紧绷或生痤疮，头晕昏沉，心烦失眠，脘腹满闷，沉肢体重。

（2）察次症：易饥多食，腰膝酸痛，大便干结，经少经闭，毳毛增多，唇须隐现。

（3）审舌脉：苔黄厚腻，脉滑数。

（4）择治法：清热泻实，除湿祛瘀。

（5）选方用药思路：本证为湿热蕴结证，故选用桃核承气汤合茵陈蒿汤加减。大黄攻下瘀积；桃仁、红花、丹参活血祛瘀；茵陈、虎杖、泽泻清热利湿。非常适用皮质醇增多症实证患者。故初投剂量宜轻，可用生大黄，得泻下后，易以熟大黄，配以黄精、何首乌，防热实而伤阴也。泻实祛邪当顾其正，即《内经》"无使过之，伤其正也"之意。

（6）据兼症化裁：兼有阳亢肝旺，头晕，睡眠差者，可加磁石25g先煎，以镇摄其上炎之火；兼阴虚心火旺、心烦不宁、口舌生疮、小便黄赤者，可加生地黄15g、莲子心6g、竹叶6g以清心导赤；心烦、失眠者，加远志12g、炒酸枣仁15g以安神定志；兼有皮肤紫纹者，可加当归10g、川芎12g以活血通脉。

2. 郁热痰瘀证

（1）抓主症：胸闷腹满，皮肤紫纹，溲少便干，头昏头沉，口苦咽干，神疲嗜睡，神情困顿，情绪不稳定，急躁易怒。

（2）察次症：形体丰满，寐差多梦，嗳气太息，经少经闭，不孕不育。

（3）审舌脉：舌暗红，苔腻略黄，脉弦滑。

（4）择治法：解郁清热，化痰祛瘀。

（5）选方用药思路：皮质醇增多症主见满月脸、水牛背之向心性肥胖，常有痰湿、郁热互结之象，治法当解郁清热和化痰法同用。此型尤多见于平素痰湿较盛或少阳肝郁体质性情抑郁者，故选用小柴胡汤、枳实消痞丸、温胆汤加减。方中柴胡、黄芩疏肝解郁清热；枳实、厚朴、白术、法半夏、陈皮、茯苓健脾理气、燥湿化痰；丹参、山楂活血祛瘀。

（6）据兼症化裁：若患者大便干结，可加熟大黄6~9g，草决明15g；伴高血压、头痛头晕者，可加川芎15g、桑叶10g、菊花10g、槐米12g，或加炒莱菔子15~30g；胸闷气郁者，可加香附9g、紫苏梗6g、香橼6g、佛手片6g；兼有虚象，症见腰膝酸软、下肢乏力者，可加当归8g、牛膝15g、木瓜15g、杜仲10g、薏苡仁25g；兼肝肾阴虚者，加黄精20g、生地黄15g、白芍25g；伴有湿热下注，会阴瘙痒者，可加地肤子25g、苦参10g，以利湿清热止痒。方中之所以重用泽泻者，是因为泽泻利水而无伤阴之弊。正如张景岳所谓"泽泻以利阴中之滞"、"令邪水去，则真阴得养"；《本草通玄》曰："盖相火妄动……得泽泻清之而精自藏。"可见，泽泻既能利水渗湿，清泻湿热相火；又可顾护肾阴，故最宜选用。

3. 阴虚内热证

（1）抓主症：颜面潮红，五心烦热，健忘失眠，口燥咽干。

（2）察次症：腰膝酸软，月经不调，便干尿赤。

（3）审舌脉：舌红，少苔或薄黄苔，脉细数。

（4）择治法：清泻内热，滋阴益肾。

（5）选方用药思路：本证肾阴不足与相火偏亢同时并见，所以治疗当重视清泻相火，故选用知柏地黄丸、大补阴丸加减。方中知母、黄柏、牡丹皮清热泻火；生地、枸杞子、山茱萸滋阴益肾；茯苓、泽泻健脾利湿。阴虚火旺型多见于皮质醇增多症有阴虚体质的患者及女子男性化的患者，也可见于服用激素过多导致医源性皮质醇增多症的初期患者。

（6）据兼症化裁：阴虚肝旺、高血压、头晕头痛者，应加用珍珠母 15g，石决明 15g，黄芩 9g，槐米 12g，川牛膝、怀牛膝各 15g，夏枯草 15g，以平肝潜阳；口苦咽干、胸胁苦满者，可加柴胡 12g、黄芩 9g、枳壳 9g；皮肤紫纹明显者，加桃仁 10g、红花 10g、紫草 15g、茜草 15g；若兼胃火内壅、大便秘结者，可加生大黄 6g、全瓜蒌 15g，清胃泄热。

4. 肾亏阳虚证

（1）抓主症：腰膝酸软，男子滑精精冷，性欲减退，阳痿早泄，女性月经减少或停，夜尿频多。

（2）察次症：头目眩晕，耳聋耳鸣，面色㿠白或黧黑，形寒肢冷。

（3）审舌脉：舌淡苔白，脉沉细无力。

（4）择治法：温补肾阳。

（5）选方用药思路：本证为肾亏阳虚证，故选方金匮肾气丸加减。方中六味地黄丸滋肾水，附子、桂枝补肾壮阳。方中临床虽以阳虚为主要症状，但已寓有肾精不足的内在因素，故多见阴阳两虚之症，治疗以温阳为主。

（6）据兼症化裁：若形寒怯冷明显者，可加肉桂 3～6g、鹿茸 6g；阴阳两虚者，则加黄精 10g、麦冬 10g、生地黄 25g；阳虚见有自汗者，加龙骨、牡蛎各 20g；阳痿不举者加淫羊藿 10g、仙茅 10g、巴戟天 10g；经少、经闭者加当归 10g、熟地黄 15g；紫纹隐现者加丹参 20g、川芎 12g；兼腹满便秘者，加木香 6g、槟榔 6g，以理气为主，不可妄投大黄等峻下之剂。

七、中成药选用

1. 六味地黄丸

主证：肾阴不足证。

组成：熟地黄、山茱萸、山药、泽泻、茯苓、牡丹皮。

用法：每次 6g（浓缩丸 8 粒），每日 2 次口服。

2. 金锁固精丸

主证：肾气不固，遗精滑泄证。

组成：沙苑蒺藜（炒）、芡实（蒸）、莲须各 60g，龙骨（酥炙）、牡蛎（盐水煮一日夜，煅粉）各 30g。

用法：共为细末，莲肉煮粉糊丸，每服 9g，空腹时淡盐汤下。

八、单方验方

1. 育阴潜阳降压汤

组成：生地黄 20g，白芍 15g，生石决明 12g，生龙骨 12g，怀牛膝 l5g，夏枯草 10g，杜仲 12g，罗布麻 15g。

功效：育阴潜阳，平肝熄风。

主治：高血压属肝肾阴虚，肝阳上亢者。

2. 加味天麻丸

组成：天麻 15g，川芎 10～30g，酸枣仁 20g，法半夏 10～15g。

功效：熄风定眩，化痰通络。

主治：高血压属痰瘀阻络，虚风内动者。

3. 清肝降压汤

组成：柴胡 6g，菊花 10g，钩藤 15g，黄芩 10g，牡丹皮 10g，栀子 10g，香附 10g，青木香 6g，佛手 10g。

功效：清肝泻火降压。

主治：早期高血压病属肝阳上亢者。

九、中医诊疗特色

1. 体针疗法

（1）处方：取方分为五组，第一组取与肾上腺及受影响器官相同节段内位于腰背部的穴位，如督俞、膈俞、肝俞、胆俞、脾俞、三焦俞、肾俞、胃俞、志室等；第二组取肾上腺及受影响器官相同节段内位于腹部的穴位，如巨阙、上脘、中脘、建里、下脘、关元、石门、水道等；第三组取位于下肢的穴位，如三阴交、公孙、阴陵泉、承山等；第四组取位于下肢的穴位，如足三里、太溪、太冲等。第一组穴位（背腰部的穴位）与第三组位配合使用，第二组穴位（腹部的穴位）与第四组穴位配合使用。这两种处方交替使用。每次选用双侧 10～14 个穴位。另外，第五组穴位应根据受影响的其他部位选用，第五组穴位应与上述两种处方配合使用。

（2）操作方案：常规消毒后，选用 28～30 号毫针，根据穴位的具体特点针刺。每日针刺 1～2 次。每次留针 20min，留针期间行针 2～3 次，以捻转手法为主，捻转的频率为每秒 3～5 个往复，每次每穴行针 5～10s。

2. 电针体穴疗法

（1）处方：取穴分为五组，第一组取与肾上腺及受影响器官相同节段内位于腰背部的穴位，如督俞、膈俞、肝俞、胆俞、脾俞、胃俞、三焦俞、肾俞、肓门、志室等；第二组取肾上腺及受影响器官相同节段内位于腹部的穴位，如巨阙、上脘、中脘、建里、下脘、水分、阴交、中极、关元、石门、水道、中注等；第三组取位于头颈部及下肢的穴位，如风池、三阴交、公孙、阴陵泉、承山等；第四组取位于头颈部及下肢的穴位，如百会、足三里、太溪、太冲、内庭等。第一组穴位（背腰部的穴位）与第三组位配合使用，第二组穴位（腹部的穴位）与第四组穴位配合使用。这两种处方交替使用。每次选用双侧 10～14 个穴位。另外，第五组穴位应根据受影响的其他部位选用，第五组穴位应与上述两种处方配合使用。

（2）操作方法：分为两步，第一步进针操作与体针疗法一样。第二步为电针疗法操作方法。第一步操作完毕后，在第一组与第三组穴位之间，第二组与第四组穴位之间，分别连接电针治疗仪的两极导线，采用疏密波，刺激量的大小以出现明显的局部肌肉颤动或患者能够耐受为宜。每次电针双侧的 10～14 个穴位（交替使用），每次电针治疗 20min，每日治疗 1～2 次。没有接电疗仪的穴位，按普通针疗法进行操作。

3. 灸法

（1）处方：取穴分为四组，第一组取与肾上腺及受影响器官相同节段内位于腰背部的穴位，如督俞、膈俞、肝俞、胆俞、脾俞、三焦俞、肾俞、肓门、志室等；第二组取肾上腺及受影响器官相同节段内位于腹部的穴位，如巨阙、上脘、中脘、建里、下脘、水分、阴交、中极、关元、石门、水道、中注等；第三组取位于下肢的特殊穴位，如足三里、阴谷、三阴交、公孙、阴陵泉、太冲等。三组穴位交替使用。另外，第四组穴位应根据受影响的其他部位选用，第四组穴位应与上诉三组穴位配合使用。

（2）操作方法：每次选取双侧 8～12 个穴位即可，用温和灸，或用隔姜灸，每穴灸 15min，使局部有明显的温热感为宜。每日治疗 1～2 次。

4. 耳穴贴压疗法

（1）处方：主穴、配穴同时取用，两侧交替。主穴：取一侧的肾上腺区、皮质下区、脑点。配穴：取另一侧被累及肝区、胰腺区、肾区、卵巢区、睾丸区。

（2）操作方法：用王不留行籽进行贴压。常规消毒后，用 5mm×5mm 的医用胶布将王不留行籽固定于选用的耳穴，每穴固定 1 粒。每日自行按压 3～5 次，每个穴位按压 2～3min，按压的力量以有明显的痛感但又不过分强烈为度，2～3 日更换 1 次。双侧耳穴交替使用。

十、预防调护

中医认为本病如属肿瘤所致，经手术治疗后，再予中医辨证施治，则预后较好。

1. 预防

（1）运动保健：积极锻炼身体，提高机体免疫力，不可过度疲劳，注意保暖，防止着凉，避免跌打外伤，以防骨折。

（2）饮食保健：注意饮食的营养卫生，予以高蛋白质、高维生素及低脂、低盐饮食，保持低热量膳食，预防体重增加，避免进食刺激性和含致癌物的食品。对并发糖尿病者，严格控制饮食。

2. 调护

（1）心理保健：避免精神刺激，保持心情舒畅，树立战胜疾病的信心。

（2）调摄护理：注意作息起居，衣着增减，避免创伤、感染以免伤口不易愈合及感染扩散。注意测定电解质，防止出现低钾、低氯性碱中毒。手术前后要注意补充皮质醇。

十一、各家发挥

（一）从肺论治

结合患者的临床表现，丁济南先生认为本病病变部位以皮毛和大肠为主：中医学认为"肺主皮毛"、"肺与大肠相表里"，因此，丁济南先生认为皮质醇增多症的实质是肺郁。滑伯仁曰："郁者结聚而不得法越，当升者不得升，当降者不得降，当变化者不得变化，所以传化失常而病见矣。"肺郁则肺气不得流畅，毛孔闭塞，故少汗，甚则无汗。张志聪曰："肺主气，气主表，故合于皮，毛附于皮，气长则毛荣。"肺郁则实，功能亢进，故毛发增生，甚则女子亦生胡须。肺为水之上源，肺郁则膀胱气化不利，水湿得以潴留，脾土受困，湿浊逗留于肌肤而成肿胖，郁则气滞，滞于形躯，则见胁胀、背胀。肺郁则金不生水，水不涵木，而使肝火偏旺；金不生水，则水不济火而使心火旺盛，故见高血压，烦躁易怒，口干等症状；因肾水不足，加之心肝火旺，消烁阴血，造成冲脉不盛，血海不充，经血不能按时而下，引起月经失调，肾水不足，日久阴损及阳，导致肾阳亦虚，以致阳痿，性欲减退。肺与大肠相表里，肺郁则肺气不能肃降，腑气不通，肺郁内热造成肠燥而致大便秘结。《医统》曰："郁脉多沉伏，或结、或促、或代。"本病患者脉多沉细，也是郁证之象。丁济南先生认为皮质醇增多症的实质是肺郁，主要原因是肺郁不宣，湿蕴不泄。肿胖的原因在于气、湿，肿胖所累及的脏腑主要为肺、脾、肾与膀胱。治疗原则以开腠理，宣肺气为主，佐以理气、清热、化湿及活血调经之法。

（二）从肝肾论治

刘皎根据中医学理论，认为本病由肝肾两脏阴阳消长失去平衡所致。肾藏真阴而育元阳，为水火之脏。一旦发生病变则肾之阴阳、水火失去平衡。据报道肾阳虚者内分泌调节功能及肾上腺皮质反应功能低下，肾阴虚者神经体液的调节功能活跃，肾上腺皮质反应功能亢进。又由于肝肾同源，肝肾阴阳之间的关系极为密切，所以肾有病首先影响到肝，如肾水不足则易导致肝阳上亢。所谓"水不涵木"出现阴虚阳亢的证候。另外冲任督三脉皆起于胞宫，同出会阴，并与肝肾两经相连接，所以肝肾两脏的病理变化或冲任两经功能失常，都能导致本病的发生，因而治疗应从肝肾入手。分为肝肾阴虚、肝阳偏亢，方选用六味地黄汤加葛根、牛膝、钩藤；肝阳偏亢，痰火内盛，治以平肝潜阳，清热化痰。可选珍珠母、石决明、黄连、栀子、胆南星、瓜蒌、大黄、玄参、葛根、罗布麻等清热化痰、平肝潜阳的药物。

（刘春燕）

第二节　肾上腺皮质功能减退症

肾上腺皮质功能减退症（adrenocortical insuffciency，ACI）临床上一般为原发性和继发性两类。原发性慢性 ACI 又称 Addison 病，系由于自身免疫、结核、感染、肿瘤等破坏双侧绝大部分（＞80%）肾上腺组织所致；继发性慢性 ACI 则指垂体、下丘脑等病变引起的 ACTH 不足，其中继发于下丘脑 CRH 和其他促 ACTH 释放因子不足者亦称三发性 ACI。

Addison 病主要是由于自身免疫、感染等原因破坏了双侧肾上腺皮质的绝大部分而引起肾上腺皮质激素分泌不足所致，多同时有肾上腺糖皮质激素（皮质醇）和盐皮质激素（醛固酮）分泌不足的表现。

本病在中医学者中有根据临床表现以"黑疸"命名者，但从整体而论，与"女劳疸"、"虚劳"等病也有类似之处。

一、临床诊断要点与鉴别诊断

（一）诊断标准

1. 临床表现

（1）皮质醇和醛固酮分泌减少所致：患者有钠丢失引起的血容量降低、低血压、直立时易昏厥、食欲减退、消瘦、恶心、呕吐、腹泻、神情淡漠、易疲劳、易感染、毛发脱落、月经紊乱、性功能减退。

（2）肾上腺皮质激素分泌减少所致：皮肤、黏膜色素沉着，摩擦处、乳晕、腰部、瘢痕等处尤为明显。

2. 实验室检查

（1）血尿皮质醇、尿 17-羟皮质类固醇（17-OHCS）明显低于正常。

（2）血浆 ACTH：原发性肾上腺皮质功能减退症患者血浆 ACTH 明显升高，继发性肾上腺皮质功能减退症者低于正常。

（3）ACTH 刺激试验反应低下：原发性肾上腺皮质功能减退症患者外源性 ACTH 不能进一步刺激皮质醇分泌，故刺激实验后血皮质醇很少上升或不上升；继发性肾上腺皮质功能减退症患者血皮质醇低反应或无反应。

（4）血液生化：低血钠，高血钾。

（5）影像学检查：肾上腺增大及钙化阴影，心脏缩小呈垂直位。

3. 肾上腺皮质危象的诊断

（1）已诊断为慢性原发性肾上腺皮质功能减退症的患者，如出现发热、厌食、恶心、呕吐和腹痛腹泻时，考虑肾上腺危象的可能。

（2）不明原因的休克或昏迷的患者。

（3）血栓性疾病、凝血机制障碍疾病和手术后 DIC 患者，病情加重伴低血压休克及胸腹背痛时，考虑肾上腺皮质出血导致肾上腺危象的可能。

（二）鉴别诊断

（1）皮肤色素沉着：非 Addison 病所致的皮肤色素沉着主要有：

1）原发性甲状腺功能减退症：胡萝卜素沉积导致色素沉积在皮质腺较丰富的部位，如手掌和足底。

2）血色病：可引起皮肤色素沉着，色素沉着的皮肤含有含铁血黄素和黑色素。

3）钩虫病、药物等引起色素沉着。

（2）瑞尔黑变病：原因不明，可能与暴晒、化妆品、自主神经功能紊乱及营养缺乏有关。面部色素沉着，好发于额、颧、颈侧等易外露部位，伴轻度毛细血管扩张和毛囊角化，皮损面有粉状鳞屑；肾上腺皮质功能正常。

（3）慢性肝病、黑棘皮病及慢性铅、汞、砷中毒等亦可致色素沉着，但不具本病特征，加之辅以有关检测自可鉴别。

（4）其他疾病：尿 17-酮皮质类固醇约有 1/3 来自男性睾丸，且肝硬化、营养不良、肾功能不全及慢性消耗性疾病患者尿中排出量亦降低，而肥胖或尿量多者排出量又升高，故应摒除上述疾病或影响因素。

二、中医辨病诊断

1. 诊断依据

（1）本病的证候以两个或多个脏腑劳伤，气血阴阳中的两种或多种因素虚损，并呈慢性过程为特征。临床多见形神疲惫，心悸气短，面容憔悴，自汗盗汗，五心烦热，或畏寒肢凉，身体羸瘦，甚则大肉尽脱，不思饮食，脉虚无力等阴阳气血亏虚，脏腑功能衰退的症状。

（2）有长期慢性病史，或存在引起虚劳的其他致病因素，多见于大病、久病之后。

（3）排除其他内科疾病中的虚症。

2. 类证鉴别

（1）肺痨：二者同为慢性虚损性病证，肺痨系正气不足，痨虫侵袭所致，主要病位在肺，具有传染性，以阴虚火旺为其病理特点，以咳嗽、咯血、潮热、盗汗、消瘦为主要临床表现。而虚劳则多由各种内伤疾病所导致，是多种慢性疾病虚损证候的总称，病位在五脏，是以五脏中的两脏或多脏的气血阴阳亏虚为主要临床表现。

（2）内科其他病证中的虚证：虚劳与内科其他病证中的虚证虽然有相似之处，但在疾病涉及的病位及其属性、病程的长短和病情的轻重方面均有所不同。其主要区别：①虚劳的各种证候，均以出现两脏或多脏劳伤，气血阴阳中的两种或多种因素虚损为特点，而其他病证中的虚证均以其各自的病证为主要表现。如眩晕一证虽也有气血亏虚型，但该证是以眩晕为最基本的表现。②虚劳病程较长，病势缠绵。而内科其他病证中的虚证，其病程取决于该病证病情及演变结果，既有较长者，又有较短者。

三、审析病因病机

在发病原因上，从中医辨证求因角度出发，归纳为四点：

（1）先天不足，五脏柔弱：父母体虚、遗传缺陷、胎中失养、孕育不足，或生后喂养失当、营养不良等因素，易受外邪侵袭。且病后又易于形成久病不复的状态，脏腑气血阴阳日渐衰退。

（2）外感六淫之邪：外邪从表入里，迁延日久，郁而不达，内阻中焦，脾胃运化失常，湿热交阻肝胆，不能泄越，以致肝失疏泄，胆汁外溢，浸淫皮肤，造成皮肤色素沉着。

（3）情志失调：忧郁思虑，烦劳过度或早婚生育、房劳伤肾，或饮食不节、饥饱失常或嗜酒过度，造成脾运失职，食少便溏或泄泻，久之则形成气不足。气不足则阳虚，阳虚则寒生，遂见腰膝酸冷、遗精阳痿等肾阳不足之象。

（4）大病久病，失于调理：大病之后邪气过盛、脏气损伤，或热病日久、耗血伤阴，或寒病日久、伤气损阳，或瘀血内结、新血不生，或因寒邪久留、耗伤正气，或因病后失于调理、正气亏损难复等都使精气耗伤，由虚致损，逐渐发展而成。

总之，本病的基本病因病机为气血阴阳亏虚，脏腑之气不足，脏腑功能衰退。气之根本在肾，滋养于脾，升发疏泄于肝，帅血贯脉而周行于心。各种病因或是因虚致病，因病成劳；或是因病致虚，久虚不复成劳。

四、明确辨证要点

1. 明确病位所在，辨清虚劳属性

虚劳多以两脏或多脏的气、血、阴、阳的虚损为主要表现，单脏虚损少见。故辨证时，首先应明确是哪些脏腑之虚损，是两脏还是多脏，然后再辨清是气血亏虚还是阴阳虚损。一般而言，病情单纯者，病变比较局限，容易辨清其气、血、阴、阳亏损的属性和脏腑所在，但两脏特别是多脏虚损或气、血、阴、阳亏虚兼夹时，则病情复杂，证候多样，故临证时务必辨明病位和虚损的属性。

2. 辨别顺证逆证，掌握病情转归

虚劳顺证时，多为形气未脱，元气未败，患者常表现为饮食尚佳，身无大热，或虽发热，治之能解，无喘息不续，且虚能受补，治疗较易。虚劳逆证多为元气耗竭，脾肾衰败，患者多表现为肉脱骨痿、饮食难下，泄泻不止，发热不休，治之不解；或气喘不续，声哑息微，精神萎靡，或诸虚并集，而不受补益，治疗较难。

3. 辨清虚劳病因

分清兼次症有无虚劳之证，因病致虚者，应分辨引起虚劳的原发疾病是否仍然存在。如因热病、寒病或瘀结致虚者，临床上应见到热证、寒证或瘀证的相应表现。久病不复者，常出现较多兼次证，应仔细分辨。此外，虚劳日久不愈，常会导致因虚致实的兼次证。如气虚阳损时，阳气鼓动无力，血行不畅，又常出现瘀血之证；脾肾阳虚时，脾失健运，肾失开阖，水湿停聚，泛滥肌肤而出现肢体浮肿。另外，虚劳之人，正气不足，卫外不固，易感外邪，以致表里同病。故临证时，应分清标本主次、轻重缓急和虚实兼夹之不同，以正确辨证论治。

五、确立治疗方略

本病的病理重点是人体脏腑阴阳气血的虚损，其中以肾虚为主。肾为先天之本，水火之脏，内寓元阴元阳，五脏之阴依赖元阴滋润，五脏之阳赖元阳温煦。阴阳互根，水火相济，气血平衡，脏腑协调，内环境稳定。先天不足，精血素亏，命门火衰，后天失养，损及五脏，脾肾两虚，气血不足，气虚鼓动无力，血运受阻，因此，临床上呈现一派气虚、阳虚和血瘀表现。本病病理性质属虚，但在病理发展过程中，阳虚气亏，血运无力，亦可导致气虚血瘀之本虚标实的虚实夹杂证，故治疗时应注意辨证。治疗原则以扶正培本为主，兼以活血化瘀。另外，由于本病是一慢性、虚损性疾病，病程较长，不可贪求峻剂速效，即效则应守法守方、缓剂而长期调治，并配合其他治疗方法以达到治疗的目的。

六、辨证论治

1. 气阴两虚证

（1）抓主症：气虚懒言，低热缠绵，色素沉着，腰酸膝软，纳呆消瘦，失眠多梦，五心烦热。

（2）察次症：头晕耳鸣，肌肉瞤动，遗精盗汗。

（3）审舌脉：苔薄黄，脉细弱。

（4）择治法：益气养阴，滋肾填精。

（5）选方用药思路：本证为久病之后，耗气伤阴，元气亏虚，应选用生脉散合左归饮加味。方用人参、黄芪益气生津；麦冬、五味子养阴生津；熟地滋肾益精，以填真阴；山茱萸、山药补脾益阴，滋肾固精；鹿角胶、龟板胶峻补精髓；菟丝子、川牛膝益肝肾，强腰膝。

（6）据兼症化裁：若患者低热、五心烦热等燥热之象较重，加知母、黄柏以清热。

2. 肝肾阴虚证

（1）抓主症：面色、肤色黧黑，黏膜紫黯，两目黯黑，发色不泽，精神萎靡，头晕目眩，软弱无力，身体消瘦。

（2）察次症：耳鸣耳聋，心烦不寐，性情急躁，口咽干燥，腰膝酸痛，或肌肉瞤动，手足麻木，或双手颤抖，五心烦热，午后两颧发赤，口苦咽干，或潮热盗汗，形体消瘦，男子遗精，女子月经不调、量少或闭经。

（3）审舌脉：舌黯红，少津，苔薄或少苔，脉弦细或细数。

（4）择治法：养阴清热，柔肝滋肾。

（5）选方用药思路：本证为患者先天不足，体质虚弱，易受外邪侵袭，久病不复及肾；肝肾同源，肾精亏虚，肝之阴血亦不足，故肝肾阴虚。应选用一贯煎、左归丸加减。方用生地黄、熟地黄滋阴养血，补益肝肾；北沙参、麦冬、当归、枸杞子益阴养血柔肝；川楝子疏肝泄热，理气止痛；山茱萸、山药补脾益阴，滋肾固精；鹿角胶、龟板胶峻补精髓；菟丝子、川牛膝益肝肾，强腰膝。

（6）据兼症化裁：若见潮热盗汗者可加地骨皮、青蒿、浮小麦、瘪桃干等以清虚热；手抖甚者可加白蒺藜、生龙骨（先煎）、生牡蛎（先煎）等；腰痛甚而日久，或兼风者，加蜈蚣、乌梢蛇以祛风通络；有结核者，加黄精、黄连、白及、冬虫夏草等养阴清热；心悸者，加党参、黄芪、五味子、龙眼肉补益气血；女子月经量少或闭经者可加益母草、赤芍、桃仁、红花、阿胶（烊化）等养血活血；性欲减退，阳痿者可加紫河车、淫羊藿、肉苁蓉、冬虫夏草、雄蚕蛾等补肾壮阳。

3. 脾肾阳虚证

（1）抓主症：面部及周身黯黑，牙龈、口唇、乳晕色素沉着，毛发失泽脱落，精神萎靡，形体消瘦，畏寒肢冷，疲乏无力，头晕耳鸣，心悸气短。

（2）察次症：少气懒言，腰膝酸痛，食欲不振，性欲减退，男子阳痿滑精，女子月经不调或闭经，宫寒不孕，或腹痛腹泻，小便清长。

（3）审舌脉：舌淡胖嫩或淡紫，边有齿痕，苔白润而滑，脉沉细或濡细。

（4）择治法：温补脾肾，滋养精血。

（5）选方用药思路：本证为脾肾阳气虚衰，不能温煦肢体，应选用四君子汤、肾气丸加减。方用人参甘温益气，健脾养胃；生地黄滋阴补肾；山茱萸、山药补肝脾，益精血；附子、桂枝温阳化气；白术、茯苓、泽泻健脾化湿，益气温阳；牡丹皮清泻肝火；甘草益气和中，调和诸药。

（6）据兼症化裁：腰膝酸软重者可加桑寄生、续断、狗脊、补骨脂等以壮腰强骨；血瘀征象明显者加用鸡血藤、生蒲黄、川芎、赤芍、益母草、水蛭等活血化瘀；腹泻甚者可加补骨脂、肉豆蔻、炒罂粟壳等。

4. 肾阳虚衰证

（1）抓主症：面色黧黑，眼眶色黑，两手晦黯，以手背为明显，周身关节、皱纹、外生殖器、肩、腰、甲根部位均色黯，精神不振，倦怠乏力，气短懒言，畏寒肢冷，腰膝酸软。

（2）察次症：双下肢或周身浮肿，夜尿多，男子阳痿不举或遗精，女子带下清冷不孕、性欲冷淡，月经稀少或闭经。

（3）审舌脉：舌质淡紫黯，舌苔薄白滑，脉沉细无力。

（4）择治法：补肾壮阳，温补下元。

（5）选方用药思路：本证为肾阳虚衰之证，肾阳为阳气之根，肾阳虚衰则导致阴寒内生，应选用右归丸加味。方用附子、肉桂、鹿角胶培补肾阳，温里驱寒；熟地黄、山萸肉、枸杞子、山药滋阴益肾，养肝补脾，填精补髓；菟丝子、杜仲补肝肾，健腰膝；当归养血和血。

（6）据兼症化裁：若肾阳虚甚者，可加鹿茸、海马等温肾阳；若肤色、舌质紫黯者，可加川芎、红花、赤芍等加强活血；若女子不孕或月经稀少或闭经者，可加阿胶、益母草、紫河车、桃仁、红花等活血养血；性欲减退明显者，加紫河车粉、海狗鞭补肾壮阳；腹泻者，加砂仁、神曲、焦白术以健脾止泻。

5. 气血两虚证

（1）抓主症：周身肤色黧黑，皮肤粗糙、无光泽，毛发干枯脱落，面色苍白，头目眩晕，心悸不寐，纳差，消瘦。

（2）察次症：倦怠乏力，呼吸气短，少气懒言，自汗盗汗，手足麻木，性欲冷淡，男子阳痿，女子经量稀少或闭经。

（3）审舌脉：舌淡黯，苔薄白，脉沉细。

（4）择治法：双补气血。

（5）选方用药思路：本证为气虚不足，血虚失养，故致一派虚弱之证，应选用归脾汤合补中益气汤加减。方用黄芪、人参、白术补脾益气；陈皮理气和胃；升麻、柴胡升阳举陷；龙眼肉、当归补脾气，养心血；茯神、酸枣仁、远志宁心安神；木香理气醒脾；生姜、大枣调和脾胃，以资化生；甘草益气和中，调和诸药。

（6）据兼症化裁：气虚甚，病情重者，以红参代替党参，并加西洋参；气虚浮肿者，加熟附子（先煎）；大便燥结者，加火麻仁、郁李仁等润肠通便，当禁用大黄、芒硝等峻下之品。若病情急骤加重，出现亡阴或亡阳之肾上腺皮质危象，临床表现为身体极度疲乏虚弱，恶心呕吐，腹痛腹泻，高热神昏，脉虚数或脉微欲绝。若属亡阳者，兼见大汗淋漓，汗出如珠，畏寒蜷卧，四肢厥冷，呼吸微弱，渴喜热饮，脉微欲绝等。治疗应大补元气，回阳救逆。方选四逆汤、参附龙牡汤加味。亡阴者，兼见皮肤皱瘪或眼眶深陷，烦躁或神昏谵语，身热口渴，唇舌红干，脉虚数躁疾等。治宜益气养阴，生津固脱。方用生脉散加味。若出现阴阳俱脱者用生脉散合参附汤并加山茱萸、龙骨（先煎）、牡蛎（先煎）、炙甘草等治之。

七、中成药选用

（1）甘草制剂

主证：具有缓解胃肠平滑肌痉挛与去氧皮质酮样作用。

组成：甘草流浸膏、甘草粉。

用法：甘草流浸膏，每日 15～30ml，分 3 次服，逐渐增加至每日 45～60ml，也可每日 80ml，分 4 次服，后增加至每日 160ml，分 4 次服；甘草粉，每日 3 次，每次 5g，后增加至每次 10g。甘草流浸膏或甘草粉均以 10 日为 1 个疗程，可连续服用。

（2）金匮肾气丸

主证：温补肾阳，适用于肾气不足型。

组成：地黄、山药、山茱萸（酒炙）、茯苓、牡丹皮、泽泻、桂枝、附子、牛膝、车前子。

用法：每次 9g，每日 3 次，温开水送服。

（3）补肾宁片

主证：温补肾阳，益气固体。适用于肾阳虚衰型。

组成：羊鞭、淫羊藿、枸杞子、肉苁蓉、人参、海马。

用法：每次 3～5 片，每日 3 次，温开水送服。

（4）十全大补口服液

主证：益气养血。适用于气血双亏型。

组成：党参、白术、茯苓、甘草、当归、川芎、白芍、熟地黄、黄芪、肉桂。

用法：每次 1 支，每日 3 次，口服。

（5）六味地黄丸

主证：滋阴补肾，兼益肝阴。适用于肾阴亏损或肝肾不足型。

组成：熟地黄、山茱萸（制）、牡丹皮、山药、茯苓、泽泻。

用法：每次 9g，每日 3 次，温开水送服。

（6）人参归脾丸：

主证：益气健脾，养血安神。适用于心脾两虚者。

组成：人参、白术、茯苓、甘草、黄芪、当归、木香、远志、龙眼肉、酸枣仁（炒）。

用法：每次 9g，每日 3 次，温开水送服。

八、中医特色技术

1. 针灸治疗

（1）温针治疗原发性肾上腺皮质功能减退症，适用于肾阳虚衰型。取穴：关元、气海、命门、肾俞。操作：上穴均取，用补法，得气后在针上加艾灸 20min，每月 1 次，12 次为 1 个疗程。

（2）针刺配合参麦注射液静滴治疗肾上腺皮质功能减退症。取穴：人迎（双侧交替）、风府、百会。百会穴：平刺 0.5～1 寸；人迎穴：避开颈动脉直刺 0.4～0.8 寸；风府穴：使患者伏案正坐，头微前倾，项肌放松，向下颌方向缓慢刺入 0.5～1.0 寸。得气后，留针 30min，每隔 1min，行针 1 次，每次行针 1min。观察组每日针刺 1 次，连续针刺 7 日为 1 个疗程，共治疗 2 个疗程，2 个疗程间休息 1 日。配合以 5%葡萄糖注射液 250ml 加参麦注射液 20ml 静脉滴注，滴速为每分钟 30～40 滴，每日 1 次，连续静脉滴注 15 日。

2. 耳针治疗

取肝、脾、肾、内分泌穴，针刺或埋针治疗，或采用耳穴压豆法。适用于肾上腺皮质功能减退症各种证型。

3. 针药并用

（1）脾虚型：处方为黄芪 20g，茯苓 15g，淫羊藿 15g，鸡血藤 15g，炙甘草 50g，苍术 10g，法半夏 10g，砂仁 10g，白术 10g，佛手 10g，党参 50g，丁香 5g。针灸处方为脾俞、胃俞、足三里、百会，补法或灸法，伴呕吐者加内关穴。

（2）肾虚型：处方为炙甘草 50g，熟附子 12g（先煎），干姜 10g，人参 10g，丹参 10g，龟甲胶 15g（烊化），鹿角胶 15g（烊化），淫羊藿 15g，红花 15g，檀香 5g。针灸处方为肾俞、气海、关元、大椎、膈俞、三阴交，补法或加灸法。

4. 推拿疗法

推拿能起到辅助治疗之作用，可起到调节阴阳、疏通经络、宣通气血、活血散瘀、通利关节、强壮筋骨等作用。患者可根据自己的身体状况和病情，选用几种穴位坚持自我推拿，必有好处。以下介绍自我推拿方法：

（1）理三焦：两臂直举相握，掌心向上，如撑天状，两目内视上方，身体先转向左方，由左向右转腰 7 次，转回正面。再由右向左转腰 7 次。适用于心脾两虚者。

（2）擦涌泉：坐位盘腿，脱去鞋袜，用两手拇指快速擦涌泉穴，至皮肤轻度发红发热为止，50～60 次。适用于脾肾两虚者。

（3）擦命门、肾俞穴：命门穴在第 2 腰椎棘突下，肾俞穴在命门穴两侧。用拳紧贴穴位，上下各擦动数十次，使感到皮肤发热为好。适用于脾肾两虚者。

（4）揉大椎穴：大椎穴在颈后正中，第 7 颈椎棘突下。用一手食、中两指，按住大椎穴。按紧后揉动 100～200 次，可用两手交替揉。适用于肝肾不足者。

（5）点揉足三里穴：足三里穴在小腿外侧腓骨头前下三横指。用一手食、中两指点同侧足三里穴。慢慢揉动数十次，再用另一手揉另一侧足三里穴。适用于脾胃虚弱者。

九、预防调护

1. 预防

积极采取措施，早期治疗各种导致本病发生的疾病，如采取抗痨措施等。对于长期使用肾上腺皮质激素治疗者，应尽量避免对垂体-肾上腺轴的抑制，如采用隔日用药法，可以减轻医源性肾上腺皮质功能低下的发生。肾上腺手术时掌握好适应证及范围，避免本病的发生。注意摄生调节，避免烦劳、疲倦过度，节欲养神，增强抗病能力。

2. 调护

（1）安慰患者，让患者了解本病产生与治疗的基本知识，取得患者的合作，坚持长期不间断的治疗，避免肾上腺危象发生。

（2）避免体力与精神上的过度疲劳。

（3）避免感染、受伤、手术刺激，防止呕吐、腹泻及大汗、失水或过度冷热刺激。

（4）饮食需含丰富的碳水化合物、蛋白质及维生素，多钠盐，少钾盐。食盐摄入量每日需 10～15g。以维持电解质平衡。

十、各家发挥

（一）从肾阳不足论治

张会川等根据本病面部及全身皮肤黧黑、枯槁、怕冷、神疲、脉细、舌紫暗等表现，认为辨证属肾阳不足，瘀血内停，故以益肾化瘀法治疗。药物选用：仙茅、淫羊藿、全当归、桃仁泥、红花、川芎、萆薢、茯苓、补骨脂、焦山楂等加减治疗。配合猪肤膏长期服用。猪肤膏：血余炭 240g，猪肤 500g，共熬膏，每日 2 次，每次 1 匙。张会川认为：猪膏滋腻，助热生湿，对于湿热黄疸恐不宜，对于本病乃取其润燥消瘀之功，久服才能取效。并用此法治疗本病 2 例，皆获于停用可的松类药物后症状好转，色素沉着十减七八之效。

（二）从肾虚论治

沈金鳌等认为本病是由肾虚所致，治疗中根据肾中有阴阳，具有互根之特点，阴虚久而损及阳，阳虚久亦损及阴，故肾虚者治疗上须以阴阳互根观点为基础，阴阳并补为主。药用熟地黄、山茱萸、山药、补骨脂、杜仲、菟丝子、巴戟天、枸杞子等，若阴虚症状不明显，则酌加附子、桂枝。

（三）从脾肾阳虚论治

王渭川用补脾肾方治疗本病脾肾阳虚型。药用潞党参、生黄芪、鸡血藤、桑寄生、菟丝子、杜仲、续断、鹿角胶、补骨脂、鸡内金、地鳖虫、生蒲黄、琥珀末。气虚甚者，用红参代党参，西洋参代北沙参；浮肿者加熟附片、糯米草；兼脾湿者，加苍术、广藿香。使用注意：①大便燥结者禁用大黄、芒硝等峻下之品；②本病乃久病痼疾，故疗程宜长，故以 50 剂（每日 1 剂）为 1 个疗程，2 个疗程后用同方丸剂或膏剂巩固。

（徐洪涛）

第三节　原发性醛固酮增多症

原发性醛固酮增多症（primary aldosteronism，PA）是由于肾上腺皮质肿瘤或增生导致醛固酮分泌增多，引起水钠潴留，抑制肾素-血管紧张素系统，简称原醛症。既往认为发病率较低，占高血压患者的 1%～2%，近年研究显示 PA 占所有高血压的 5%～10%。因 PA 患者较同龄、同性别、相同血压水平的原发性高血压患者、心脑血管疾病患病率更高，故及时诊治至关重要。

原发性醛固酮增多症从临床表现看，该症与中医的"眩晕"、"痿证"、"头痛"较为接近。

一、临床诊断要点与鉴别诊断

（一）临床诊断要点

1. 临床诊断

（1）在有原醛症高危因素的高血压患者中筛查可能的原醛症患者。

（2）进行原醛症的确诊试验。

（3）进行原醛症的亚型分型及定位诊断。

患者往往有如下临床表现。

高血压：是原醛症患者主要和早期的表现，98% 的患者伴有不同程度的高血压，随着病程进展，血压可逐渐增高，呈中度及重度高血压，且对一般降压药物治疗抵抗。

低血钾，高尿钾：因醛固酮作用所致肾小管排钾增多，80%～90% 的患者出现自发性低血钾。早期患者血钾可正常或在正常低限，仅在使用利尿剂、呕吐、腹泻等情况时出现低血钾。随着疾病进展可表现出持续低血钾，常在 3.0mmol/L 以下，并出现低血钾相关症状。

周期性肌肉无力或瘫痪：也是该病的常见症状，因醛固酮致血钾下降导致患者出现肌肉无力，严重者可出现瘫痪。同时低钾可诱发碱中毒，导致血钙下降，诱发手足抽搐，指端麻木。

2. 相关检查

（1）筛查人群

1）血压水平相当于 2005 年中国高血压指南中 2 级（血压≥160～179/100mmHg）、3 级（血压≥180/110mmHg）的高血压患者。

2）难治性高血压：包括使用三种以上降压药物，血压未能控制于 140/90mmHg 以下者，或者使用 4 种及 4 种以上降压药物，血压控制在正常范围的高血压患者。

3）高血压伴有持续性或利尿剂引起的低血钾。

4）高血压伴有肾上腺偶发瘤。

5）有早发高血压或 40 岁以前发生脑血管意外家族史的高血压患者。

6）一级亲属中有原醛症患者的所有高血压患者。

（2）筛查试验：ARR（血浆醛固酮/血浆肾素活性比值），以往一度认为原醛症比较少见，只占高血压患者的 2%以下，但自 1981 年，Hiramatsu 等以血浆醛固酮/血浆肾素活性比值（ARR）为指标，成功地从 384 例高血压患者中筛查出 9 例原醛症患者以来，ARR 逐渐成为原醛症筛查的常用指标，并且广泛应用于筛查原醛症，使得原醛症的诊出率明显提高。各国 AR 的切割值差异较大，我国内分泌学会于 2008 年公布了《原发性醛同酮增多症患者的病例检测、诊断和治疗：内分泌学会临床实践指南》，指南指出大多数医疗中心的 ARR 值的切割点介于 20～40（ng/dl）/[ng/（ml·h）]，以 30（ng/dl）/[ng/（ml·h）]居多。上海瑞金医院高血压科和上海市高血压研究所于 2006 年首家提出了中国人的 ARR 切割点，为 240（pg/ml）/[ng/（ml·h）]，相当于 24（ng/dl）/[ng/（ml·h）]，其敏感性和特异性分别为 93.3%和 93.8%。由于一些降压药物对 RAS 系统有激发或抑制作用，因此，需在充分停药或换药基础上，进行 ARR 的测定。通常情况下，β 受体阻滞剂、血管紧张素转换酶抑制剂、血管紧张素受体拮抗剂、短效双氢吡啶类钙离子拮抗剂和可乐定等需停用 2 周以上，利尿剂停用 4 周以上。醛固酮拮抗剂则需停用 6 周以上。如果患者不适宜停药，可换用对 RAS 系统影响较小的药物，如缓释维拉帕米，或者 α 受体拮抗剂如特拉唑嗪等。此外，进行 ARR 测定前，患者应保持正常钠盐摄入，纠正低血钾。静脉采血为上午 8～10 点，在患者立位 2h 后进行。如果患者两次 ARR 比值均高于切割值。应进一步做原醛确诊试验。

（3）确诊试验：原固症筛查存在一定的假阳性率，对可疑患者应做进一步确诊试验。目前推荐临床确诊原醛症的试验包括氟氢可的松试验、口服钠盐负荷试验、静脉盐水负荷试验和卡托普利试验，其确诊率为 88%～100%。

1）盐水负荷试验：生理情况下细胞外液容量扩张或肾小管腔内钠离子浓度升高时，肾素分泌受抑制，醛固酮分泌减少，肾脏排钠增多，从而使高钠及高容量状况得以纠正，体内代谢维持平衡；原醛症患者醛固酮分泌呈自主性，不受高钠摄入的抑制。方法：患者取卧位，予静脉滴注生理盐水 2000ml，4h 小时内输完，输注前后测定血浆醛固酮。结果判定：目前认为盐水试验后的血浆醛固酮如果超过 10ng/（ml·h），肾素小于 1.0ng/（ml·h），则多可明确原醛症；小于 5ng/ml，则原醛症可能性小；介于 5～10ng/dl，则需权衡。

2）高钠试验：在高血压及低血钾得到控制后，每日摄入高钠饮食，钠 218mmol/d（约等于 NaCl 12.8g），连续 3 日，在高钠饮食的第 3 日留取 24h 尿测定醛固酮、钠及肌酐。结果判定：24h 尿钠大于 200mmol/L 说明钠摄入充足，24h 醛固酮大于 12mg/24 h，应考虑自主性醛固酮分泌。该试验的敏感性和特异性分别为 96% 和 93%。严重高血压患者进行该试验时应仔细评估其风险，该项试验进行过程中可增加尿钾排泄，导致低血钾加重，因此试验过程中应加强补钾，并密切监测血钾水平。

3）卡托普利试验：为 ACE 抑制剂，可降低肾素调节的醛固酮分泌。方法：清晨卧位抽血测醛固酮及 PRA，予卡托普利 50mg 口服，2h 后予坐位抽血测醛固酮和 PRA。结果判定：正常人服卡托普利后血醛固酮水平降低，通常降低＞30%，或＜416pmol/L（15ng/dl），而 PRA 增加，原醛症患者无明显变化。该敏感性为 90%～100%，特异性为 50%～80%。

4）氟氢可的松抑制试验：患者口服 0.1mg 氟氢可的松，每 6h 1 次，共 4 日，同时应用 KCl 缓释片进行补充（每 6h 1 次，使血钾保持接近 4.0mmol/L），应用缓释 NaCl（30mmol，每日 3 次与餐同服）及保持足够的食物盐摄取，以保证尿钠排泄率至少为 3mmol/kg 体重，第 4 日上午 10 点取血醛固酮和 PRA，患者应取坐位，血浆皮质醇应测上午 7 点和 10 点值。结果判定：第 4 日晨 10 点立位血浆醛固酮＞6ng/dl 同时 PRA＜1ng/（ml·h），血浆皮质醇在 10 点的值小于 7 点的值（排除 ACTH 混杂的影响）则可确诊原醛。该试验目前在临床已较少使用。

（4）原醛症的定位

1）肾上腺 CT：有助于发现直径在 1cm 以上的占位病变，但对小于 1cm 的腺瘤，CT 检出率低于 25%，CT 与肾上腺静脉取血的一致率仅为 53%，因此，为了明确治疗方案，对有手术意愿与可能的患者，应辅以肾上腺静脉取血。

2）肾上腺静脉取血：目前肾上腺静脉取血被认为是原醛分型、定位的金标准，该技术在两侧肾上腺静脉直接取血能较精确地反映患者肾上腺分泌醛固酮的量。其判别一侧肾上腺优势分泌的敏感性和特异性分别是 95% 和 100%。

（二）鉴别诊断

1. 原发性高血压

服用噻嗪类排钾利尿剂而致低血钾的原发性高血压与原醛症的鉴别有时较难，特别是与低肾素性原发性高血压鉴别。可先停用利尿剂 2～4 周，观察血钾变化，如为利尿剂引起，则停药后血钾可恢复正常；同时测定血浆醛固酮、PRA 水平，必要时可行肾上腺 CT 扫描；病史、高血压家族史、卡托普利试验等对鉴别诊断有较大帮助。

2. 继发性醛固酮增多症

肾性高血压、急进型恶性高血压致肾脏缺血而引起的继发性醛固酮增多症，其大部分患者也可有低血钾。此种患者一般来说高血压病程进展较快，眼底改变较明显，肾动脉狭窄时腹部可闻到血管杂音，恶性高血压者常有心、脑、肾并发症，PAC 及 PRA 均增高，因此不难鉴别。肾血流图、肾血管多普勒超声检查、卡托普利肾图、必要时肾动脉造影等可帮助确诊肾动脉狭窄。

3. 肾脏疾病

（1）低钾性肾病：如低钾性间质性肾炎、肾小管酸中毒、Fancoi 综合征等，因多有明显的肾功能改变及血 pH 变化，且为继发性醛固酮增多，因此不难鉴别。

（2）Liddle 综合征：为一种常染色体显性遗传性疾病，表现为肾脏贮钠过多症候群，临床表现为高血压、低血钾、碱中毒、尿钾排泄增多，但醛固酮分泌正常或稍低于正常。口服醛固酮拮抗剂——螺内酯不能纠正低钾血症，而肾小管钠离子转运抑制剂——氨苯喋啶可使尿排钠增加，排钾减少，血压恢复正常，故借此可进行鉴别。

（3）肾素分泌瘤：分泌肾素的肿瘤致高肾素、高醛固酮，多见于青少年。测定血浆醛固酮水平及肾素活性，行肾脏影像学检查等可确诊。

4. 皮质醇增多症

因肾上腺肿瘤或增生而分泌大量皮质醇，临床上也可出现高血压、低血钾，但此症有典型的向心性肥胖及其他高皮质醇血症的体征，且血、尿皮质醇水平增高，因此可与原醛症进行鉴别。

5. 异位 ACTH 综合征

异位 ACTH 综合征常见于支气管癌、类癌、小细胞肺癌、胸腺类癌等恶性肿瘤患者，由于肿瘤组织产生 ACTH 样物质刺激肾上腺，引起肾上腺皮质增生，临床上出现高血压、低钾血症，但此类患者一般有原发病的症状和体征，故不难鉴别。

6. 先天性肾上腺皮质增生（CAH）

在肾上腺类固醇激素合成过程中，由于某种酶缺乏醛固酮的合成减少，但去氧皮质酮（DOC）、皮质酮（B）、18-羟去氧皮质酮（18-OH-DOC）及 18-羟皮质酮（18-OH-B）的生成增加，临床上出现盐皮质激素增多所致的高血压、低血钾等症状，但因同时也存在性激素合成障碍而表现为性腺发育异常，如原发闭经、假两性畸形等，因此从病史、体征，染色体及实验室检查等可予以鉴别。

7. DOC 分泌瘤

因肾上腺肿瘤分泌大量 DOC 而产生盐皮质激素性高血压，但此肿瘤瘤体通常较大并多为恶性，有的可分泌雄激素或雌激素增多但皮质醇的分泌正常，有的患者可有水肿。由于 DOC 水平明显升高，血浆肾素活性及醛固酮水平可受抑制。CT 扫描可提示肾上腺肿瘤。

8. 雌激素及口服避孕药所致高血压

因雌激素可通过激活肾素-血管紧张素系统而刺激醛固酮分泌，引起高血压、低血钾，故鉴别诊断主要依据病史、服药史及停药后上述改变可恢复正常来进行判断。

二、中医辨病诊断

（一）诊断依据

（1）部分患者发病前多有毒性药物接触史或家族遗传史。

（2）临床表现：患者常表现为头痛，头晕，耳鸣，肌肉痿软，烦渴，多饮，多尿，舌质偏红，脉沉细。或伴有脘腹痞胀，甚至腹胀如鼓，恶心，纳差，口渴，肢体痿软麻木，小腿困重，头重，视物模糊，苔白腻，脉迟缓。

（二）类证鉴别

1. 与痹病相鉴别

久病痹病，也有肌肉消瘦者，与本病相似，但均有关节、肢体疼痛，与本病力弱不痛有根本的区别。

2. 与风痱相鉴别

风痱以步履不正，手足笨拙，动作不准，废而不用为主症，常伴有舌体病变，言语不利；而痿病则以力弱，肌肉萎缩为主症，两者有所区别。两者均可隐袭起病，病久也可痿痹并病。

三、审析病因病机

1. 温热浸淫
久处湿地或涉水冒雨，感受外来湿邪，湿留不去，郁久化热，致湿热浸淫筋脉、影响气血的运行，使筋脉失于滋养而成痿。

2. 饮食不节
嗜食肥甘，过食辛辣，或长期嗜酒，损伤脾胃，健运失司，湿从中生，蕴湿积热，亦致湿热阻滞筋脉、气血运行不畅，使筋脉肌肉弛纵不收，而发本病；或脾失健运，水湿聚而生痰、痰阻中焦，清阳不升，清窍失养，发为眩晕或头痛。

3. 情志因素
忧思恼怒太过，肝失条达，肝气郁结，气郁化火，肝阴耗伤，肝阳上亢，可形成阴亏阳亢动风，发为眩晕。

4. 肝肾亏虚
先天不足或病久体虚，或房事不节伤及肝肾，精血受损，筋脉失其营养和濡润而致肢体痿弱无力；肾主藏精生髓，脑为髓之海。髓海空虚，发为眩晕。

5. 瘀血阻络
跌仆损伤，气血瘀阻，不得畅行，阻滞筋脉，四肢筋脉失养而成痿；气血不能上荣头目而眩晕。

本病的病位在肝，继则脾肾，最终可及五脏。病理性质是本虚标实，病初以标实为主，后以正虚为主。病机总以肝脾肾虚损，湿热痰瘀阻滞为关键。以肝肾不足，脾气亏虚为主要病理基础，上实下虚为其主要病机。

四、明确辨证要点

1. 辨虚实
凡起病急，发展较快，肢体力弱，或拘急麻木，肌肉萎缩尚不明显，属实证；而起病缓慢，渐进加重，病程长，肢体弛缓，肌肉萎缩明显者，多属虚证。

2. 辨脏腑
发生于热病过程中，或热病之后，伴咽干咳嗽者，病变在肺；若面色萎黄不华，食少便溏者，病变在脾胃；起病缓慢，腰脊酸软，遗精耳鸣，月经不调，病变在肝肾。

五、确立治疗方略

1. 治痿取中应悉两土之虚实
两土之治有脾胃之别，痿之由虚者诚多，然而实者亦复不少，故取之法随证而异。临床总结为清肺润燥、清利湿热、益气健脾、滋阴补肾、温阳散寒、理气活血、通腑泻热、消食导滞八法，它们作为治痿常用方法，灵活运用。

2. 独取阳明

独取阳明即指治痿病应重视调理脾胃，因脾胃为后天之本，肺之津液来源于脾胃，肝肾的精血来源于脾胃的生化，只有脾胃健运，津液精血之源生化，才能充养肢体筋脉，有助于痿病的康复。所谓调理不尽属于补益，脾胃虚弱者固当健脾益胃；而脾胃为湿热所困者，又当清胃火去湿热，皆属治阳明调理之法。

3. 祛邪不可伤正，补益防止助邪

本病多属五脏内伤，精血受损。临床一般虚证居多，或虚实错杂。因此，补虚要分清气虚还是阴虚，气虚治阳明，阴虚补肝肾。临证又有夹湿、夹热、夹痰、夹瘀者，治疗时还当配合利湿清热化痰、祛瘀等法。此外，本病常有湿热、痰湿为患，用苦寒、燥湿、辛温等药物时要注意祛邪勿伤正，补虚扶正时亦当防止恋邪助邪。

4. 泻南补北

治痿病应重视滋阴清热，因肝肾精血不足，不独不能濡养筋脉，且阴虚则火旺，火旺则阴更亏，故滋阴可充养精血以润养筋骨，且滋阴有助降火；外感热毒，当清热解毒，火清热去则不再灼阴耗精，有存阴保津之效。若属虚火当滋阴以降火。若湿热当清热化湿而不伤阴。

六、辨证论治

1. 肺热津伤证

（1）抓主症：病起发热之时，或热退后突然肢体软弱无力，皮肤枯燥，心烦口渴。

（2）察次症：口咽干咳呛少痰，小便短少，大便秘结。

（3）审舌脉：舌红苔黄，脉细数。

（4）择治法：清热润肺，濡养筋脉。

（5）选方用药思路：本证为温热之邪犯肺，肺脏气阴受伤，津液不足，肢体筋脉失于濡养而致，方用清燥救肺汤。方中以人参、麦冬、生甘草甘润生津，益气养阴；生石膏、霜桑叶、苦杏仁、火麻仁宣肺清热、润燥降逆；蜜炙枇杷叶、阿胶、炒胡麻仁润肺滋阴清燥。若壮热，口渴，汗多，则重用生石膏，还可加金银花、连翘以清热解毒、养阴生津。

（6）据兼症化裁：若咳呛少痰，加炙瓜蒌、桑白皮、川贝、知母润肺止咳化痰。咽干不利者，加天花粉、玉竹、百合养阴生津。若身热退净，食欲减退，口燥咽干较甚者，证属肺胃阴伤，可合用益胃汤加薏苡仁、山药、生谷芽之类，益胃生津。

2. 湿热浸淫证

（1）抓主症：四肢痿软，肢体困重，或微肿麻木，尤多见于下肢。

（2）察次症：足胫热蒸，或发热，胸脘痞闷，小便赤涩。

（3）审舌脉：舌红苔黄腻，脉细数而濡。

（4）择治法：清热燥湿，通利筋脉。

（5）选方用药思路：本证为湿热浸淫肌肤经脉，气血运行不畅而致，方用加味二妙散。方中黄柏苦寒清热燥湿；苍术健脾燥湿；萆薢导湿热从小便而出；当归、牛膝活血通络；龟甲滋阴潜阳，养肾壮骨。全方合用，有清化下焦湿热，而又不伤阴之效。

（6）据兼症化裁：若湿盛伴胸脘痞闷，肢重且肿者，可加厚朴、薏苡仁、茯苓、泽泻理气化湿。若长夏雨季，酌加藿香、佩兰芳香化浊。若形体消瘦，自觉足胫热气上腾，心烦，舌红或苔中剥，脉细数为热甚伤阴，上方去苍术加生地黄、麦冬以养阴清热。如肢体麻木，关节运动不利，舌质紫，脉细涩，为夹瘀之证，加赤芍、丹参、红花活血通络。

3. 脾胃亏虚证

（1）抓主症：肢体痿软无力日重，食少纳呆，腹胀便溏。

（2）察次症：面浮不华，神疲乏力。

（3）审舌脉：舌淡，舌体胖大，苔薄白，脉沉细或沉弱。

（4）择治法：健脾益气。

（5）选方用药思路：本证为脾胃虚弱，气血生化不足，筋脉失养而致，方用参苓白术散。方中人参、白术、山药、扁豆、莲子肉甘温健脾益气；茯苓、薏苡仁健脾渗湿；陈皮、砂仁和胃醒脾。

（6）据兼症化裁：心悸气短者，加黄芪、当归益气生血。如肌肉麻木不仁，苔白腻者，加橘络、白芥子化痰通络；若肥人多痰，可合用六君子汤补脾化痰。中气不足，可合用补中益气汤。

4. 肝肾亏损证

（1）抓主症：起病缓慢，四肢痿弱无力，腰脊酸软，不能久立。

（2）察次症：或伴眩晕、耳鸣、遗精早泄，或月经不调，甚至步履全废，腿胫大肉渐脱。

（3）审舌脉：舌红少苔，脉沉细数。

（4）择治法：补益肝肾，滋阴清热。

（5）选方用药思路：本证为肝肾亏虚，不能濡养筋脉而致，方用虎潜丸。方中虎骨（可用狗骨代）、牛膝壮筋骨利关节；锁阳温肾益精；当归、白芍养血柔肝荣筋；黄柏、知母、熟地黄、龟甲滋阴补肾清热；少佐陈皮以利气，干姜以通阳。

（6）据兼症化裁：热甚者去锁阳、干姜，或用六味地黄丸加牛骨髓、猪骨髓、鹿角胶、枸杞子、砂仁治之。若兼见面色萎黄不华，心悸，舌淡红，脉细弱者，加黄芪、党参、当归、鸡血藤以补养气血。若久病阴损及阳，症见怕冷，阳痿，小便清长，舌淡，脉沉细无力者，不可用凉药以伐生气，虎潜丸去黄柏、知母，酌加鹿角片、补骨脂、肉桂、附子等补肾壮阳。此外，也可加紫河车粉，或用牛骨髓、猪骨髓煮熟，捣烂和薏米粉，再用白糖或红糖调服。

七、中成药选用

1. 健步虎潜丸

主证：肝肾亏损证。

组成：知母20g，黄柏40g，熟地黄20g，龟甲（制）40g，当归10g，白芍20g，虎骨（制）10g，牛膝35g，锁阳10g，陈皮7.5g，干姜5g，羊肉320g。

用法：口服，每日2次，每次1丸（每丸重9g），淡盐汤或温开水送服。

2. 四妙丸

主证：湿热浸淫证。

组成：苍术、黄柏、牛膝、薏苡仁。

用法：口服，成人每次6g，每日3次，小儿用量酌减。

八、单方验方

1. 杜仲炖猪肚

杜仲 30g，猪肚 250g，共煮去药，饮汤食肉。有补肝肾、强筋骨、降血压功效。主治原醛症属肝肾亏虚证。

2. 青鱼煮韭黄

用青鱼 50g，去鳞及内脏，加韭黄 250g，煮食之。能补气化湿，主治原醛症脚弱无力，下肢重痛的气虚夹湿型。

3. 朱进忠方

组方：牛膝 12g，地龙 9g，秦艽 6g，香附 9g，甘草 6g，当归 6g，白芍 9g，黄柏 9g，五灵脂 9g，桃仁 9g，红花 9g，羌活 3g，黄芪 15g。用法：水煎服，每日 1 剂。功效：益气养血，理气活血，燥湿清热。

4. 杜仲秦艽汤

组成：杜仲 9g，秦艽 12g，天麻 12g，防己 10g，乳香 10g，没药 10g，红花 9g，三七 10g（粉冲），威灵仙 10g，松节 10g，桂枝 12g。用法：水煎服，每日 1 剂。功效：益肝肾，除风湿，止痹痛。主治原醛症以神经肌肉功能障碍为主者。

5. 建瓴汤（《医学衷中参西录》）加葛根

组成：生山药、怀牛膝、生赭石、生龙骨、生牡蛎、生地黄、生白芍、柏子仁、磁石。用法：煎汤口服，每日 1 剂。功效：滋阴潜阳，健脾利湿。主治：肝肾阴虚，肝阳上亢证。

九、中医特色治疗

《素问·痿论》"各补其荥而通其俞，调其虚实，和其逆顺"是针刺治疗痿证的一个重要原则，为历代医家所重视。对痿证的治疗除内服药物外，还应配合针灸、推拿、气功等综合疗法，并应加强肢体活动，有助于提高疗效。

常取腰部夹脊以强腰疗下肢之痿；伏兔、足三里、解溪是足阳明经穴，阳明经乃多气多血之经，主润宗筋，阳明经气通畅，筋脉得以濡润；阳陵泉为筋之所会，绝骨为髓之所会，筋强骨坚，痿症乃愈。

十、预防调护

1. 预防

针对病因预防，如锻炼身体，增强体质，防潮湿，适寒温，避免感受外邪；饮食有节，起居有时，不妄作劳及根据体质服用一些药物，如易感冒者服用玉屏风散，脾胃虚弱者服用六君子丸，老年人常服六味地黄丸等，可起到一定的预防作用。

2. 调护

突然发病或发热的患者，应卧床休息。对高热患者应注意病室通风和降温处理。对神志昏迷、呼吸困难、吞咽困难者，应特别护理，密切观察病情，及时做出应急处理。对痿废的肢体要进行按摩、理疗、锻炼以免肌肉进一步萎缩；长期卧床者，要按时帮助翻身，避免压疮发生，同时做好防寒保暖，避免冻伤和烫伤。饮食上宜清淡而富于营养，少食辛辣肥甘、酗酒，以免助热生痰。

十一、各家发挥

（一）从肝肾论治

尚尔寿尤为重视肝，提出肝为痿证病理变化的核心之脏。根据张景岳"酌寒热之浅深，审虚实之缓急"之说，结合痿证以肌肉萎缩无力为主症，常伴有筋肉颤动、肢体颤抖、舌颤、肢节挛缩、走路路摇摆等，且部分属遗传性疾病的临床特点，认为先天禀赋不足为其主要内因，六淫之邪作祟为其外在诱因；虚则为肝脾肾虚，实则为痰浊、湿热、血瘀、风邪等，其病常由虚致实，由实致虚，而成虚实错杂之证。在临床中，从肝血不足到形成肝风内动的病理过程贯穿于本病的全过程，尚尔寿以平肝熄风、补益肝肾、健脾益气、祛痰通络为治疗总则，制订了复肌宁胶囊Ⅰ号、Ⅱ号，复肌汤等系列方药。伊达伟在治疗肝郁气结所致的痿证时，注重肝脾同治，同时配合使用心理疗法，消除患者忧虑，增强患者信心，从而提高疗效。

江克明认为肝司升发疏泄，藏血主筋，筋膜有赖于肝血的滋养；筋得其所养，才能运动有力而灵活。肝易郁结而失升发疏泄，久郁易化火耗血伤阴，则筋膜失养，筋力不健，运动不利。且木旺可反侮于金，热灼津伤而致痿。故提出清肝泻火利湿法治疗肝火上炎、湿热下注的痿证，疗效确切。

已故名医曹鸣高在临床上通过仔细观察发现：痿证患者往往病前罹患诸恙，多为杂病而不单为热病，发病则病程漫长，并具有肝肾不足兼有瘀滞的表现。在补益肝肾方面，曹鸣高强调：一是补，二是要平。因为痿证患者，多病久疾深，后天失调在所难免，因此，"治痿独取阳明"虽有失偏颇，但顾护脾胃、补益后天亦不失为治痿之大旨。况补益肝肾之品作用的发挥还有赖于脾胃之运化功能正常；所谓平者，即味不在多，量不宜重，补益在薄而不在腻，痼疾当缓而不宜急，以免滋腻碍胃滞脾，欲速而不达。曹鸣高用药桑寄生、怀牛膝、生地黄、狗脊、覆盆子之类为主，并喜伍以伏苓、白术等健脾助运之品。

（二）从瘀血论治

陈亦人认为痿病日久多易生瘀，或热邪灼津，阴血亏虚，血浓行迟，久而为瘀；或元气亏虚，推血无力，血滞生瘀；或湿邪痰浊，阻滞气机，气滞血瘀；或肝肾精髓空虚日久，脉络凝滞，易生瘀血等。此时若单纯补血益精，于事无补，而应活血化瘀，瘀血一去，新血自生，阴血一复，肌肉得养，痿废可复。根据病程新久不同，选用活血化瘀药，病轻或新得者，取卷柏、莪术，病久或较重者多用水蛭、地鳖虫。痿证之机，与经络阻滞、输道不畅密切相关。湿热郁遏、瘀血阻滞、痰浊壅塞、甚或脏腑机能失调诸因，皆可致经络不通，通道闭塞。故治当通经透络，俾道通枢畅，人身阴阳气虚输布如常，荣肌养筋，润窍利节，萎枯之患自解。通经透络之法，除据病情采用活血化瘀、化痰除湿、调理阴阳外，陈亦人多选用葛根、忍冬藤、州木瓜、鸡血藤等，或单味加入，或联合应用，同时强调，尽量选择贴近病机、一物多用者，如兼瘀者用鸡血藤，阳虚者选桂枝、细辛，津伤者选葛根，有热者用忍冬藤等，这样疗效更佳。他同时也注重化痰除湿通络，运用此法常注意分清夹热夹寒，有热者多用木瓜、黄柏、薏苡仁、瓜子金，偏寒者多用苍术。

（三）从湿热论治

程亦成认为痿证病因不外虚实两端，实证或虚实夹杂者多，纯虚者少，虚者多为气血不足、肝肾亏虚，而使筋脉失于濡养，实者常由湿邪犯人所致。故治疗常以逐湿通络法，常用药物有茯苓、蚕沙、薏苡仁、木防己、当归、茜草根、川牛膝、络石藤、独活、桑寄生等，疗效显著。湿邪犯人，或夹风邪，或与热兼，或与寒并，寒湿久之又可转化为湿热，又湿为阴邪，易伤人阳气，故临证时，当辨明寒热虚实酌情随证加减用药。湿邪所致下肢沉重无力，易被误作虚治而投以补益肝肾及虎潜之类，若综观其起病过程，抓住"重"、"麻"、"肿"三字，自不难与肝肾亏虚的下肢痿软相区别。

（四）从阳虚论治

曹鸣高认为本病日久多有阳虚之证，如肢软筋痿、腰酸耳鸣、眩晕健忘或视力下降、面色苍白、神疲肢冷、齿摇发落、爪甲枯脆、脉沉细等，同时兼有肤色较暗、有斑点或色素沉着、舌质紫暗或有瘀斑瘀点等血瘀之征。故治疗上要注重养阳。养阳时要注意两个方面：一是阴中求阳，所谓养阳，既不同于大温大热之回阳救逆，亦有别于阴虚火旺之引火归原。精血、津液皆属形、属阴，是保障生命活动的物质基础，若无阳气的熏蒸、运载和输布，一味单补，则阴精会留而不行，滞而成瘀成痰，不能发挥灌溉脏腑、濡养百脉的作用，而形成病理产物。故主张"用阳引阴"的方法，既要培补阴精，又要振奋阳气，以达到阴平阳秘。曹鸣高认为临床上阳虚者发病多因居住潮湿或冒雨涉水等感受寒湿之邪而诱发。"寒主收引，湿性粘滞"，寒湿之邪为病多易阻碍气血运行而使血气不利，故此类患者多存在寒湿停滞、阳气郁遏、脉络痹阻之征。营血运行不息，全赖阳气之推动，且四肢为诸阳之末，阳气郁遏，则血行受阻，四肢失养，以致手不能握物，足不能任身。因此治疗本病不能单纯养阳，而应在此基础上佐以通阳。不论何种证型，在临床上多酌加桂枝、细辛、当归等温阳通络之品及地龙、乌梢蛇等搜风通络之品，使阳气流通，以通为补。

（刘影哲）

第八章 男性内分泌疾病

第一节 男性性腺功能减退症

男性性功能减退症（male hypogonadism）可因睾丸病变或下丘脑-垂体病变引起生精功能障碍（不育）或雄激素分泌明显减少而无男性第二性征。

男性迟发性性腺功能减退症（late-onset hypogonadism，LOH）是指中老年男性随着年龄的增加而睾酮水平进行性下降，血清睾酮水平低于健康青年男性的正常范围，并出现一系列雄激素部分缺乏的临床症状和体征的综合征。其临床症状可分为性与非性两种类型：性症状主要包括勃起功能障碍（erectile dysfunction，ED）、阴茎晨勃频率的减少、性的思想降低（低性欲）、达到性高潮的难度增加、性高潮强烈程度的降低；非性症状则主要包括乏力、注意力不集中、情志抑郁、活力和（或）幸福感下降等。另外本病与贫血、骨量减少、骨质疏松、腹型肥胖和代谢综合征等也有着密切的联系，严重影响生活质量，并给多器官及系统的功能带来不良影响。本病又名"男性更年期综合征"，在中医学上属于"绝雄"、"男子脏躁"、"阳痿"、"郁证"等病的范畴。

一、临床诊断要点与鉴别诊断

（一）诊断标准

对于性腺功能低下的患者首先应仔细询问病史，了解患者生长发育史、性功能和生育史，有无慢性疾病、毒物、药物接触史和烟、酒嗜好。查体应详尽，测量身高、指距、上下部量。注意毛发的分布和数量。检查男性乳腺发育情况，以及睾丸的部位、大小和质地。通过血浆睾酮水平测定、精液检查和睾丸活检等明确睾丸的功能状况。依据血浆促性腺激素的水平可以区分低促性腺激素型和高促性腺激素型性腺功能低下。通过 GnRH 兴奋试验、hCG 刺激试验、染色体核型分析和血浆双氢睾酮水平测定可进一步明确诊断，指导治疗。

1. 睾丸中细精管发育障碍

（1）隐睾症：出生时睾丸未降的发生率约10%，1 年后为 1.7%～3%，成年后仅为 0.3%～0.4%。约 93%的隐睾者伴腹股沟疝。腹腔内体温较高（阴囊内温度在 34℃以下），可影响细精管的发育，引起不育，而间质细胞敏感性较差，所以血清睾酮可处在正常水平。患者青春期有正常的男性表型。治疗越早越好，一般 6～7 岁为佳（见"副中肾管存留综合征"条）。

副中肾管存留综合征系男性在胚胎期副中肾管未完全退化，其原因可能为睾丸不能产生副中肾管抑制物，或是虽能产生，但副中肾管对其不起反应，因而副中肾管被存留下来。

体征：本病可为散发性或家族性，遗传方式大概为男性的常染色体隐性遗传，还不能排除伴 X 遗传的可能性。患者外生殖器发育符合正常男性，常有一侧或双侧隐睾症及腹股沟疝。在作隐睾症或腹股沟疝修复手术时，于腹部或腹股沟疝内发现发育不良的子宫和输卵管。睾丸和输精管发育与睾丸位置有关。腹腔内睾丸有可能发生肿瘤，如畸胎瘤、精原细胞瘤。

治疗：应保留男性性别，子宫和输卵管可切除，但因容易误伤输精管，影响生育功能，近年不主张切除。

（2）睾丸炎常见于腮腺炎后，15%～25%腮腺炎可引起睾丸炎，也可见于水痘、柯萨奇病毒感染，可导致细精管硬化和透明样变。约 5%患者可致不育，但间质细胞功能往往完好。

（3）放疗或药物所致的损伤 生精上皮较间质细胞对放疗和化疗更敏感，前者允许的最大安全剂量是 4～6Gy。后者为＞8Gy。其次有环磷酰胺、苯丁酸氮芥（瘤可宁）等细胞毒药物。

（4）先天性肌强直性萎缩可伴有细精管发育障碍，雄激素不足，青春期男性乳房发育，同时可有晶状体混浊、秃顶等先天畸形。

2. 细精管和间质细胞发育障碍

（1）Klinefelter 综合征[克兰费尔特综合征（Kleinfelters syndrome）（47，XXY）]是一种较常见的因染色体数目异常引起的并伴有多种异常表现的综合征。男性额外多了一条女性的性染色体。外表是男性，但通常阴茎比常人小，无生育能力，智力低下发生率增多。

目前医学界尚未找到有效的预防和治疗方法，只能通过遗传咨询、生育指导和产前检查来避免生下病残儿。

（2）男性 Turner 综合征核型为 45XO，患者常有未下降之睾丸及细精管发育不良，间质细胞在促性腺激素刺激下相对增生，睾丸癌变率较低。

（3）Noonan-ullrich 综合征又称假 Turner 综合征，核型有两种：46XX 女性表现型和 46XY 男性表现型。女性可见性发育延迟，男性可有隐睾。两性均有 Turner 综合征的性腺外先天性畸形，如颈蹼、盾胸、先天性心脏病等。Noonan 综合征者矮小不常见，但智力迟钝较 Turner 综合征多见，且有一个家族中发现数例此征的报道。

（4）Reifenstein 综合征又称家族性不完全性睾丸女性化综合征，不完全性雄激素不敏感性，有 46XY 核型，血浆黄体生成激素、睾酮、雌二醇都高于正常男性，出生时外生殖器有两性畸形，但多偏于男性，有阴茎尿道下裂、隐睾等，睾丸中细精管发育障碍，无精子形成，青春期有男性乳房发育。腹腔内睾丸因有恶变可能宜手术摘除，并以雄激素替代治疗，修复外生殖器畸形。

（5）细精管退化仅有支持细胞，血 FSH 升高，LH 正常范围，除不育外，不需治疗。

（6）家族性原发性睾丸发育不良伴有失明、耳聋、代谢异常，患者细精管透明样变性，无精子生成，但有正常的男性第二性征，血尿酸、三酰甘油均升高。

3. 低促性腺激素引起的性腺发育障碍

（1）Kallman 综合征：下丘脑促性腺激素释放激素分泌部位及嗅球受损，患者睾丸、阴茎细小，无男性第二性征，可伴有色盲，神经性耳聋，心、骨骼畸形，耳聋，兔唇，身材矮小等先天性畸形。也可伴有肥胖、糖尿病、智力减退等，其发生率男的约 1/10000，女的约 1/50000，是 X 连锁常染色体显性或隐性遗传性疾病。散发或有家族倾向。

（2）Prader-Willi 综合征：有低肌张力、智力减退、性功能减退、肥胖等特点。男性较多见。

（3）Laurence-Moon-Biedl 综合征：男性较女性多见（男∶女为 2∶1），可有肥胖、性不发育、智力减退、色素性视网膜炎、多指（趾）畸形等特点。

（二）鉴别诊断

关于此病的诊断标准，目前尚无统一认识。由于血液中的游离睾酮水平才能真正代表睾酮的生物学活性，因此应该测定游离睾酮的水平来进行精确诊断，但实际工作中测定游离睾酮存在困难。在国外，一般以血总睾酮水平小于 300ng/dl（12nmol/L），同时具有性欲减退、勃起功能障碍、工作耐力下降、脂肪含量增加等临床表现，考虑"男性迟发性性腺功能减退症"的诊断。若血睾酮水平低于 8nmol/L，则可明确诊断，患者往往可从雄激素补充治疗中获益。因为老年男性 LH（黄体生成素）水平可以不升高，所以 LH 的水平不是疾病诊断的必需条件。

需要注意，以上临床症状可能是多种因素共同作用或机体老龄化的结果，所以，这个所谓的诊断标准并不精确，有其局限性。在睾酮补充治疗前，应对机体进行全面查体，基本除外结核、糖尿病或肿瘤等系统性疾病后，可考虑补充雄激素治疗。

1. 性欲降低

性欲降低表现为性兴趣、性欲望、性要求明显减退，性行为次数减少，但阴茎的勃起无障碍，特别是睡眠或清晨勃起良好。

2. 早泄

阴茎勃起正常，但未交媾，或插入阴道不到 1min 即发生射精，部分阳痿患者阴茎亦能勃起，临房时即萎软，无射精动作。

二、中医辨病诊断

（一）诊断依据

（1）病史：常有过敏史或家族史，常因饮食不当、情志失调、房劳过度等诱发。
（2）呈反复发作的慢性过程。
（3）发作前常有眩晕，腰膝酸软，健忘，须发早白等先兆。发作时阳痿，早泄，性欲减退，平时如常人，或可有易疲劳，头晕等症状。病程日久，慢性过程，反复发作。

（二）类证鉴别

本病概属于中医的虚劳范畴，虚劳需与肺痨相鉴别，肺痨在唐代以前，尚未将这两种病证加以区分，一般都统括在虚劳之内。宋代以后，即对虚劳与肺痨的区别有了明确的认识。两者鉴别的要点是：肺痨系正气不足而被痨虫侵袭所致，主要病位在肺，具有传染性，以阴虚火旺为其病理特点，以咳嗽、咯痰、咯血、潮热、盗汗、消瘦为主要临床症状，治疗以养阴清热、补肺杀虫（抗结核）为主要治则；而虚劳则由多种原因所导致，久虚不复，病程较长，无传染性，以脏腑气、血、阴、阳亏虚为其基本病机，分别出现五脏气、血、阴、阳亏虚的多种症状，以补虚扶正为基本治则，根据病情的不同而采用益气、养血、滋阴、温阳等法。

三、审析病因病机

1. 肝郁血瘀是本病的发作的病理基础

情志刺激：情志不遂，所愿不得，或悲伤过度，郁郁寡欢，致肝气郁结；暴怒气逆，肝疏泄太过，均可致肝失调达，气血不畅，宗筋失充，久病及肾致阳痿不举。戒丧过度房事不节，恣情纵欲，或手淫过度，均可伤精耗血，损及真阳，以致肾气虚惫，命门火衰，渐成本病。六淫侵袭，气候乍寒，或涉入冰水，寒邪侵袭，久滞肝脉，或久居湿地，或酷暑蒸腾，湿冷不去，肾气受损皆可致本病。

饮食不当：膏粱厚味，过食肥甘，或嗜酒过度，酿湿生热，内阻中焦，郁蒸肝胆；跌扑损伤，伤及肾府或玉茎，致经络伤损，气血无以舒通，或致瘀血阻于宗筋络脉，日久病极穷肾发为本病。

2. 肾虚为重

久病所累久病之人，正气虚惫，且易生痰、湿、瘀等病理产物，往往正虚邪实，损伤阳气，导致本病。

禀赋不足：父母体衰，或有重病大疾在身，所生之子往往禀赋不足，若少年失于调养，影响发育，或先天畸形，均可导致本病。

年高体衰：老年天癸渐竭，气血不充，往往多虚多瘀，阻遏阳道，宗筋失养，发为阳痿。此外，鳏夫孤居，或夫妇长期两地分居，久旷房事，亦可致败精阻窍，阳事不用；少年男子过早婚配，损伤稚阳，亦易患本病。

四、明确辨证要点

（一）辨虚实

分清虚实：本病有虚实之分，肝气郁结、肝经湿热、瘀血阻络者属实证；命门火衰者，则属虚证。青壮年多实证，老年人多虚证，临床上有相当比例的患者表现为虚实夹杂证。

（二）辨病位

明辨病位：因邪气侵犯的部位不同，阳痿的病位亦不同。因郁、怒等情志所伤者，病位在肝；突遇不测、大惊卒恐者，其病位多在胆、心、肾；湿热外袭者，病位多在肝经；内蕴湿热者，往往先犯脾，后侮肝；房室劳伤、命门火衰者，则病在肾。临床上有时单一脏腑发病，亦可累及多个脏腑及经络。

（三）辨寒热

细审寒热：因病机不同，阳痿的寒热性质亦不尽相同。热为阳邪，其性炎上，易伤阴津，易动血液。阳痿热证者，热邪常与湿邪夹杂侵犯肝经，临床多兼见阴囊潮湿、舌苔黄腻、脉象弦数。寒为阴邪，易伤阳气，其性收引凝聚。阳痿寒证者，多为寒邪入于肝经，临床多兼见阴囊湿冷、少腹拘急、舌苔白、脉沉弦或沉迟。此外，阳痿尚有虚寒和虚热证者。阳痿虚寒证，多表现为命门火衰，临床可兼见腰膝酸冷、肢体畏寒、夜尿频作、小便清长、舌质淡、脉沉细迟。阳痿虚热证，多表现为肾阴亏虚、阴虚火旺，临床可兼见五心烦热、潮热盗汗、舌质红、舌苔薄黄或剥脱、脉象细数。

五、确立治疗方略

本病归属于中医学"虚劳"、"阳痿"、"不寐"、"郁渐衰竭，真水枯竭，阴不制阳，阴阳失衡"，进而导致全身各脏腑功能紊乱（主要是心功能、肝功能、肾功能失调），发为迟发性性腺功能减退症，其根本病机为肾衰、天癸竭。治疗主要从病因病机入手，属虚者宜补，属实者宜泻，有火者宜清，无火者宜温。命门火衰者，真阳既虚，真阴多损，应温肾壮阳，滋肾填精，心脾受损者，补益心脾；恐惧伤肾者，益肾宁神。

六、辨证论治

1. 肾气虚证

（1）抓主症：阴茎不能勃起，或勃起而不坚，腰膝酸软，耳鸣失聪，短气自汗。

（2）察次症：神疲乏力，头晕健忘。

（3）审舌脉：舌淡白，脉细弱或沉弱。

（4）择治法：填肾精、益肾气。

（5）选方用药思路：肾主藏精，主生殖，为先天之本，肾气虚则阴茎痿软，勃起不坚。腰为肾之府，肾气虚则腰膝酸软。肾失封藏则不能濡养上窍，故耳鸣失聪。故选用金匮肾气丸加减治疗，以上药研细炼蜜为丸，每服10～15g，每日2～3次，早晚空腹服。或按原方比例，药物减量，水煎服，每日1剂。方中肉桂、制附片温肾阳，干地黄、淮山药、山茱萸滋补肾阴。

（6）据兼症化裁：腰膝酸痛无力者，可加杜仲10g、菟丝子10g、牛膝10g、补骨脂10g，以补肾通脉；眩晕耳鸣甚者，加龟板胶15g、鹿角胶15g填精补髓；遗精甚者加煅龙骨15g、煅牡蛎15g、芡实15g收涩固精；小便频数或不禁淋沥者，加乌药10g、桑螵蛸10g、金樱子10g、莲子15g固摄缩泉，月经失调而周期紊乱者，加菟丝子10g、枸杞10g、龟板胶15g、鹿角胶15g等补肾而固冲任。

2. 命门火衰证

（1）抓主症：阳痿势重，阴茎萎而不起，小便清长，夜尿频作。

（2）察次症：眩晕，耳鸣；腰膝酸冷，肢体畏寒。

（3）审舌脉：舌质淡，脉沉细迟。

（4）择治法；温补命门之火。

（5）选方用药思路：本证多由房事太过，或少年误犯手淫，以致精气虚寒，命门火衰，故用右归丸、斑龙丸、强力春宝（宝红丸）、苁蓉补肾丸、龟龄集散。常用药物如淫羊藿、巴戟天、肉苁蓉、菟丝子、紫梢花、鹿茸、杜仲、雄蚕蛾等补肾壮阳、温补命门。

（6）据兼症化裁：体型肥胖、口中黏腻、目胞微浮、肢体沉重懒动、舌淡体胖大的痰湿体质者，治宜化痰消脂，加神曲、猪苓、车前子等。

3. 胃气虚证

（1）抓主症：阳势不举，或举而不坚，胃脘不适、食后不化、形体消瘦。

（2）察次症：纳少口淡乏味，面色萎黄。

（3）审舌脉：舌淡苔白，脉虚弱或迟缓。

（4）择治法：补益胃气，佐以兴阳。

（5）选方用药思路：脾胃为后天之本，气血生化之源，脾胃气衰则后天化源无门，以致阳事不举，故用四君子汤或黄芪建中汤加减治疗。①四君子汤：人参 12g，白术 10g，茯苓 10g，甘草 4.5g。本方能甘温益气养胃。②黄芪建中汤：黄芪 30g，桂枝 10g，芍药 10g，炙甘草 10g，饴糖 30g，大枣 10g，生姜 10g。

（6）据兼症化裁：呕恶欲吐，用四君子汤加橘皮 10g、法半夏 10g，以和胃降气；呕吐痰涎清水者，可加吴茱萸、桂枝各 10g，以温中降逆。胸脘不舒，痞塞胀满者，加柴胡、升麻、枳实各 10g，厚朴 12g 以升清降浊、燥湿除满，或用半夏泻心汤，补泻同施；饮食不香，口淡无味者，应加砂仁 10g、神曲 15g、鸡内金 10g、藿香 6g 以醒胃运脾。胃脘隐痛，喜温喜按者，用黄芪建中汤加良姜 15g、香附 15g，以温中行气止痛。诸药配伍，共奏治疗中焦气虚之痿的功效。

4. 肝血虚证

（1）抓主症：性欲淡漠，阳举不坚。

（2）察次症：心悸怔忡，食少腹胀，易惊惕，气短乏力，便溏、纳呆。劳力、思虑过度，肝气损伤，心气血暗耗，脾运失职，致使水谷精微不能化血，血不滋脾，致肝脾两虚，宗筋失养。

（3）审舌脉：舌色淡，苔白，脉细。

（4）择治法：补血养肝，佐以兴阳。

（5）选方用药思路：肝主筋，主藏血，肝血亏虚，血不养筋则阳事不举，故用补肝汤或四物汤加减治疗。①补肝汤：当归 10g，生地黄 15g，白芍 15g，川芎 8g，酸枣仁 10g，木瓜 8g，甘草 6g。本方适用于肝血虚证。②四物汤加味：当归 10g，川芎 8g，熟地黄 20g，白芍 15g，何首乌 15g，阿胶 10g，鸡血藤 20g。本方适用于肝血虚，清窍失养之证。以上方药，水煎，取汁 250～300ml，每日 1～2 剂，分 2～3 次服。

（6）据兼症化裁：若见失眠多梦易惊醒者，宜补肝汤加知母 10g、朱茯神 15g、远志 12g；若见心悸，气短者加黄芪 10g、党参 10g；若见胁肋疼痛者，加柴胡 10g、川楝子 10g；若肢体麻木，抽搐，颤抖者，加伸筋草 30g、珍珠母 20g、全蝎 8g、僵蚕 10g；若兼脾虚失运者，加白术 12g、扁豆 20g、山药 20g、陈皮 10g；若肝火甚者，加龙胆草 12g、牡丹皮 10g；若动风者，加钩藤 15g、白蒺藜 20g、生龙骨 20g；若见便秘者，加玄参 15g、瓜蒌仁 15g；若见痰热盛者，加胆南星、天竺黄各 10g。若见月经不调，量少色淡，甚则闭经者，宜四物汤加枸杞 15g、益母草 20g；若痛经者，川芎增至 12g，当归增至 15g，加山药 15g、山茱萸 10g、巴戟天 10g、延胡索 10g；若见雀盲者，加石决明 10g、刺蒺藜 10g、鸡内金 10g。

5. 肝经湿热下注证

（1）抓主症：阴茎举而不坚，阴囊潮湿或痒，溲赤茎痛，急躁易怒，咽干口苦。

（2）察次症：胁肋、少腹、睾丸痛胀。

（3）审舌脉：舌红，苔黄腻，脉弦滑而数。

（4）择治法：清利肝经湿热。

（5）选方用药思路：湿热下注，扰动精室，故阴囊潮湿或痒，溲赤茎痛，急躁易怒，咽干口苦，故用龙胆泻肝汤加减治疗，蛇床子、龙胆草各9g，黄芩10g，栀子8g，泽泻10g，车前子10g，当归10g，柴胡10g，甘草6g，生地黄12g。本方适用于肝经湿热。方中龙胆草、车前子、泽泻清热利湿，当归、生地防苦寒伤阴。

（6）据兼症化裁：若带下色黄，阴囊肿痒明显者，加黄柏15g、苍术9g、牛膝15g；若阴囊红肿湿痒，流黄水者可加土茯苓15g、牡丹皮10g，若胁痛，口苦明显者加川楝8g，或配用左金丸；若有黄疸者加茵陈40g、虎杖20g；若见少腹痛，黄带时下者加蒲公英30g、金银花10g、车前子12g；若小便淋浊者加金银花20g、茅根30g，车前子增至30g；若耳聋、耳肿者加蔓荆子10g、牛膝15g。

6. 脾胃湿热证

（1）抓主症：性欲淡漠，阳事不举。

（2）察次症：纳呆呕恶、口黏口甜、脘腹闷满、四肢沉重。

（3）审舌脉：舌苔黄腻，脉濡数。

（4）择治法：宣畅中焦，化湿清热。

（5）选方用药思路：饮食不节，损伤脾胃，蕴湿生热，伤脾碍胃，气机阻滞，阳事不举，故用甘露消毒丹、燃照汤或中满分消丸加减治疗。①甘露消毒丹加减：茵陈15g，滑石30g，黄芩10g，藿香10g，连翘12g，白蔻仁6g，木通6g，半夏10g，厚朴10g，石菖蒲6g。本方能清热利湿，芳香化浊。②燃照汤加减：黄芩10g，栀子10g，滑石30g，半夏10g，厚朴10g，白蔻仁6g，通草10g，黄连6g，吴茱萸6g。本方宜凉服。能清热化湿，辟秽泄浊。③中满分消丸加减：黄芩10g，黄连6g，知母10g，厚朴10g，枳壳10g，半夏10g，陈皮10g，茯苓12g，猪苓10g，泽泻10g，滑石30g，甘草6g。本方能清热利湿，攻下逐水。以上方药，水煎，取汁200~300ml，分3~4次服用，每日1剂。

（6）据兼症化裁：脘腹痞闷，口苦纳呆，身重，发热，汗出而热不解者，用方：①加黄连6g、栀子10g、芦根15g以燥湿清热。亦可吞服甘露消毒丹，每服5~10g，日服2次。若腹大坚满，面目身黄者，用方②加茵陈30g、大黄10g以清利湿热；若腹水量大者，尚可暂用甘遂末，每次吞服0.5~1g（分装于胶囊内），每日1~2次；或用二丑粉，每次吞服2.5~3g，每日1~2次；或用九头狮子草根（京大戟）洗净晒干微炒研末，分装胶囊，每粒0.3g，成人每次服13~16粒，于早饭前2h温开水送服，服后稍有腹痛、恶心，半小时后腹泻数次，隔3~7日再服1次（服法同前），至腹水基本消退，再予调理。呕吐骤作，呕吐如喷，泻下如米泔水，腹中绞痛，甚则转筋拘挛，宜方②加蚕沙15g、木瓜12g以舒筋活络，薏苡仁15g以利湿；如一时汤药难备，或卒然腹中绞痛，欲吐不得吐，欲泻不得泻，四肢厥冷，头汗出，脉象沉伏，为干霍乱，是霍乱的危候，急服玉枢丹以辟浊解秽，利气宣壅，并针刺十宣、委中出血或采用刮痧的方法以急救。霍乱吐泻之后，大量失水，津液耗伤，筋失所养出现转筋拘挛，属严重证候，必须顾及津液，可配合补液疗法。

7. 肝气郁结证

（1）抓主症：阳痿，胸闷不舒，精神郁郁不乐。

（2）察次症：喜叹息。

（3）审舌脉：舌红苔黄，脉弦数。

（4）择治法：疏肝解郁。

（5）选方用药思路：肝主筋，主疏泄，肝气郁结则宗筋失养，阴茎痿软，阳事不举，故用逍遥散合四逆散加减治疗。四逆散加减组成：柴胡 10g，赤芍 10g，川芎 10g，枳壳 12g，香附 10g，陈皮 10g，郁金 10g，佛手 12g，炙甘草 8g。本方适用于肝郁气滞者。逍遥散加减组成：柴胡 8g，白芍 10g，白术 12g，当归 10g，茯苓 15g，薄荷 6g，佛手 10g，川楝子 10g，炙甘草 8g。本方适用于肝郁血虚者。以上方药，水煎，取汁 250～300ml，每日 1 剂，分 2～3 次服。

（6）据兼症化裁：若疼痛较剧者，宜四逆散加延胡索 10g、白芍 15g；若食滞腹胀者，加鸡内金 10g、莱菔子 10g、神曲 10g；若月经不调，经少色暗者，加丹参 20g、泽兰 15g、益母草 20g、赤芍增至 15g；若兼有梅核气者，加半夏 10g、厚朴 12g、茯苓 12g、苏梗 8g；若兼见瘿瘤痰核者，加玄参 12g、浙贝母 10g、生牡蛎 20g、夏枯草 30g；若痰气交阻之癫症，加胆南星 10g、法半夏 10g、白蒺藜 10g、紫梢花 15g、川楝子 10g、醋延胡索 10g。

8. 寒滞肝脉证

（1）抓主症：阳痿势重，少腹胀痛，引及双侧腹股沟及睾丸遇冷加重。

（2）察次症：阴囊湿冷，甚则可见睾丸缩小，阴毛脱落，或睾丸、附睾肿硬冷痛。

（3）审舌脉：舌苔白，脉沉弦或沉迟。

（4）择治法：温经暖肝散寒。

（5）选方用药思路：肝主筋，寒邪留滞筋脉，筋脉不利，故阳事不举，故用方药暖肝煎加山茱萸、九香虫、仙茅、淫羊藿、巴戟天治疗。暖肝煎加减：当归 10g，枸杞 10g，肉桂 3g，小茴香、乌药、沉香、茯苓各 6g，生姜 3～5g。适用于寒滞肝脉之较轻者。方中小茴香、肉桂温经祛寒止痛；乌药、沉香温肾散寒行气；枸杞、当归滋补肝肾；茯苓健脾补中扶正，加山茱萸、九香虫、仙茅、淫羊藿、巴戟天温肾壮阳，祛肝脉之寒邪。诸药合用，共奏温经散寒以治痿之功效。

（6）据兼症化裁：若少腹胀痛甚者宜加川朴 10g、香附 10g。若阴寒内结，少腹阵痛绕脐，牵制睾丸痛者可用基本方加制二乌各 5g；若腹胀，睾丸坚硬加炒橘核 10g，昆布 9g，海藻、桃仁各 10g。若男子小便清长者可用基本方加附片 10g、淫羊藿 12g，茯苓增至 15g；若少腹隐痛甚者加香附 10g、延胡索 15g；若精子量少可将川芎加至 15g。

9. 胆虚惊恐伤肾证

（1）抓主症：惊恐之后阳事不举，或每临交媾即虑前恐之鉴，遂发阳痿。

（2）察次症：胆怯多疑，日有闻声而恐，闻音而悸，梦有惊跳怵惕。

（3）审舌脉：舌质淡，或有脉尺弱或结代。

（4）择治法：益肾补肝，壮胆宁神。

（5）选方用药思路：心胆气虚，骤受惊恐，惊恐不释，易致阳痿，经曰恐伤肾，此之谓也，故用启阳娱心丹治疗。人参 2 两，远志 4 两，茯神 5 两，石菖蒲 1 两，甘草 1 两，橘红 1 两，砂仁 1 两，柴胡 1 两，菟丝子 8 两，白术 8 两，生枣仁 4 两，当归 4 两，白芍 6 两，山药 6 两，神曲 3 两，以上各药研为细末，炼蜜为丸，如梧桐子大，空腹服用，每次 10g，每日 2～3 次。启阳娱心丹原为《辨证录》治疗"志意不遂，阳气不舒，心火抑郁而不开，肾火虽旺而不应"之阳痿而设。方中人参、菟丝子、当归、白芍益肾补肝壮胆；远志、茯神、石菖蒲、生枣仁宁心安神治惊恐；砂仁、白术、山药、甘草健脾和胃益后天；柴胡、橘红理气，以行惊恐所致气郁。诸药配伍，共奏益肾壮胆、宁神治痿之功。

（6）据兼症化裁：若惊悸，头晕欲呕，烦躁多痰，乃痰热上扰所致，上方加半夏10g、竹茹15g以清热化痰。失眠严重者，加夜交藤30g、合欢10g、酸枣仁15g。恶梦怪梦频多者，加磁石40g（先煎）、生龙牡各40g（先煎）。情志不遂，肝胆气郁，加香附10g、川芎10g、郁金12g。全身乏力者，加黄芪15g、甘草10g。

10. 血瘀痰阻证

（1）抓主症：阴茎举而不坚，或坚而不持久，下肢酸软。

（2）察次症：头晕耳鸣，小腹睾丸胀痛，阴毛枯黄稀疏。

（3）审舌脉：舌质暗或有瘀斑，苔腻，寸口脉硬但力弱，或结代，跌阳脉微。

（4）择治法：活血祛瘀化痰，佐以益气补肾。

（5）选方用药思路：瘀血阻滞，痰郁互结，阻塞经络，导致阳痿，故用蜈蚣达络汤加减治疗。方中蜈蚣为君药，通瘀达络，走窜之力最强；川芎、丹参、赤芍、水蛭、九香虫、白僵蚕为臣药，助蜈蚣达络之力；柴胡理气、黄芪补气、紫梢花理气壮阳，共为佐药；牛膝引药下行为使药。诸药配伍，共奏理气活血、通瘀达络以治阳痿之效。

（6）据兼症化裁：若胸中有热感，上方加川连10g、元芩10g。

11. 心脾受损证

（1）抓主症：阳事不举，精神不振，夜寐不安，健忘，胃纳不佳。

（2）察次症：面色少华。

（3）审舌脉：舌淡，苔薄白，脉细。

（4）择治法：补益心脾。

（5）选方用药思路：思虑忧郁，损伤心脾，以致气血两虚，导致阳痿。故选用归脾汤。方用党参、黄芪、白术、茯苓、炙甘草健脾益气，酸枣仁、远志、桂圆肉养心安神，当归补血，诸药合用，共奏益气补血，养心健脾安神之功。本方多由思虑过度、劳伤心脾、气血亏虚所致，治疗以益气补血，健脾养心为主。心藏神而主血，脾主思而统血，思虑过度，心脾气血暗耗，脾气亏虚则体倦、食少；心血不足则见惊悸、怔忡、健忘、不寐、盗汗；面色萎黄，舌质淡，苔薄白，脉细缓均属气血不足之象。方中以人参、黄芪、白术、甘草甘温之品补脾益气以生血，使气旺而血生；当归、龙眼肉甘温补血养心；茯苓（多用茯神）、酸枣仁、远志宁心安神；木香辛香而散，理气醒脾，与大量益气健脾药配伍，复中焦运化之功，又能防大量益气补血药滋腻碍胃，使补而不滞，滋而不腻；用法中姜、枣调和脾胃，以资化源。

（6）据兼症化裁：厥冷偏寒者，可加艾叶炭、炮姜炭，以温经止血；偏热者，加生地黄炭、阿胶珠、棕榈炭，以清热止血。

12. 恐惧伤肾证

（1）抓主症：阳痿不举，或举而不坚，胆怯多疑，心悸易惊。

（2）察次症：夜寐不安，易醒。

（3）审舌脉：苔薄白，脉弦细。

（4）择治法：益肾宁神。

（5）选方用药思路：肾藏精，主骨生髓，主生殖，骤然受恐则肾精失藏，阳事不举，故用大补元煎加减治疗。人参少则用3～6g，多则用3～6g，山药（炒）6g，熟地黄（少则用6～9g，多则用9～12g），杜仲6g，当归6～9g，山茱萸3g，枸杞6～9g，炙甘草3～6g。方中熟地黄、山茱萸、杜仲、枸杞子益肾，人参、当归、山药、炙甘草补益气血。可加枣仁、远志养心安神；因恐则气下，还可加升麻、柴胡以升阳。诸药合用共奏回天赞化，救本培元之功效。

（6）据兼症化裁：元阳不足多寒者，加附子、肉桂、炮姜之类；气分偏虚者，加黄芪、白术，胃口多滞者不必用；血滞者，加川芎，去山茱萸；滑泄者，去当归，加五味子、补骨脂之属；畏酸吞酸者，去山茱萸。

七、中成药的选用

（1）无比山药丸

治疗：阳痿之脾肾两虚证。

组成：熟地黄、山茱萸（蒸）、山药、菟丝子、肉苁蓉、杜仲（姜汁炒）、巴戟天、五味子（蒸）、牛膝、茯苓、泽泻、赤石脂（煅）。

用法：每日2次，每次1丸。

（2）金匮肾气丸

治疗：阳痿之肾气不固证。

组成：地黄、茯苓、山药、山茱萸（酒炙）、牡丹皮、泽泻、桂枝、牛膝（去头）、车前子（盐炙）、附子（炙）。辅料为蜂蜜。

用法：每日2次，每次1九。

（3）逍遥丸

治疗：阳痿之肝气郁结证。

组成：当归、芍药、柴胡、茯苓、白术、甘草、生姜、薄荷。

用法：每日2次，每次9g。

（4）龙胆泻肝丸

治疗：阳痿之湿热下注证。

组成：栀子、黄芩、柴胡、车前子、泽泻、木通、甘草、当归、龙胆草、生地黄。

用法：每日2次，每次9g。

（5）六味地黄丸

治疗：阳痿之肝肾阴虚证。

用法：每日2次，每次9g。

（6）龟龄丸

治疗：阳痿之肾阳亏虚证。

组成：人参、鹿茸、海马、枸杞子、丁香、穿山甲、雀脑、牛膝、锁阳、熟地黄、补骨脂、菟丝子、杜仲、石燕、肉苁蓉、甘草、天冬、淫羊藿、大青盐、砂仁

用法：胶囊剂，每日3次，每次1丸。

（7）五子衍宗口服液

治疗：阳痿之肾虚不固证。

组成：枸杞子、菟丝子（炒）、覆盆子、五味子（蒸）、车前子（盐炒）。

用法：每日2次，每次10ml。

（8）杞菊地黄口服液

治疗：阳痿之肝肾阴虚证。

组成：熟地、山药、山茱萸、茯苓、牡丹皮、泽泻、枸杞子、菊花。

用法：每日 2 次，每次 10ml。

八、单方验方

（1）善水粥方：用清晨洁净甘甜的水煮粥，固护阴气，使阳气坚固。

（2）颠棘为酱方：将麦冬制成带酸味的浆液，可强骨髓，益气力，治疗老不起；置之以醴方：以麦粥服雀卵，可滋阴壮阳，治疗阳痿。

（3）治阳痿方：雄鸡肝 1 具，鲤鱼胆 4 枚，阴干为末，雀卵和，吞小豆大 1 丸。

（4）治阳不起：原蚕蛾未连者 1 个，阴干去头足毛羽，末之，白蜜如梧子，夜卧服 1 丸。可行十室，菖蒲酒止之。

九、中医特色技术

（一）针灸

1. 体针疗法

常用有效穴位有中极、关元、气海、三阴交、肾俞、命门。也可根据证候取穴。如肝气郁结者，取会阴、曲骨为主穴，中极、行间为配穴；肾虚者，取关元、中脘、肾俞、三阴交、百会为主穴，印堂、气海、大椎、命门为配穴；心脾两虚者，取心俞、内关、三阴交、关元、肾俞为主穴，足三里、大椎、印堂为配穴；湿热下注病变者，取蠡沟、关元、三阴交、阳陵泉为主穴，肾俞、肝俞、胆俞、太冲为配穴；器质性病变者，取肾俞、八髎、命门、环跳、膈俞为主穴，关元、气海、阳陵泉、足三里、三阴交、大冲、百会、印堂为配穴。针刺下腹部穴位时，必须使针感传到会阴部或阴茎。

2. 针灸并用法

取关元、中极、太溪三穴，针刺得气后留针，并温针灸 3~5 壮；另取会阴穴以艾条温和灸与雀啄灸交替使用。也可针刺次髎、曲骨、阴廉和灸大敦、神阙为主进行治疗。

3. 穴位注射法

取主穴肾俞（左右交替）配合关元、三阴交，取壮阳注射液，皮试无反应后，穴位注射 2~4ml，每日或隔日 1 次，10 次为 1 个疗程。

4. 针刺与穴位注射并用针刺阳痿穴

阳痿穴是一组穴位，即由脐部（神阙穴）到耻骨联合上（曲骨穴）连线任脉上三分之一、中三分之一、下三分之一各 1 穴，中三分之一穴旁开各 1 寸 2 穴，共 5 个穴。隔日针刺 1 次，留针 20min，用补法，12 次为 1 个疗程；针刺时以阴茎处有麻窜感为度；同时针三阴交。

穴位注射用穴长强，用 0.5% 普鲁卡因 20ml，7 号针头注射，每周 2 次，12 次为 1 个疗程。注射前做皮试，皮试无异常反应后，会阴局部常规消毒，顺长强穴刺入沿尾骨上刺至坐骨直肠窝处将药物注入，切勿注入直肠。

5. 耳针取耳穴肾、皮质下、外生殖器

以 0.6cm×0.6cm 胶布中央粘上王不留行籽贴于上述三穴，然后用指稍加压。两耳交替进行，每周 2 次，10 次为 1 个疗程。

（二）推拿按摩

每日起床、临睡前各按摩脚心 1 次，每次先以左手心按摩右脚心 100 下，再用右手心按摩左脚心 100 下。动作要缓和、连贯、轻重适宜。健身法：每日早晨先练太极拳或气功，然后慢跑 15min，再快走 25min；晚饭后散步 30～60min。上述 2 法同时进行，14 日为 1 个疗程。

黎明未起床前，以两手紧贴天枢穴向下擦至曲骨穴，往返按摩发热为止，复以脐下擦至耻骨部，擦热为止。

田氏采用芦振芳老中医祖传按摩法治疗 10 例经中西医治疗无效之阳痿，有效率为 100%。其方法为：①腹部按摩。沿着腹壁由剑突部向耻骨联合部推动，由浅至深，由轻而重，循序渐进，每次 100 下。其次用左右手掌由两胁部向脐部推动 50 次。②精囊精索部按摩。医者用两手大拇指、食指、中指作揉搓样按摩精索 100 下，三指作揉泥球样按摩睾丸，由轻而重，循序渐进，每次 100 下。最后在睾丸上以弹击样冲击睾丸 3～5 次（力不可过重）。疗程 6 个月，50 岁以上可经常进行，时间越长，效果越好。

（三）气功治疗

（1）放松功适用于肝气郁结或胆虚惊恐伤肾所致阳痿。
（2）坐式内养功舒泄肝郁，交通肝肾，兴阳道，适用于肝气郁结所致阳痿。
（3）导引功调和阴阳，强筋健骨，兴阳，适用于肾阴亏虚、元阳衰微之阳事不举。
（4）五龙盘体法平衡阴阳，纳气归根，适用于久病体虚、肾不纳气之阳痿。
（5）火炼法功壮元阳，增精力，兴阳事，适用于命门火衰所致阳痿。

（四）食疗

（1）韭菜炒羊肝：韭菜 90g，洗净切段；羊肝 120g 切片，铁锅急火炒熟后佐以醋食用，治疗命门火衰阳痿。
（2）肉苁蓉炖羊肾：肉苁蓉 5～10g，羊肾 1 对，煮熟调味服食，治命门火衰阳痿。
（3）子鸡乌龟汤：取未产过蛋、重约 1000g 的子鸡 1 只，去毛及内脏；另取重约 500g 的乌龟 1 只，去甲，白胡椒 9g，红糖 500g，装入鸡腹腔内，置于砂罐中，加白酒 1000ml，加盖，并用泥封固，加文火煨至肉烂为度。食汤和肉，2～3 日吃完。隔 15 日后如法配服。该方补肾滋阴，用于肾阴亏虚阳痿。
（4）药虾酱：取韭菜子 30g，枸杞子、蛇床子各 15g，菟丝子 10g，以水煎服，每日 1 剂。另将大鲜虾 40g 煎去头尾，略捣烂，加醋适量成 30g 虾酱，1 次服完。用于肾阳亏虚之阳痿，该方温而不燥。
（5）蒸羊睾：取葱管数根，内装虾仁，以填满葱管为度，文火焙干，研细末，每日早晨冲服 6g。另用羊睾丸 1 对，加陈酒少许蒸熟，每日早晨服下。1 个月为 1 个疗程。温肾壮阳，用于命门火衰阳痿。

（五）药酒治疗

（1）东北三宝酒：貂肾、驴肾、狗肾、海马、鹿茸、红参等制成。滋补腰肾、壮阳去寒，用于肾虚精冷之阳痿不举。

（2）参茸三鞭酒：由鹿茸、川椒、当归、杜仲、肉苁蓉、天冬、土地骨、川加皮、淫羊藿叶、羊鞭、红杞子、白术、白芍、茯苓、黄精、淮牛膝、何首乌、补骨脂、牛鞭、狗鞭制成。固腰健肾，提神补气，用于气血不足，阳痿遗精。

（3）淫羊藿酒：用淫羊藿250g，将药切碎，用白布袋盛，用白酒2斤浸，密封3日后开取，每日3次，每次空腹饮1杯。补骨壮阳，除风法湿，强筋骨，用于腰腿软弱无力，阳痿早泄。

（4）腽肭脐酒：用腽肭脐30g，白酒500g。将腽肭脐切细，洗净，装入纱布袋内，口扎紧，放入酒罐内；将白酒倒入酒罐中，盖好，浸泡7日即成。每日服3次，每次9～12g。补下元，益精髓，用于肾阳虚衰、精气久亏之绝阳不举。

（六）药物外治

（1）阴痿不起方：蜂房灰，夜卧敷阴上，即热起，无妇不得敷之。

（2）种子真阳膏：香油600g，甘草60g，天冬、麦冬、生地黄、熟地黄、川牛膝、远志、蛇床子（以上酒浸）、香附子、谷精草、官桂、川续断、杏仁、狗胫骨、紫梢花、番木鳖、肉苁蓉、淫羊藿各9g，上药入器皿中，文武火煎枯滤其渣。再下松香120g共煎，用槐柳不停搅动，不可太老。再下硫黄、龙骨、赤石脂各3g，蟾酥6g，鹿茸120g，煎至滴水成珠为度，不可老。出火之时，方下丁香、木香各6g，乳香、没药各12g，摊膏如钱大，贴脐中。50日一换，用羊皮金摊贴，又贴左脚心。功效补肾壮阳。用于诸虚百损、阳虚无子、五劳七伤、阳痿不举，并妇人虚弱等证。

（3）贴脐膏：阳起石、蛇床子、香附、韭子各3g，土狗（去翅足缎）7个，大枫子（去壳）、麝香、硫黄各1.5g，上药共研细末，炼蜜为丸如指顶大。同房前1h以油纸护贴肚脐上，外用绢带固定，房事毕即去药。用于阳痿。

（4）敷脐方：白蒺藜30g，细辛30g，生硫黄30g，吴茱萸15g，穿山甲10g，制马钱子10g，冰片5g，上药共研细末，备用。每用3g津调敷脐，并敷曲骨穴，胶布固定，2日1换，上用暖水袋熨之。用于阳痿。

十、预防与调护

（一）预防

（1）舒情怀：青壮年阳痿多与精神情志有密切关系，宜立志向，舒情怀，防郁怒，是预防阳痿的重要一环。情绪要开朗，清心寡欲，注意生活调摄，加强锻炼，以增强体质，提高抗病能力。

（2）调饮食：要饮食有节，起居有常，不可以酒为浆，过食肥甘，以免湿热内生，酿成此患。

（3）节房劳：性生活是人类生活的一部分，不可无，亦不可过。切勿恣情纵欲，或手淫过度。在感到情绪不快、身体不适或性能力下降时，应暂时避免性的刺激，停止性生活一段时间，以保证性中枢和性器官得以调节和休息，利于情志的调节和疾病的恢复。

（4）普及性教育：普及性知识教育，正确对待性的自然生理功能；减轻对房事的焦虑心理，消除不必要的思想顾虑，避免精神性阳痿的发生。

（5）积极治疗其他疾病：积极治疗可能引致阳痿的各种疾病。避免服用可能引起阳痿的药物。与此同时，配合妻子良好的精神护理，女方要体贴、谅解男方，帮助男方树立战胜疾病的勇气。不可指责或轻视男方，使患者在谅解、温暖的气氛中增强信心，以有益于精神调养和疾病的康复。

（6）早期治疗：患阳痿不可忧虑惊慌，要及时诊治。男女双方都应正确对待，应向医生介绍全部疾病及其发展变化的情况，认真查清病因，以利于早期治疗。

（二）调护

调护通常包括性器官意念转移、性器官意念集中、阴道含入和阴道含入时的移动四个阶段。一个较有用的策略就是建议男性在性治疗程序的初期阶段，尽量不要使阴茎勃起，这种建议除了消除要产生勃起的精神压力，往往有时会出现促使产生勃起的情况。这种方法称作"反论目的"。配偶双方应在性器官抚摸时使用洗液剂，男方应当把全部注意力集中在他正在体验的性欲感觉上。有勃起困难的男性应注意自己是否能够产生勃起，如果能够勃起，应注意勃起的程度。一些配偶反映，在早晨散步之后马上进行"家庭作业"，通常能获得快感。在此时，男方能有最大限度的勃起反应。如果一对配偶已经花了二三个星期练习性器官意念集中，还没有开始勃起，或只是微弱勃起，治疗人员可以进一步提出建议。如果配偶双方可接受，男方可用性幻想来提高他的性欲快感，并排除消极的思想情绪，也可以采用刺激性器官的方法，如女方先刺激阴茎，然后抚摸男性的其他部位，特别是抚摸阴囊和大腿内侧，效果很好。也可以鼓励配偶双方进行"口交"，如果他们接受的话。一旦男方有了充分的勃起，他们应马上停止抚摸，让勃起消失，然后重新开始抚摸，女方应慢慢地抚摸男方的阴茎。男方通常发现勃起又重新开始。这个过程可以在一次"家庭作业"时，重复2~3次。这种方法对消除一些开始失去勃起的男性的恐惧心理非常有效，因为他们常常对自己失去勃起感到不安，然后自认为勃起不再恢复，"盛衰"过程有助于消除男性患者希望在整个爱抚练习中保持勃起的精神负担。

十一、各家发挥

（一）从虚证论治

阳痿，是阴茎欲举而不能之谓，阳痿因于阳虚者少，因于阴虚者多。朱丹溪从"阳常有余、阴常不足"之实悟出"真阳伤者固有，而真阴伤者实多"，世医何得阳痿尽是真火衰乎？朱丹溪曾无情地抨击时弊谓："一遇阳痿，不问虚实内外，概与温补燥热，若系阳虚，幸而偶中，遂自以为切病；凡遇阴虚及他因者，皆施此法，每有阴茎反见强硬，流精不止，而为强中者，且有坐受温热之酷烈而精枯液涸而死者。"朱老博及医源，约取各家之长，谨遵仲景阴阳配伍的制方规律，组方用药处处注重相反相成的用药法则，所创之丸散汤方治疗阳痿均本阴中求阳、阳中求阴之旨，疗效颇著。朱老赞同"壮者滋阴为主，怯者扶阳为本"，确属经验之谈，今选析朱老所创丸散汤方治疗各型阳痿，以窥朱师治疗阳痿特色之一斑。朱老一扫时医将"阳痿"和"阳虚"混为一谈之偏见，集温肝、暖脾、滋阴、补肾、壮阳多法于一炉，自拟"蜘蜂丸"，药用花蜘蛛30只（微焙），炙蜂房60g，熟地黄90g，紫河车、淫羊藿、淡苁蓉各60g，共制蜜丸，每服6~9g，每日两次，早晚饭前温开水送服，此方有返本还原之功，疗效卓著，且适合广大农村基层中医仿用。要知山林、果树处多可找到花蜘蛛，用沸水烫死后烘干即可用。《金匮要略》蜘蛛散治阴狐疝气，实取其破结通利、温肝散寒之功。蜘蛛性阴而厉，其功在壳，专散沉阴结气，温肝之功颇著，温肾壮阳之力借露蜂房为助相得益彰。蜂房对全身功能有强壮调整作用。早在《新修本草》中载蜂房"主治阴痿"并"遗尿失禁"。方中用熟地、紫河车、淫羊藿、苁蓉，意在补养肝肾且大补气血以复虚损。此方配伍之妙在于温肝、暖脾、补肾三法合力，药简效宏，灵活变通寓于其中。治疗虚证阳痿用药，应开中有合、合中有开、升中有降、降中有升，此乃阴阳相须之道也。要知温热者多开多升，寒凉者多合多降，味辛甘淡者多开多升，味酸苦咸者多合多降。阳痿虚证的病机复杂，临床用药不可补者纯补、泻者纯泻、寒者皆寒、热者皆热、升者均升、降者均降，有阴无阳，有阳无阴，必须处处注意阴阳相互为用的内在条件及平衡开合升降的相互协调约制。要审其以往，以治其现在；治其现在，须顾其将来。观此方不偏不倚，防范在先，不过用寒凉，不过用温热，不过用滋润，不过用燥烈。"蜘蜂丸（散）"治阳痿，笔者历年仿用疗效颇佳，除仿蜘蜂丸原方6味常用药外，还选用吴茱萸、肉桂、干姜、鹿角胶、川石斛、黄鱼鳔、山萸肉、人参等，随证加用，但不超过8味药，保持药简量足，力专效宏。盖丸散日服量有限，药味多则影响疗效，此乃取效之诀窍。"蜘蜂丸"温肝为主乃因《灵枢》云："足厥阴之脉'过阴器'，足厥阴之别'结于茎'，足厥阴之筋'结于阴器'"又云："阴器不用，伤于内则不起，伤于寒则阴缩入"。盖阴器是肝经所过之处，肝经受寒，不论内伤外袭，同为阳气受伤，均致阳痿。但临床见证肝肾虚寒者多脾阳虚，故"蜘蜂丸"集温肝、暖脾、补肾、壮阳于一炉。

（二）从实证论治

中医治病尤应尊重客观实际，注重疾病个性，切忌主观片面和经验主义，用共性去套用个性。否则就会药证相悖，贻误病情。治疗阳痿，既不能见虚寒即用温阳益肾之药，又不能见实热即投"龙胆泻肝汤"之法。实热阳痿属实证，临床亦要分辨脾胃实热和肝经湿热的症状，当细审、详辨、多思、追根溯源，再拟选妙方。笔者仿朱师之法曾治杨男，而立之年，婚后即患阳痿，多方求治两年未愈。审前医处方多按虚证论治，投补肾壮阳之药，但中间亦有一医者投"龙胆泻肝汤"15剂，而未见效。审患者形体丰腴，嗜酒烟，症见头晕目眩，梦多，呕恶常作，身热心烦，面红，渴喜饮冷，口臭，小便黄赤，大便燥结，舌红，苔黄，脉弦数有力。精液常规检查正常。证属阳明热结，津液耗伤，宗筋失养，不能作强，治宜清热安中，益气和胃。方用仲景"竹皮大丸"加味，药用竹茹、白薇、生甘草各20g，生石膏60g，桂枝、生大黄各5g，大枣5枚，每日1剂，水煎服，嘱戒烟酒，药服5剂，诸症大减，嘱守服30剂，阳事已觉有些正常。减生石膏剂量为15g，加川石斛20g、麦冬15g，再服15剂，阳痿即愈。"竹皮大丸"以甘草为君，用量独重，又以枣肉和丸，仲师旨在益气安中，气中求精。生石膏清解阳明之热，竹茹降逆止呕，白薇既清实热，又退虚热，用小量桂枝反佐，从阴引阳，亦助竹茹降逆，桂枝合甘草又有"桂枝甘草汤"之意，能振心阳。此方本治产后虚热烦呕，今改汤移治实热阳痿，而重用生甘草、生石膏，乃妙取"泻黄散"之意。证属脾胃实热，热则宜清，实则宜攻，常法也。"竹皮大丸"方原本丸剂，并无泻实攻下之品，改汤移治阳痿，虽重用生石膏，少佐生大黄，亦不算攻下泻实之意，乃因阳痿实证要防实中夹虚，故勿轻议攻，勿轻议下，亦勿过投苦寒，仅重用生石膏以疗阳明气血两燔之热，重用生甘草以益气安中泻火生津。妙在加一味少量大黄，少量大黄意在健脾调中，且经长期实践，笔者证实大黄少用、微用能解甘味之壅滞，尤其使用大剂量甘草时少佐3～5g生大黄，即能解除大剂甘草滞湿、助痰、壅中之弊。本例阳痿既重用生石膏清阳明实热，又重用竹茹、白薇清脾胃虚热,且清热中寓有通阳,祛邪中兼顾扶正。盖阳明为宗筋之会,故阳痿与肝、肾、阳明经关系密切。壮年患者多气血充实,发病多与嗜食烟酒、精神刺激、所愿不遂、思虑过度有关。医者不加辨证,治以温燥补益之品,即多导致火热内生。此案取"竹皮大丸"重用甘草之意,妙用少量大黄反佐,清热降火,益气安中,乃不攻之攻,不泻之泻,恰合病机。此亦是活用仲景方之一得也。此案前医曾用"龙胆泻肝汤"15剂未效,乃是以方套证,没有分清脾胃实热和肝经湿热症状的不同而对号入座,虽阳痿确有"龙胆泻肝汤"证,但是肝经湿热证。

(三)从补益论治

不宜峻补,呆补,而宜缓补,平补。本病虽多为脾肾所致,但因其发病缓慢,病势渐进,故治疗也非短期所能奏效。若峻补非但不能收功,反致杂证丛生,用滋阴有滋腻碍脾之弊,若峻补元阳可有火偏盛,阴精受灼之危,若以呆补则脾胃难以受纳,药反为滞,而生中满。因此必须缓补,平补。所谓缓补即是用药不可过热或偏寒,如温肾阳多选用菟丝子、淫羊藿等,而少用桂、附等大辛大热之品;滋肾阴多选用山药、黑料豆、枸杞子等,而少用熟地、女贞子等滋腻碍胃之品。所谓平补,不仅指用性味平和的药物,还应包括在用药过程中要注意阴阳平衡,如"阳得阴助而生化无穷,阴得阳助而泉源不竭"即是此意。故在助阳时勿忘补阴,在滋阴时勿忘温阳,同时少佐调气流动之品。只有如此才能阴得阳助,阴平阳秘,以平为期而取得疗效。

具有补壮阳效果的中药很多,如附子、干姜、肉桂、肉苁蓉、仙茅、淫羊藿、阳起石、骨碎补、巴戟天、川续断、狗脊、补骨脂、山药、胡桃肉、金樱子、益智仁、覆盆子、菟丝子、鹿茸、芡实、莲子、附子、党参、黄芪、龙骨、牡蛎等。常用的补肾壮阳方剂有右归丸、金匮肾气丸、缩泉丸、真武汤及五苓散等,均可随症加减选用。

(栗　明)

第二节　男性性早熟

性早熟(sexual precocity)是儿科内分泌系统的常见发育异常,是指女童在8岁前,男童在9岁前提前出现第二性征发育的异常性疾病,也称为青春期早熟。依据性别可分为男性性早熟和女性性早熟。根据病因,性早熟主要分为三类:促性腺激素依赖性性早熟(中枢性性早熟)、非促性腺激素依赖性性早熟(外周性性早熟)和不完全性早熟。近年来,由于儿童饮食和营养结构的改善,过量服用含有性激素的滋补品,环境污染和社会媒体性相关内容的影响等诸多原因,使下丘脑-垂体-性腺轴(HPGA)提前启动,导致我国儿童性早熟发病率逐年上升。据有关统计目前我国儿童性早熟的平均发病率已经达到1%,在某些经济发达的城市更高达3%。其中以特发性中枢性性早熟最为常见,占男童性早熟的40%。

中医学认为,性早熟的病变主要涉及肾、肝两脏。若肾阴亏损可致相火旺盛,表现为青春期提前发动,功能亢进,出现性征提前发育,手足心热,面颊生火,舌质红等。

由于性早熟使患儿生长发育加快,骨骺过早闭合,影响患儿的最终身高,还造成患儿的行为异常和心理负担。因此对本病的早期诊断和及时治疗极为重要。

一、临床诊断要点与鉴别诊断

（一）诊断标准

1. 特发性早熟

特发性早熟占所有性早熟的大多数，表现在男性为发际后移、胡须生长、喉结出现、声调增粗、肌肉发达、阴毛生长最终呈男性分布、阴囊出现褶皱及色素沉着等，是雄激素作用的结果，同时睾丸由青春期前的 1ml 左右增大至 4ml 以上。主要临床表现为第二性征出现与生长加速，并且与正常青春发育无明显不同。男女患者均在早期身高骤长，由于骨骺提早闭合，到成年的身材反而低于正常人。男性患者有明显的遗传倾向。特发性性早熟少数可为暂时性的，数月后能转为正常发育。

2. 中枢神经性早熟

50%中枢性性早熟儿童开始发育年龄早于 6 岁，男性表现为睾丸和阴茎增大，阴毛出现，肌肉发达，声音变粗，男女性征均生长加速，骨骼成熟加速，最终可导致终身高低于靶身高。

3. 不完全性早熟

单纯乳房过早发育和单纯阴毛过早发育，可以归类于青春期变异。多发生于 6 个月至 2 岁，表现为乳房发育，多为双侧同时发育，体积小，乳头乳晕不发育，阴毛出现，数月至 2～3 年自行回缩。

（二）体征

男孩性发育的早期征象：①睾丸、阴囊增大，着色；②腋窝、上唇、阴部出现长而细、色浅的长毛；③变声和出现喉结；④身高增长加速；⑤乳晕着色、增大；⑥乳头出现硬节和胀痛。

（三）现代仪器诊断或病原学诊断

1. 血清性激素测定

性激素的分泌呈现出显著的年龄特点，如在 2 岁前，男孩血睾酮、女孩血雌二醇均较高，2 岁后下降并持续维持在低水平，至青春期再度升高，其水平与发育程度密切相关。性早熟者性激素水平较正常同龄小儿显著升高，而性腺肿瘤者的性激素往往增加更甚。先天性肾上腺皮质增生者的血 17d-羟孕酮及尿 17-酮类固醇升高。

在假性性早熟血清性激素可因病因不同而不同，但多数不高，先天性肾上腺皮质增生或肾上腺癌患者，尿 17-酮类固醇增加。如果第二性征已达青春中期程度时，血清促黄体生成素（LH）基础值可作为初筛，如>5.0IU/L，即可确定其性腺轴已发动，不必再进行促性腺激素释放激素（GnRH）激发试验。

2. 促性腺激素测定

促性腺激素测定对于鉴别真性和假性性早熟具有较大意义。真性性早熟者的促性腺激素水平升高，假性者水平低，肿瘤患者则显著升高。尿促卵泡素（FSH）、LH 的分泌也具有与性激素类似的年龄差异，在青春期早期，其分泌特点为睡眠诱发的脉冲式释放。因此，一次性血标本往往不能够反映出真正的分泌水平，若留取 24h 尿标本测定则意义较大。

3. 促性腺激素释放激素（GnRH）激发试验

该试验对性腺轴功能已启动而促性腺激素基础值不升高者是重要的诊断手段，GnRH 可使促性腺激素分泌释放增加，其激发峰值即可作为诊断依据。GnRH 激发试验方法：常规用 GnRH（戈那瑞林）2.5μg/kg 或 100μg/m² 静脉注射，于 0min、30min、60min 时采血样，测血清 LH 和尿 FSH 浓度（GnRH 类似物经典试验方法的 120min 可省略）。合成的 GnRH 类似物（GnRHa）的激发作用比天然者为强，峰值在 60～120min 出现，但不推荐其在常规诊断中使用。诊断 CPP 的 LH 激发峰值的切割（cut-point）值：取决于所用的促性腺激素检测方法。用放射免疫法测定时，LH 峰值女童应＞12.0IU/L、男童＞25.0IU/L、LH 峰/FSH 峰＞0.6～1.0 时可诊断 CPP；用免疫化学发光法（ICMA）测定时，LH 峰值＞5.0IU/L、FSH 峰＞0.6（两性）可诊断 CPP；如 LH 峰/FSH 峰＞0.3，但＜0.6 时，应结合临床密切随访，必要时重复试验，以免漏诊。

4. 黄体生成素释放激素（LHRH）兴奋实验

此试验对鉴别真性和假性性早熟很有价值。按 100μg/m² 静脉注射 LHRH，于注射前及注射后 15min、30min、60min、90min 分别采血测定血清 FSH 及 LH 含量。在静脉注射后 15～30min，真性性早熟者的 FSH 与 IX 升高，而假性性早熟者无此反应，单纯性乳房早发育者仅稍有增高。

5. 甲状腺功能测定（TSH、FT₃、FT₄）

TSH、FT_3、FT_4 测定可以确定有无甲状腺功能减退症所导致的性早熟。

6. 血浆 ACTH、F 测定

血浆 ACTH、F 测定对先天性肾上腺皮质增生（CHA），特别是异性化性早熟的诊断有帮助。

（四）相关检查

1. 骨骼发育指标的检测

（1）骨龄：反映骨骼的成熟度，能够较为准确地反映青春发育的程度。目前认为，TW2 计分法是骨龄评定最为精确的方法之一，其根据左手的桡骨下端、腕骨及手掌、指骨的骨化中心和干骺端的发育程度进行评分计算。真性性早熟及先天性肾上腺皮质增生症患者，骨龄往往较实际年龄提前。单纯性乳房早发育者骨龄不提前，而原发性甲状腺功能减低者骨龄显著落后。骨龄超过生理年龄 1 年以上可视为提前，骨龄是提示发育成熟最简易、可信的诊断及治疗检测指标。骨龄延迟者提示甲状腺功能低下。骨龄提前考虑为真性性早熟，以及睾丸、卵巢和肾上腺产生雄激素的肿瘤或先天性肾上腺皮质增生。骨龄对诊断性早熟，特别是鉴别引起性早熟的原因意义很大。

（2）骨矿含量及骨密度：是骨盐沉积状况的一种定量指标，在儿童期及青春期均能比较精确地反映出骨骼的发育与成熟程度。通常采用单光子吸收骨矿分析仪来测定桡骨中、下 1/3 处的骨宽度及骨矿含量，再换算出骨密度值。骨龄与骨矿含量及骨密度从不同的方面：反映出骨骼的发育及成熟程度，两者是相辅相成的。真性性早熟小儿的骨矿含量及骨密度：大多较同龄小儿显著增高，且病情越重、病程越长越显著。

2. X 线检查

长骨（如四肢骨）X 线片检查若发现有纤维性发育不良伴囊性变，则有利于 McCune-

Albright 综合征的诊断。头颅正侧位片鞍上钙化提示颅咽管癌，松果体钙化和异位多提示颅内肿瘤。

3. 腹部 CT 和盆腔超声检查

除了可以确定女童的卵巢有无占位性病变外，还可观察卵巢和子宫的发育情况。未发育的子宫呈管型（形），青春后期的子宫呈琵琶型（形）。盆腔 B 超还能准确地测定出子宫和卵巢的长、宽、厚径，计算其体积大小。此外，还能进一步测定出卵泡的直径及数目，如果卵巢内出现数个大于 0.4cm 的卵泡，即表示青春发动已开始。而卵泡直径大于 0.5cm，则即将排卵。女性真性性早熟可见卵巢和子宫均发育；肾上腺区域增大或腺瘤、肝脏占位性病变、睾丸间质细胞等均提高，为假性（周围性）性早熟。

4. 头颅磁共振显像（MRI）

头颅 MRI 具有多方位成像、不受骨骼伪影干扰、对软组织有良好的分辨率等优点，能清楚显示出下丘脑、垂体、松果体及其邻近脑组织的病，如果采用顺磁性造影剂则可以进一步提高对微细病变的检测率。因此，头颅 MRI 是目前诊断下丘脑、垂体疾病最理想的影像检查技术。对器质性病变所致真性性早熟的病因诊断，如下丘脑错构瘤、垂体微腺瘤、松果体瘤等的确诊，也很有价值。鉴于头颅 CT 检查可能会引起儿童脑垂体放射性损伤，尤其是处于青春发育阶段的脑垂体对射线更为敏感，且骨骼伪影可以明显干扰软组织病变的正确判断，故头颅 CT 检查正逐渐被 MRI 检查替代。

（五）鉴别诊断

中枢性性早熟（CPP）是缘于下丘脑提前增加了 GnRH 的分泌和释放量，提前激活性腺轴功能，导致性腺发育和分泌性激素，使内、外生殖器发育和第二性征呈现。CPP 又称为 GnRH 依赖性性早熟，其过程呈进行性发展，直至生殖系统发育成熟。

此外，也要鉴别下丘脑、垂体、性腺和肾上腺器质性病变所致的性早熟。

二、中医辨病诊断

（一）诊断依据

睾丸、阴囊增大，着色，腋窝、上唇、阴部出现长而细、色浅的长毛，变声和出现喉结，身高增长加速，乳晕着色、增大，乳头出现硬节和胀痛。

（二）类证鉴别

性早熟可分为真性、假性及部分性三种类型。真性性早熟，患儿发育顺序与正常青春发育相似，但提前并加速，这是下丘脑-垂体-性腺轴提前发动、功能亢进所致，故可导致生殖功能提前出现；假性性早熟是由于性腺肿瘤、肾上腺皮质增生或肿瘤产生大量性激素所致，因大量性激素对下丘脑-垂体产生显著的反馈抑制作用，故患儿并不具备生殖能力；部分性性早熟主要指单纯性乳房早发育，不伴有其他性征发育及生长加速。

三、审析病因病机

（一）肾阴未充，相火偏亢

小儿肾阴未充，虚火内扰，肾阴阳不平衡，才出现肾阴未充而相火偏旺，实质上是"肾"对生长发育及生殖功能调节障碍的一种表现。肾为先天之本，主元阴元阳，小儿肾常虚，肝常有余，阴阳平衡易失调，故相火偏亢而发病。

（二）肝失疏泄，郁而化火

肝藏血，主疏泄，为调节气机之主司，因疾病或精神情志等因素导致肝失疏泄，肝郁化火，火热上炎，从而出现天癸早至等性早熟现象。

（三）脾虚痰结，湿浊下注

长期阴虚内热造成胃强脾弱，湿热内生，任、带之脉不固而湿浊下注。

总之，本病发病原因主要是由于小儿肾的阴阳不平衡，肾阴不足，相火亢盛所致。也可因疾病或精神因素导致肝失疏泄，肝郁化火，肝火上炎，导致天癸早至，第二性征提前出现。肾为先天之本，主元阳元阴，小儿系"稚阴稚阳"之体，肾常不足，肝常有余，易阴阳平衡失调。肾阴不足，不能制阳，阴阳失调，相火偏亢，则冲任二脉为病"天癸"早至；冲任二脉和肝肾经脉相互交错，肝肾同源，肾主闭藏，肝主疏泄，肝肾相须协调。若肝气不疏，郁久化火，湿热内蕴，在上则夹痰瘀结于乳络，在下则湿热下注，引动相火，月经提前来潮。由此可见，肾阴虚，相火旺，气郁、痰、湿、瘀滞为其主要发病原因。

四、明确辨证要点

（一）肾气不足

小儿乃纯阳之体，稚阴稚阳，阳常有余，阴常不足，如后天培补太过，进食血肉有情之品太多，或通过母体间接服用含激素类药物，都可使肾气过早充盈。

（二）肾气亢盛

肾气过于亢盛，气有余便是火，肾阴相对不足，致阴虚火旺。

（三）情志因素

因情志因素致肝气不疏，肝气郁结，气滞痰阻则出现肝郁痰结证。

（四）疾病日久

郁久化热，致肝肾相火太过，则肝经湿热，心火亢旺。久则累及它脏，造成脾肾亏虚、肝肾阴虚。

五、确立治疗方略

本病总属阴虚为本，邪实为标，故辨证时，当明辨虚实。病位在肝肾脾，治疗当以滋阴泻火、疏肝清热为主，结合病情以化痰散结、健脾柔肝养阴，虚实兼顾。

六、辨证论治

1. 肝郁痰结证

（1）抓主症：男性睾丸过早增大，喉结出现，胡须生长，情志抑郁，胸闷不适，善叹息，或哭闹不安，急躁易怒。

（2）察次症：口苦口干，小便短黄，大便秘结。

（3）审舌脉：舌质红，舌苔黄，脉弦滑。

（4）择治法：疏肝解郁，化痰散结。

（5）选方用药思路：肝藏血，主疏泄，为调节气机之主司，疾病或精神情志等因素导致肝失疏泄，肝郁化火，火热上炎，从而出现天癸早至等性早熟现象。方用柴胡疏肝散加减。柴胡、黄芩、当归、郁金、香附各6g，白芍、生地黄各8g，生麦芽15g，夏枯草12g，生甘草4g。柴胡疏肝解郁为君，香附理气疏肝，助柴胡以解肝郁；芍药、甘草养血柔肝，缓急止痛，为佐药。

（6）据兼症化裁：热盛者加牡丹皮、栀子各6g，龙胆草3g；阴虚火旺者加黄柏、知母各6g。

2. 肝经湿热证

（1）抓主症：男性睾丸增大，阴茎增粗，阴囊潮湿，头胀头痛，急躁易怒。

（2）察次症：口干苦涩，胸胁胀闷不适，小便黄赤，大便干。

（3）审舌脉：舌红苔腻，脉弦滑。

（4）择治法：清肝火，利湿热。

（5）选方用药思路：肝气不疏，郁久化火，湿热内蕴，在上则夹痰瘀结于乳络，在下则湿热下注。方用龙胆泻肝汤合甘露消毒丹加减。龙胆草大苦大寒，专泻肝胆之火为主药；黄芩清肝肺之火，栀子泻三焦之火，二味苦寒清热，共助龙胆草以泻肝胆经实火，清利肝胆湿热；木通、泽泻利水祛湿，使肝胆湿热从小便而出。生地、当归养血益阴以柔肝，使祛邪而不伤正。甘草调和诸药，以免苦寒伤胃。

（6）据兼症化裁：不寐多梦者加首乌藤15g、珍珠母15g。

3. 心火亢盛证

（1）抓主症：男性睾丸过早增大，胡须生长，心烦不寐。

（2）察次症：舌糜，口干咽干。

（3）审舌脉：舌质红，苔少，脉细数。

（4）择治法：清心泻火，养心安神。

（5）选方用药思路：小儿肾阴来充，虚火内扰，肾阴阳不平衡，才出现肾阴未充而相火偏旺。方用黄连阿胶汤加减。黄连苦寒入心，清热泻火；阿胶甘平，补血滋阴；黄芩、白芍并用，助君药滋阴降火，除烦安神；鸡子黄甘、平，入心、肾，补阴血，解热毒。

（6）据兼症化裁：两目干涩者加石决明10g、蝉蜕10g。

4. 脾虚痰结证

（1）抓主症：男性睾丸增大，胡须生长，喉结出现，倦怠乏力，少气懒言，食少纳呆，脘腹胀满。

（2）察次症：形体偏胖，面色淡黄或萎黄，小便黄，大便稀溏。

（3）审舌脉：舌淡红，苔腻，脉滑。

（4）择治法：健脾益气，化痰散结。

（5）选方用药思路：长期阴虚内热造成胃强脾弱，湿热内生，任、带之脉不固而湿浊下注。方用二陈汤加减。半夏为君，取其辛温性燥，最善燥湿化痰，且能降逆和胃而止呕；以橘皮为臣，理气燥湿，使气顺而痰消。

（6）据兼症化裁：若兼有颜面浮肿，加茯苓10g、猪苓10g。

5. 阴虚火旺证

（1）抓主症：男子遗精，五心烦热，潮热盗汗，面赤口渴。

（2）察次症：少寐，形体消瘦，小便短黄，大便秘结。

（3）审舌脉：舌红绛，少苔，脉细数。

（4）择治法：滋阴益肾降火。

（5）选方用药思路：肾阴不足，不能制阳，阴阳失调，相火偏亢，则冲任二脉为病"天癸"早至。方用知柏地黄汤加减，为六味地黄丸加知母、黄柏，滋阴降火，主治阴虚火旺之潮热、盗汗、腰酸背痛、遗精等，加强了滋肾阴、清相火的作用。

（6）据兼症化裁：若兼有汗出过多，加仙鹤草15g；若兼有腰痛，合左归丸加减。

6. 脾肾阳虚证

（1）抓主症：除性早熟表现外，可见纳差，乏力，畏寒，手足不温。

（2）察次症：大便干或溏。

（3）审舌脉：舌质淡，苔薄白，脉沉迟或弱。

（4）择治法：温肾健脾。

（5）选方用药思路：久则累及它脏，造成脾肾亏虚。方用附子理中汤加减。附子、干姜温运中阳、驱散中寒；太子参益气健脾；白术健脾燥湿；炙甘草调和诸药。

（6）据兼症化裁：若兼有腰痛引胁，加柴胡15g、郁金10g；头晕者加夏枯草。

7. 肝肾阴虚证

（1）抓主症：除性早熟表现外，伴见身材瘦小，肌肤不荣，发黄不泽，两目干涩。

（2）察次症：眼眶黧黑，五心烦热。

（3）审舌脉：舌体瘦，舌质红，苔少，脉细数。

（4）择治法：滋补肝肾。

（5）选方用药思路：肝肾同源，肾主闭藏，肝主疏泄，肝肾相须协调。方用杞菊地黄丸加减。即六味地黄丸加枸杞子、菊花。枸杞子性味甘平，补肝肾而明目；菊花性味甘苦微寒，能疏散风热，清肝明目。

（6）据兼症化裁：双目干涩者加石决明、蝉蜕；头晕者加夏枯草。

七、中成药选用

（1）大补阴丸：熟地黄、知母、黄柏、龟甲、猪脊髓。

（2）六味地黄丸：熟地黄、山药、山茱萸、茯苓、牡丹皮、泽泻。

（3）甘露消毒丹：飞滑石、淡黄芩、茵陈、石菖蒲、川贝母、木通、藿香、连翘、白蔻仁、薄荷、射干。

（4）杞菊地黄丸：枸杞子、菊花、熟地黄、山药、山茱萸、茯苓、牡丹皮、泽泻。

八、单方验方

二陈汤：半夏、橘红、白茯苓、甘草、生姜、乌梅。

九、中医特色技术

1. 小儿推拿

运内八卦、推四横纹、清肝经、补脾经、补肾经各500次，按揉丰隆穴2min，从上到下敲打双下肢外侧足少阳胆经各5min。

2. 耳穴贴压法

本病治疗取交感、内分泌、肝、神门、脾。先将耳廓用75%乙醇溶液消毒，以探棒找阳性反应点，然后将带有王不留行籽的胶布贴于阳性反应点处，手指按压，使耳廓有发热胀感，每日按压5次，每次5min，一周换贴1次，两耳交替。3个月为1个疗程。

十、预防调护

1. 饮食调护

孩子成长发育时的饮食贵在均衡，并不是鸡鸭鱼肉摄入越多越有营养，反而这些动物性食物过多，会给孩子的身体造成极大的负担。因此不要随意给健康儿童进补。许多滋补产品如人参、冬虫草、蜂胶、雪蛤等含有促性腺激素，过多摄入可使发育过早。保持营养均衡，少吃鸡、鸭、鹅等高脂肪类食物，多进食杂粮，多吃鱼类、海带、玉米、小麦、蔬菜、水果等。食用以下食物有导致性早熟发生的风险，需要特别注意。

（1）可入药的大补类食品包括冬虫夏草、人参、桂圆干、荔枝干、黄芪、沙参等。越是大补类的药膳，越易改变孩子正常的内分泌环境，造成其身心发展不平衡。

（2）禽肉，特别是禽颈。市场上出售的家禽，绝大部分是由拌有快速生长剂的饲料喂养，禽肉中的"促熟剂"残余主要集中在家禽头颈部分的腺体中，因此，吃鸡、鸭、鹅的颈部，就成为"促早熟"的危险因素。

（3）反季节蔬菜和水果。冬季的草莓、葡萄、西瓜、西红柿等，春末提前上市的梨、苹果、橙子和桃，大多都是在"促熟剂"的帮助下才反季或提早成熟，一定要避免给幼儿食用。

（4）油炸类食品，特别是炸鸡、炸薯条和炸薯片，过高的热量会在儿童体内转变为多余的脂肪，引发内分泌紊乱，导致性早熟。同时，食用油经反复加热使用后，高温使其氧化变性，也是引发"性早熟"的原因之一。经常食用油炸类膨化食品的儿童，"性早熟"的可能性是普通儿童的2.5倍。

（5）某些儿童口服液，相当部分含有激素成分，可使孩子在五六岁时长得比同龄儿童高大壮实，其骨龄已达8岁或10岁。

（6）不当煲汤方式：如果煲汤时连动物的内脏一起煲的话，其中的甲状腺、性腺等含有激素的物质会析出，通过进餐摄入人体。因此，煲汤时要少放动物内脏。

2. 服药调护

煎好的汤药宜餐后温服，避免药性偏凉以损伤脾胃的运化功能，有脾胃虚弱者忌用本草药治疗。在服药过程中出现腹泻、便溏等脾胃受损症状时慎用。药性苦寒，对于服药不合作的患儿，可用塑料软管将汤药送至舌根部自然吞下，药后可给予糖果含食，以取得其对后续服药的配合。

3. 饮食调护

指导家长了解不同年龄阶段的患儿的基本营养及生长发育需要，不随意给儿童食用含有性激素的滋补品和生长激素合成饲料喂养的禽兽类食物，不使用含有性激素的化妆品，忌胆固醇高的食物，如黄鳝、泥鳅等。同时忌甜食，如巧克力、咖啡等，营养补充以清淡为主，多吃水果、新鲜蔬菜及不含长激素饲料喂养的禽肉、蛋类等。

4. 情志调护

性早熟患儿常有较强烈的性要求，而其自制力相对薄弱，常会发作一些不轨行为；同时常成为同伴嘲笑和戏谑的对象，给其带来了巨大的心理压力。根据不同性格的患者，与其父母共同对其进行青春期教育和心理辅导，保护儿童使其避免遭受凌辱，树立自信心。同时，避免肝气郁结影响其疏泄功能，影响其身心健康。

5. 起居

按时作息，规律起居，戒除不良生活与饮食习惯，避免幼儿长时间的灯光照射。避风寒，防治其他疾病的发生。注意个人生活习惯，以及生理卫生。

6. 运动

性早熟，很多是因营养过剩、肥胖引起，所以体育锻炼也很重要。积极参加运动，锻炼身体，不仅能够增强机体的抗病能力，还能够减轻体重。体育锻炼是跳绳、游泳、打球。游泳每次至少半小时。合理安排运动时间，注意运动量。

十一、各家发挥

（一）从肾论治

中医学认为，肾为先天之本，寓有元阴元阳，主生长发育、生殖，故女子第二性征的发育成熟与之关系密切。正如《素问·上古天真论》中提到，女子二七，肾精肾气充盛到一定程度"天癸至，任脉通，太冲脉盛"，生殖功能逐渐成熟，"月事以时下，故能有子"。何雯等强调中医所说的"肾"包括人体的神经内分泌调节系统，单纯乳房早发育"肾阴虚而相火旺"的病机是指相关的内分泌调节轴功能亢进，符合现代医学对于本病的认识。

（二）从肝论治

肝藏血，主疏泄，调畅气机，足厥阴肝经与冲任二脉相通，能够调理冲任，参与生殖功能。夏玮认为小儿"肝常有余"，肝主升发，循行于乳部，乳房异常增大或发生肿块责之于肝气的升发太过。毕美芬等认为乳房及外阴为足厥阴肝经所属，小儿阴虚肝气不疏，循肝脉上扰则出现癥聚之证。褚群认为肝失疏泄，郁而化火，肝火上扰，可见乳房胀大、疼痛等表现。

（三）从脾胃论治

脾胃为后天之本，水谷之海，气血生化之源，胃能够受纳腐熟水谷，脾能运化精微水液。洪丽美等指出部分小儿多食肥甘厚味、血肉有形之品，培补太过，致胃气壅盛，"气有余便是火"，火热积于胃，循足阳明胃经上攻，引起乳房异常发育。小儿"脾常不足"，张美琴等认为肝病及脾，脾失健运，化湿生痰，积于乳络，痰阻气滞，日久可渐成肿块。

（赵　娜）

第三节　男性乳腺发育

男性乳腺发育（gynecomastia，CYN）又称为"男性乳房肥大症"、"男子女性型乳房"或"男性乳腺发育症"，是一种常见的男性内分泌疾病，指的是男性的乳腺组织出现异常的增生或发育，可发生于男性的任何年龄。男性的乳腺发育在新生幼儿时期和青春期是短暂的，但是发生在青春期前、青年和中年的乳腺发育则被认为是不正常的，需采取进一步检查以排除乳腺癌或其他新生物的可能。

男性乳房发育的病因病机复杂，生理、病理情况并存，并不可以一概而论，在治疗时，要谨慎对待男性患者，及时发现问题，并多与患者沟通交流。

一、临床诊断要点与鉴别诊断

（一）诊断标准

1. 临床表现

（1）患者可以出现单侧或双侧乳房发育，但最后均要发展为双侧乳房发育，其两侧发育程度可以不等。

（2）患者可能出现疼痛或者分泌物：男性乳腺发育症的患者可能出现局部隐痛不适或触痛，少数患者在挤压乳头时可见少量白色分泌物溢出。

（3）注意原发疾病的影响：男性乳腺发育症的患者要注意是否有原发病，器质性疾病引起的病理性男性乳腺发育症，应还有原发病的临床表现。

2. 体征

男性乳腺发育症的患者早期可能未见明显体征，但当其中后期时，可以发现其乳腺区域有一块可触及的乳晕下坚实的乳腺组织，底端游离，直径>2cm。可以通过体格检查确定男性乳腺发育：检查者将拇指置于受检者的乳房的一边而将食指放在乳房的另一边，拇指与食指逐渐并拢，并对皮肤施加表浅的压力。男性乳房发育患者乳房处可触及有弹性的或坚实的盘状组织，以乳头为中心向四周延伸，并且对并拢手指产生阻力。

3. 现代仪器诊断或病原学诊断

（1）实验室检查：包括性腺素测定，促性腺素测定，肝及肾功能检查，皮质醇与ACTH、17-OHP、血尿皮质醇测定，甲状腺功能测定等。其中性腺素测定、促性激素测定可以有助于诊断是否有原发性或继发性睾丸功能减退症；肝功能、肾功能检查可以有助于诊断肝肾衰竭；皮质醇与ACTH、17-OHP、血尿皮质醇测定可评价先天性肾上腺皮质增生；甲状腺功能测定则可以排除甲状腺原发病引起的乳房发育。

（2）影像学检查：包括乳腺 B 超、乳腺 X 线照相等。

1）乳腺 B 超：乳房超声检查具有无创、准确度高的特性，近年来被推荐为首选的乳房影像学检查方法。它可以直观地显示乳腺大小、形态和内部回声，同时还可直观地显示乳房中是否有肿块，以及肿块的性质、部位、大小、形态、边界及血流信号等。

2）乳腺 X 线照相：男性乳腺发育症的 X 线特征为患者的乳头后方可以见到扇状或分支状的致密影。致密影通常可以分为三种类型：第一种就是结节型（Ⅰ型或发育良好型）：乳头后方出现大部分边界清楚的结节，结节可呈扇状，向乳腺深部组织延伸，其后缘较模糊并逐渐消失于前胸壁脂肪内；患者结节严重者可以形成以乳头为顶点的三角形致密影或者形成乳头后盘状肿块样结构。第二种为分支型（Ⅱ型或纤维静止型）：即表现为乳头后方分布的分支状结构，结节呈线状、条状、分支状影，并呈放射状，伸向乳腺深部组织内，尤以外上象限为著。第三种为弥漫型或弥漫结节型，照相表现为增大的乳腺内弥漫的结节样高密度影，此类似于女性致密型乳腺的表现，此类患者多为使用雌性激素治疗的患者。

（3）乳腺组织病理检查：通过肉眼可以观察到标本大体表现为乳腺肿块质韧扁平，切面呈灰白色，呈盘状，无完整包膜，并可见孔状导管断面。可以将之分为弥漫型和局限型两种：前者弥漫型边界不清楚，弥漫增生的组织融合到周围组织内；后者则呈局限性增生，相比较边界较为清楚。

通过光镜可以观察到：镜头下的标本可见大量纤维组织增生，其中脂肪的含量不等，散在分布着增生、延长并出现分支和扩张的乳腺导管，乳腺导管扩张，上皮增生呈乳头状，基本上不形成腺泡和小叶结构。根据患者病情程度的长短，可以将标本分成 3 种组织类型：第一种是旺炽型男性乳腺增生，其标本特点是腺管上皮增生明显，间质多为大量的成纤维细胞，其中含有脂肪组织，并伴有毛细血管增生的轻度淋巴细胞浸润，患者病程多在 4 个月之内。第二种为纤维型或硬化型男性乳腺增生，它的特点是病变标本主要由胶原纤维构成，内含有散在的扩张乳腺管，并伴有轻度或中度的上皮细胞增生，患者病程多在 1 年以上。第三种类型为中间型男性乳腺增生，是介于以上两型之间的中间阶段，已开始间质纤维化，病程在 5～12 个月。

通过电镜观察显示：乳腺导管显示两种细胞：上皮细胞和肌上皮细胞。上皮细胞沿着管腔排列数层，核呈圆形、较为规则，胞质内有少些线粒体、短形粗面内质网和不明显的高尔基器，有时还可见胞质内腔与原有管腔相通。部分病例显示上皮细胞因为胞质密度不同，故可分出明细胞和暗细胞两种。暗细胞的数量较少，分布较为杂乱，位于细胞膜的附近，且与桥粒相连。第二种细胞肌上皮细胞位于上皮细胞和基膜之间，特点是含有与基膜平行排列的肌丝。间质内以成纤维细胞居优势的细胞呈梭形，内有发育良好的粗面内质网。

（二）鉴别诊断

1. 假性男性乳房发育

假性男性乳房发育（又称假性乳房肥大）指的是患者由于脂肪沉积而非腺体增殖造成的乳房增大。假性男性乳房发育的患者常常全身性肥胖，并且无乳房疼痛或触痛。两者可以通过体格检查而鉴别，检查者将拇指置于受检者的乳房的一边而将食指放在乳房的另一边，拇指与食指逐渐并拢，并对皮肤施加表浅的压力。男性乳房发育患者乳房处可触及有弹性的或坚实的盘状组织，以乳头为中心向四周延伸，并且对并拢的手指产生阻力。假性男性乳房发育者不能触碰到这样的组织，且手指并拢时感觉不到阻力。

2. 乳腺癌

乳腺癌是发生在乳腺腺上皮组织的恶性肿瘤，它的组织通常质地硬，有皮肤酒窝征和乳头内陷，且大多位于乳头乳晕复合体外，呈单侧性的。另外乳腺癌患者可出现乳头出血或溢液，而男性乳房发育的组织质地大多柔韧且有弹性，呈双侧的较多，一般少见乳头溢液。若单纯的临床检查无法对男性乳房发育和乳腺癌两者做出鉴别，则应该建议患者进行乳房钼靶X线检查，以排除乳腺癌。

二、中医辨病诊断

（一）诊断依据

乳房疼痛以胀痛为主，可有刺痛或牵拉痛，痛甚者不可触碰，行走或活动时也有乳痛，乳痛常以乳房肿块处为甚，常涉及胸胁部或肩背部。有些患者还伴有乳头疼痛和作痒，乳痛重者影响工作或生活。

乳房肿块可发生于一侧或单侧，活动度好，大多伴有压痛。乳房疼痛和肿块可同时出现，也可先后出现。

（二）类证鉴别

乳岩的疾病过程与乳疬有相似之处：初起乳中结成小核如豆大，渐渐大如棋子，不疼不痒不红不热，经年累月，渐渐长大，始感疼痛，痛即不休，未溃时，肿如堆粟，或如匿碗，色紫坚硬。乳岩，早期被称为"（乳）石痈"，指痈疽之至牢有根而硬如石，出自《肘后备急方》。南宋陈自明在其所著《妇人大全良方》中首次提出"乳岩"之名，自此，后世多沿用此说。间有称"乳癌"、"奶岩"、"石奶"、"翻花石榴"、"乳石"等。虽然两者初期相似，但乳岩后期溃烂时，"渐渐溃烂，污水渗出，时出臭血。溃烂深如岩穴，疮口边缘不齐，或高凸如莲蓬，疼痛连心"，可与之鉴别。

三、审析病因病机

（一）禀赋不足，肾气不充

《内经》有云："男子二八肾气盛，天癸至，精气溢泻，故能有子。"肾脏是先天之本，主生长发育。当出现先天禀赋不足，肾气不充；或者患者年老体虚，肾虚精亏；或者患者久病及肾，已失濡养，以致肾虚精亏等，肾脏的阴阳失调，肾气不足，则会导致冲任失调，经脉气血失其所养，循行失调，则会有气血聚于乳络而引起乳疬。

（二）饮食不制，劳逸失调

男性患者，喜食肥甘厚味，数量不加控制，则易损伤脾胃，造成运化失调，时久则易酿成痰湿，痰湿凝聚，则易为乳疬。有些男性患者过分贪图安逸，不思运动，久而则脾气受损，酿成痰湿，痰湿凝聚，则易为乳疬。

（三）七情所伤，五志过极

男性患者情绪不稳，易被七情所伤，其中怒气伤肝，则肝脏疏泄之能失调，肝气郁结，久而气血瘀滞，进而郁久化火，炼液成痰，则痰湿凝聚，则易成乳疬。

（四）年老体衰，气血瘀滞

《素问》有云"男子七八天癸竭，精少，肾脏衰，形体皆极"，可以看出，当人步入花甲之年时，天癸已经衰竭，这是必然规律。而天癸竭多常伴着五脏精少，津液亏少，则气血瘀滞，聚于乳络而引起乳疬。精亏液竭，气血瘀滞则会造成阴虚内热，阴阳失调，加重病情。

四、明确辨证要点

本证发病与肝肾脾胃有关，盖男子乳头属肝，乳房属肾，脾胃络脉布于两乳，若"人不知调养，愤怒所逆，郁闷所遇，厚味所奉，以致厥阴阴血不行，遂气窍闭而不通，阳明之血壅怫，是以结核而成乳症"（《妇科玉尺》）。而肝肾阴亏虚火自炎，炼津为痰，痰火互结，聚于乳络亦为发病之根由。正如《医学入门》所说，"盖有怒火，房欲过度，以致肝虚血燥，肾虚精怯，不得上行"。痰气凝滞亦能结核而发本病。

若病久不愈，正气日亏，阴损及阳，则致肾阳亏虚，命门火衰，令病情加重，缠绵难愈。

总之，本病初期多属实证，乃痰气郁结，虚实夹杂之象；后期则表现为肝肾亏虚、阴虚阳衰之证。而痰凝结阻、乳络不通则贯穿于病变之始末。

五、确立治疗方略

男性患者乳房发育，病情复杂，临床有虚实之分，以肝肾两脏为主，气滞、血瘀、痰湿为辨证要点。所以在治疗中要以肝肾为主，从"气血痰湿"入手，同时注意健脾益气，配以运动、饮食疗法，稳定情绪，动静结合，方能减轻乳腺发育对男性的危害。

六、辨证论治

1. 肾精不足证

（1）抓主症：乳房胀大，乳晕下可扪及扁平状肿块，伴有疼痛，神疲乏力，腰膝酸软，眩晕耳鸣。

（2）察次症：视物模糊或视力严重下降，五心烦热，咽干颧红，失眠多梦，小便频数。

（3）审舌脉：舌质淡，苔薄白，脉细。

（4）择治法：补益肾气，调和阴阳。

（5）选方用药思路：肾脏的阴阳失调，肾气不足，则会导致冲任失调，经脉气血失其所养，循行失调，则会有气血聚于乳络而引起乳疬。方用五子衍宗丸加减。菟丝子、枸杞子补肾阳，益精血；五味子、覆盆子补肾固涩；车前子亦有补肝肾之功。

（6）据兼症化裁：伴见阴虚内热，心神受扰而失眠者加酸枣仁、合欢花；若尿频者多加桑螵蛸等。

2. 肝肾阴虚证

（1）抓主症：乳房胀大，结块集中在乳晕部位，呈圆球状，质地较硬，表面光滑，可活动，边缘清晰。

（2）察次症：遗精阳痿，伴有胸胁疼痛，形体消瘦，头晕耳鸣，虚烦失眠，潮热盗汗。

（3）审舌脉：舌红少苔，脉细数。

（4）择治法：补肝益肾，滋阴散结。

（5）选方用药思路：男性患者乳房发育，病情复杂，临床有虚实之分，以肝肾两脏为主。方用肾气丸加减。附子、肉桂、熟地、山药、山萸肉合用，有温阳暖肾，补肾填精，化肾气、行水之功效。泽泻、牡丹皮、茯苓以泻助补。重用滋阴，轻用温阳，以阴中求阳，少火生气，补中寓泻，使补不留邪。

（6）据兼症化裁：伴大便溏者加党参、白术；耳鸣者加磁石、枸杞子。

3. 痰湿困脾证

（1）抓主症：乳房肿大，肿块质地较软，表面光滑活动，疼痛胀痛不甚，伴有头胀身重、体弱倦怠、脘腹痞满、嗳气吞酸、呕恶纳少、周身浮肿。

（2）察次症：肠鸣胀痛，大便稀溏。

（3）审舌脉：舌苔白腻或黄腻，脉细缓。

（4）择治法：健脾祛湿、化痰散结。

（5）选方用药思路：损伤脾胃，造成运化失调，时久则易酿成痰湿，痰湿凝聚，则易为乳疬。方用实脾散。附子、干姜为君，附子善温肾阳，助气化以行水；干姜偏温脾阳，助运化以制水，两者合用，温肾暖脾，扶阳抑阴。臣以茯苓、白术健脾渗湿，使水湿从小便而利。木瓜芳香醒脾而化湿；厚朴、木香、草果行气导滞，化湿行水，使气行则湿化，气顺则胀消，俱为佐药。使以甘草、生姜、大枣，调和诸药，益脾和中。

（6）据兼症化裁：伴气短乏力，倦怠懒言者，可加黄芪补气以助行水，小便不利，水肿甚者，可加猪苓、泽泻以增利水消肿之功；大便秘结者，可加牵牛子以通利二便。

七、中成药选用

（1）六味地黄（丸）：熟地黄、山茱萸、牡丹皮、山药、茯苓、泽泻。

（2）五子衍宗丸：枸杞子、菟丝子、覆盆子、五味子、车前子。

（3）左归丸：熟地黄、菟丝子、牛膝、龟甲胶、鹿角胶、山药、山茱萸、枸杞子、蜂蜜。

（4）右归丸：熟地黄、附子、肉桂、山药、山茱萸、菟丝子、鹿角胶、枸杞子、当归、杜仲。

（5）肾气丸：干地黄、山药、山茱萸、泽泻、茯苓、牡丹皮、桂枝、附子。

（6）消疬丸：夏枯草、连翘、蓖麻仁。

（7）菟丝子丸：菟丝子、泽泻、鹿茸、石龙芮、肉桂、附子、石斛、熟干地黄、白茯苓、牛膝、续断、山茱萸、肉苁蓉、防风、杜仲、补骨脂、荜澄茄、沉香、巴戟天、茴香、五味子、桑螵蛸、川芎、覆盆子。

八、单方验方

（1）四物汤：熟地黄、当归、白芍、川芎。

（2）平肝消瘰汤：白芍、当归、白术、柴胡、鳖甲、神曲、山楂、枳壳、半夏。

（3）逍遥散：当归、白芍、干葛、生地黄、川芎、黄芩、人参、麦冬、柴胡、乌梅、甘草。

（4）当归散：当归、黄芩、芍药、川芎。

（5）自拟乳病Ⅲ号方：生地黄、当归、沙参、麦冬、枸杞子、川楝子、生牡蛎、浙贝母、玄参、海藻、昆布、甘草。

（6）实脾散：厚朴、白术、木瓜、木香、草果仁、大腹子、附子、白茯苓、干姜、甘草。

九、中医特色技术

耳穴贴压法：取交感、内分泌、肝、神门、脾。先将耳廓用 75% 乙醇溶液消毒，以探棒找阳性反应点，然后将带有王不留行籽的胶布贴于阳性反应点处，手指按压，使耳廓有热胀感，每日按压 5 次，每次 5min，1 周换贴 1 次，两耳交替。3 个月为 1 个疗程。

十、预防调护

1. 预防

现在男性乳房发育症的发病原因及机制目前尚未完全明了，但根据临床资料分析，常与患者本人的遗传因素和其所在的环境因素有着重要关系，其他因素如饮食结构的改变，药物的服用也会影响其患病的概率。因此，首先要从自身做起，杜绝一切不良的生活习惯，包括饮食要避免过量食用肥甘厚味，尽量选择低糖、低盐、低脂、高维生素、高纤维素、多元素的食物；对于烟酒也要杜绝；运动量要适量，避免剧烈运动；保持心情的愉悦，不要大起大落。对于肥胖者，发现乳房可疑症状及早进行进一步检查，以便及早做出根治性选择或制订随访计划，避免误诊、漏诊，使男性乳房发育症能得到早期发现、早期诊断和早期治疗。

2. 调护

对于男性乳房发育症患者来说，心理帮助是十分有效果的。男性乳房发育症虽然是一种良性乳腺疾病，但是它影响了患者的美观，给患者造成了一定的心理阴影。患有乳房发育的男性因为外形有较强的自卑感，十分渴望通过手术来解除躯体的异常和精神的压抑，他们对手术效果抱有极大的希望，但多数患者又担心手术切口影响美观，从而产生了一定的心理负担，因此患者容易出现悲观、焦虑、抑郁、失望、烦躁等不良的负面情绪，此时家属和医护人员在面对患者的时候应该多与他们交流沟通，解答关于他们对于男性乳腺发育症的疑惑，帮助他们正确地认识乳房发育，叮嘱他们日常生活需要注意的细节。患者能经常保持喜悦、开心、快乐的情绪，生活、工作就能产生出精神振作，经常做有益于健康的运动、工作，对治疗不感到是一种压力。

十一、各家发挥

（一）病证结合

乳房慢性疾病的发生，不外乎肝郁气滞、肝肾不足、气血不和、阴阳失调等，治当舒肝解郁、培补肝肾、化瘀散结、调整阴阳为主，精神疏导、安慰、鼓励为辅。现代医学中内分泌失调性疾病，与中医阴阳失调证相似。梅祥云认为，在慢性乳房疾病的治疗上，要辨病与辨证相结合，审证求因，同病异治，以期提高疗效。

（二）从肝论治

中医经络学说认为乳头属肝，为肝经循行之部位。李立凯认为此病病机侧重于肝，而气滞痰凝为主要发病因素。全方以疏肝气解郁结、化痰凝软坚结，再佐以和胃化瘀，所以取得较好疗效。然临床从分型，又有阳虚痰凝、肝肾阴虚或气虚之象等证型，根据病情辨证加减。患者大多数表现与精神因素有关，平素易于生气或情志不遂，产生本病是一个重要内在因素。同时乳房发育异常，往往可影响患者的精神状态。所以本病病情与疗程长短也有密切关系。在诊断治疗上认真检查，明确诊断，因势利导，注意患者的情绪心理因素，配合治疗对本病的治愈起着一定的作用。

（赵　娜）